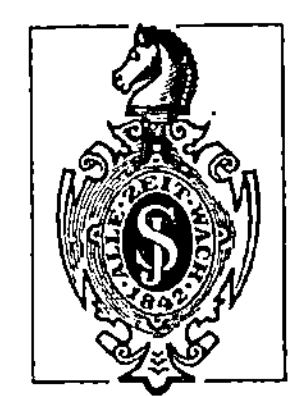

Kinderzeichnung auf dem Umschlag von Christian Luschmann,
10 Jahre alt, Kinderkliniken Erlangen (1991).
Seine Ideen zum Thema „Ein Kind, das keine Schmerzen hat"

H. Meier R. Kaiser C. R. Moir (Hrsg.)

Schmerz beim Kind

Leitfaden für Klinik und Praxis

Mit 76 Abbildungen und 29 Tabellen

Springer-Verlag
Berlin Heidelberg New York London Paris
Tokyo Hong Kong Barcelona Budapest

Professor Dr. Harald Meier
Am Pastorsberg 27, 46499 Brünen

Dr. Roland Kaiser
In der Trift 4, 67705 Stelzenberg

Christopher R. Moir, M.D.
Assistant Professor of Surgery
Division of Pediatric Surgery, Mayo Foundation
200 First Street, SW Rochester, MN 55905, USA

ISBN-13:978-3-540-56421-8   e-ISBN-13:978-3-642-84898-8
DOI: 10.1007/978-3-642-84898-8

Die Deutsche Bibliothek – CIP-Einheitsaufnahme
Schmerz beim Kind: Leitfaden für Klinik und Praxis; mit 28 Tabellen / H. Meier ...
(Hrsg.). – Berlin; Heidelberg; New York; London; Paris; Tokyo; Hong Kong;
Barcelona; Budapest: Springer, 1993
ISBN-13:978-3-540-56421-8
NE: Meier, Harald [Hrsg.]

Satz: Elsner & Behrens GmbH, Oftersheim
Umschlaggestaltung: Struve & Partner, Heidelberg
25/3130-5 4 3 2 1 0 – Gedruckt auf säurefreiem Papier

Vorwort

In der Vergangenheit wurden Schmerzen bei Kindern, vor allem bei Feten, Neugeborenen und Säuglingen, unterschätzt und ihre Behandlung und Prophylaxe häufig vernachlässigt. In den letzten Jahren haben die Schmerzforschung und insbesondere die Therapie chronischer Schmerzen bei Erwachsenen bedeutende Fortschritte gemacht. Die Kinder haben daraus leider bisher nur begrenzten Nutzen ziehen können. Einige eine wirksame Schmerztherapie behindernde Mythen sind immer noch nicht völlig überwunden.

- Mythos 1: Neugeborene und Säuglinge empfinden aufgrund der Unreife ihres Nervensystems Schmerzen noch gar nicht richtig.
- Mythos 2: Kinder können sich sowieso nicht an erlittene Schmerzen erinnern und brauchen deshalb keine Analgesie.
- Mythos 3: Kinder sind durch die atemdepressive Wirkung der Opioide besonders gefährdet und dürfen deshalb keine erhalten.
- Mythos 4: Je weniger Analgetika einem Kind verabreicht werden, desto besser.

Alle diesen Mythen sind falsch. Sie schaden unseren Kindern.

Noch mangelhafte Ausdrucksfähigkeit des jungen Kindes bedeutet keinesfalls fehlende oder undifferenzierte Schmerzwahrnehmung. Schmerz ist eine Erwachsenen und Kindern aller Altersstufen gemeinsame Empfindung und Erfahrung. Opioide können selbst bei Frühgeborenen erfolgreich und sicher angewendet werden, und es ist die Pflicht eines jeden Arztes, durch eine optimale Analgesie seinen kleinen Patienten unnötige Schmerzen zu ersparen. Schmerz und Angst verstärken sich gegenseitig – geeignete begleitende Maßnahmen können die Angst der Kinder mindern und sind wichtiger Bestandteil eines integrativen Analgesiekonzeptes.

Ziel dieses Leitfadens ist es, das Phänomen Schmerz beim Kind in seinen verschiedenen Erscheinungsformen, seine Messung, Prophylaxe und Therapie aus verschiedener Sicht zu beleuchten. Vertreter der unterschiedlichsten Fachdisziplinen – von der

Kinderchirurgie über die Anästhesie und pädiatrische Onkologie bis hin zur Psychologie – kommen zu Wort. Besondere inhaltliche Schwerpunkte sind die physische und psychische Entwicklung der Schmerzwahrnehmung und des Schmerzerlebens von der Fetalphase bis hin zum Kindesalter, die peri- und postoperative Analgesie einschließlich modernster Methoden wie z. B. PCA, die Anwendung von Opioiden bei Kindern aller Altersstufen, die pädiatrische Tumorschmerztherapie und psychologische Methoden der Schmerzbehandlung. Praktische Hinweise zur Verordnung von Betäubungsmitteln und Dosierung gebräuchlicher Analgetika bei Kindern finden sich im Anhang. Dieses Buch wendet sich weniger an den spezialisierten Schmerztherapeuten oder Anästhesisten, sondern möchte vor allem den vielen Kollegen, die vielleicht nur hin und wieder mit Schmerzproblemen bei Kindern konfrontiert werden, sich dieser lohnenden Herausforderung aber bewußt stellen wollen, eine praktische Hilfe sein.

Unser besonderer Dank geht an Frau Heidi Arnau, ohne deren unermüdliche Mitarbeit die Herausgabe dieses Buches nicht möglich gewesen wäre.

Im August 1993   Die Herausgeber

Inhaltsverzeichnis

Verzeichnis der Erstautoren

Brauser, H.-G., Dr. med.
   Klinik für Kinderchirurgie
   Evangelisches Krankenhaus Oberhausen
   Virchowstraße 20, 46047 Oberhausen

Droste, H.-J., Dr. med.
   Schmerzambulanz, Marienhospital
   Katholisches Krankenhaus Herne 1
   Universitätsklinik der Ruhr-Universität Bochum
   Hölkeskampring 40, 44625 Herne

Glarner, A. B., Dr. med.
   Universitätskinderklinik Zürich
   Steinwiesstraße 75, CH-8032 Zürich

Kaiser, H., Dr. med.
   Anästhesie, St. Marien- und St. Annastiftskrankenhaus
   Salzburger Straße 15, 67067 Ludwigshafen

Kaiser, R., Dr. med.
   In der Trift 4, 67705 Stelzenberg

Kloke, M., Dr. med.
   Innere Klinik und Poliklinik (Tumorforschung)
   Universitätsklinikum Essen GHS
   Hufelandstraße 55, 45147 Essen

Lehn, B. M., Dipl.-Psych.
   Schmerzambulanz, Institut für Anästhesiologie
   und Operative Intensivmedizin
   Universität Köln
   Joseph-Stelzmann-Straße 9, 50931 Köln

Meier H., Prof. Dr. med.
   Am Pastorsberg 27, 46499 Brünen

Mohn, U., Dipl.-Psych.
   Holler Straße 83, 33334 Gütersloh

Moir, C. R., M. D.
Assistant Professor of Surgery
Division of Pediatric Surgery, Mayo Foundation
200 First Street, SW Rochester, MN 55905, USA

Pothmann, R., Dr. med.
Kinderklinik, Klinikum Barmen
Heusner Straße 40, 42283 Wuppertal

Reinhold, P., Priv.-Doz. Dr. med.
Klinik für Anästhesiologie und
Operative Intensivmedizin
Kreiskrankenhaus Herford
Schwarzmoorstraße 70, 32049 Herford

Schlünder, C.
Kinderklinik, Universität Köln
Joseph-Stelzmann-Straße 9, 50931 Köln

Sittl, R., Dr. med.
Institut für Anästhesiologie
Universitätskliniken Erlangen-Nürnberg
Krankenhausstraße 12, 91054 Erlangen

Sorge, J., Dr. med.
Abteilung IV, Zentrum Anästhesiologie
Medizinische Hochschule Hannover
Podbielskistraße 380, 30659 Hannover

Striebel, H. W., Dr. med.
Klinik für Anästhesiologie und Operative Intensivmedizin
Universitätsklinikum Steglitz, Freie Universität Berlin
Hindenburgdamm 30, 12200 Berlin

Tyler, D. C., M. D.
Associate Professor of Anesthesiology and Pediatrics
Co-Director, Multidisciplinary Pain Program
Children's Hospital & Medical Center
University of Washington School of Medicine
Seattle, WA 98105, USA

Wagner, G., Dr. med.
Hautklinik, Zentralkrankenhaus Reinkenheide
Postbrookstraße, 27574 Bremerhaven

Warth, H., Dr. med.
Intensivstation A5N, Klinik für Anästhesiologie
Hoppe-Seyler-Straße 3, 72076 Tübingen

Zander, J., Dr. med.
Pantaleonplatz 6 B, 48161 Münster

TEIL I

Erscheinungsformen und Messung des Schmerzes

Neurophysiologische Grundlagen der Schmerzwahrnehmung bei Feten, Neugeborenen und Säuglingen

H.-J. Droste

Schmerzambulanz, Marienhospital, Katholisches Krankenhaus Herne 1, Universitätsklinik der Ruhr-Universität Bochum, Hölkeskampring 40, 44625 Herne

Summary. Even up to a few years ago, it was assumed that neonates were incapable of specific pain perception because the nervous system was not fully developed. For this reason, adequate anaesthetic procedures and satisfactory postoperative anaesthesia were frequently neglected. New research results have led to a thorough revision of these ideas that had been handed down through the ages on pain perception in infants. The basis for pain perception could even be present during fetal life.

We now have to assume that around the time of birth the biochemical functional processes of peripheral nociception stimulus by mediators and the development of the cutaneous nociceptors and the spinal posterior horn system are already largely complete. Incomplete myelinization of peripheral nerves and spinal cord tracts also provides no compelling argument against pain perception by neonates; for one thing, a large part of the peripheral nociception conduction takes place by way of nonmyelinized C-fibres anyway, in addition to which the development of myelinization is faster than formerly assumed and incomplete myelinization means only that impulse conduction is slower, and not that it does not take place at all. Under the premise of Melzack's and Wall's gate control theory, a reduced flow of stimuli from mechanoreceptors over myelinized fibres to the posterior horn could even reinforce the conduction of nociceptive impulses in some circumstances.

In the sector of descending antinociceptive pain control the development is rather slower in comparison.

Mature and even dysmature neonates react to painful stimuli with neurohumoral changes, and adequate analgesia and anaesthesia could change these in a positive way.

Einleitung

Frühkindliche Schmerzwahrnehmung und Nozizeption wurden bis vor einigen Jahren in der Literatur sehr divergent gesehen [32]. Aufgrund früherer Untersuchungen wurde gefolgert, daß durch die Unreife des Nervensystems keine ausreichenden neurophysiologischen Grundlagen für periphere Nozizeption und Weiterleitung nozizeptiver Reize bestehen [33]. Dies wurde durch die erhöhte Reizschwelle für nozizeptive Reize erklärt [8], welche einen biologisch sinnvollen Schutz gegenüber Geburtsstreß und fetalem Geburtsschmerz darstelle. Andererseits sollte auch infolge unvollständiger Myelinisierung der Nerven [48] keine oder nur eine sehr verzögerte Nervenleitung bestehen oder aufgrund nicht ausreichender zentralnervöser Entwicklung die Basis für eine differenzierte Schmerzwahrnehmung fehlen [49].

Diese Auffassungen bestimmten auch den therapeutischen Umgang mit Kindern bei nozizeptiven Reizen (z. B. Operationen), wobei u.a. auf adäquate

H. Meier R. Kaiser C. R. Moir (Hrsg.)
Schmerz beim Kind
© Springer-Verlag Berlin Heidelberg 1993

Anästhesieverfahren oder auch auf eine ausreichende postoperative Analgesie verzichtet wurde [30, 35, 43]. Teilweise wurde dies mit dem Fehlen eines Schmerzgedächtnisses der Neonaten begründet [26].

In den letzten Jahren haben sich die Erkenntnisse über die neurophysiologischen Grundlagen des Schmerzsystems sowohl beim Erwachsenen als auch in der kindlichen Entwicklung wesentlich erweitert [5, 59]. Die tradierten Vorstellungen zur Schmerzperzeption bei Säuglingen und Kleinkindern wurden dabei grundlegend revidiert. Die Grundlagen für eine Schmerzwahrnehmung sollen bereits in der fetalen Phase bestehen [5, 15, 42].

Schmerzsystem

Das menschliche Schmerzsystem ist ein komplex anatomisches, neurophysiologisches und biochemisches System, das funktionell in verschiedene Komponenten differenziert werden kann:

- Mechanismen der peripheren Reizauslösung von polymodalen Nozizeptoren;
- die sensorische Reizweiterleitung im peripheren Nervensystem durch A-δ-Fasern und unmyelinisierte C-Fasern;
- neuronale Reizweiterleitung und -umschaltung auf spinaler Ebene zu aszendierenden zentralen Schmerzbahnen sowie die Verschaltung zu motorischer und vegetativer Reflexantwort;
- zentrale Reizverarbeitung in verschiedenen Bereichen des subcorticalen Systems (z. B. Formatio reticularis, Hypothalamus, Thalamus, Pallidum) und Kortex mit bewußter Schmerzwahrnehmung;
- deszendierende Kontrollsysteme vom Kortex, Dienzephalon und PAG zum spinalen System (Fr. corticospinalis, Tr. reticulospinalis).

Eine Übersicht der neuroanatomischen und neurofunktionellen Grundlagen der Nozizeption ist in Abb. 1 gegeben. Die einzelnen Komponenten des Nozizep-

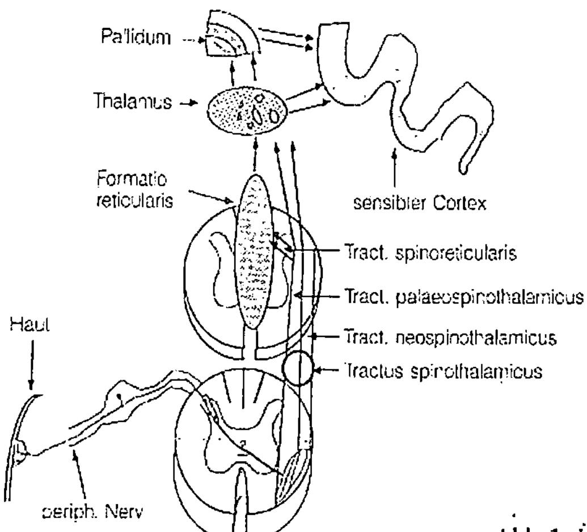

Abb. 1. Übersicht humanes Schmerzsystem

tionssystems sollen kurz dargestellt werden unter Berücksichtigung der fetalen Entwicklungsabläufe.

Periphere Nozizeption

Die Organe des menschlichen Körpers sind nozizeptiv durch entsprechende Nervenendigungen von A-δ-Fasern mit niedriger Reizschwelle und unmyelinisierter C-Fasern mit höherer Reizschwelle versorgt. Die Erregung dieser Rezeptoren kann einerseits durch direkte mechanische Stimulation (z. B. Trauma) ausgelöst werden, andererseits werden diese auch biochemisch durch Reaktionen auf Schmerzreize stimuliert. Endogene Mediatoren der biochemischen Erregung sind K^+-Ionen, H^+-Ionen, Serotonin, Histamin, Bradykinin, Prostaglandine, Substanz P und andere. K^+-Ionen, H^+-Ionen, Prostaglandine und andere Arachidonsäurederivate befinden sich bereits im Gewebe oder werden durch Traumata mit Zelldestruktion freigesetzt. Aus der Zellmembran wird bei Membranuntergang Phospholipase frei, welche die Freisetzung von Fettsäuren und Arachidonsäure (die an Membranphospholipide gebunden sind) vermittelt. Durch Zyklooxigenase und andere Enzyme werden diese dann weiter zu den verschiedenen Prostaglandinen, Thromboxanen und Leukotrienen abgebaut. Diese wirken direkt nozizeptiv, verstärken die nozizeptive Wirkung anderer Mediatoren und sind auch für die lokale Entzündungsreaktion mitverantwortlich. Einen Überblick über den Arachidonsäurestoffwechsel gibt Abb. 2.

Serotonin wird aus Mastzellen und Thrombozyten aus der Blutbahn freigesetzt, Histamin ebenfalls aus Mastzellen, Thrombozyten und basophilen Leukozyten. Diese Substanzen können einerseits zur direkten Nozizeptorerregung führen, verändern jedoch auch entscheidend die periphere Mikrozirkulation aufgrund Gefäßpermeabilitätserhöhung mit resultierender Ödembildung.

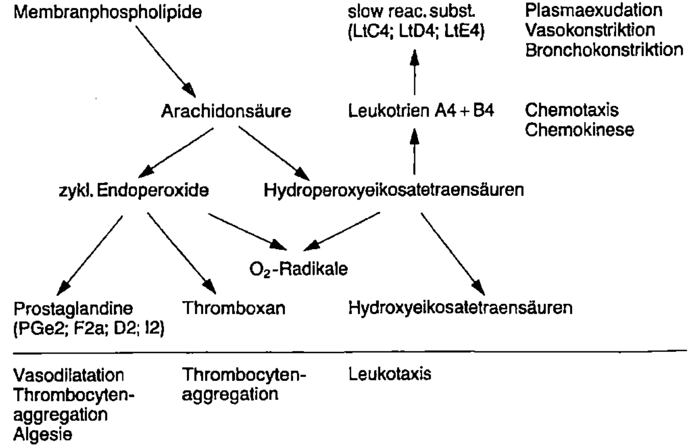

Abb. 2. Übersicht Arachidonsäurestoffwechsel. (Mod. nach Brune 1984 [9])

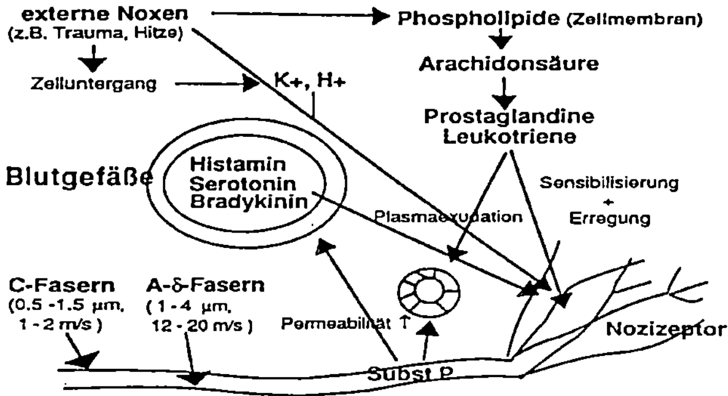

Abb. 3. Periphere Nozizeption. (Mod. nach Zimmermann 1984 [58])

Bradykinin wird als Nebenprodukt bei der Aktivierung des Faktor XII frei, gelangt über die Blutbahn in periphere Gewebe und führt zu Vasodilatation, Kapillarpermeabilitätserhöhung, Nozizeptoraktivierung und Chemotaxis. Die Wirkung des Bradykinins wird durch Prostaglandine verstärkt.

Substanz P wird u. a. im Spinalganglion unmyelinisierter Nerven und im Ggl. Gasseri synthetisiert und gelangt durch axonalen Transport sowohl in die Peripherie als auch zentralwärts zum Hinterhorn. Die Funktion dieses Peptids im peripheren Schmerzsystem ist noch nicht vollständig geklärt. Die Substanz wird bei Erregung von C-Fasern aus deren peripheren Nervenenden freigesetzt (Axonreflex). Sie führt zu Vasodilatation und Kapillarpermeabilitätserhöhung und kann somit die hämatogene Freisetzung anderer Mediatoren verstärken. Durch systemische oder auch spinale Gabe von Capsaicin, das zu einer signifikanten Verringerung von Substanz P im Nerven führt, konnte schon bei 2 Tage alten Mäusen und Ratten eine leichte und bei 7 Tage alten Tieren eine ausgeprägte Verzögerung nozizeptiv vermittelter motorischer Reflexe auf Schmerzreize hervorgerufen werden [19]. Daraus wurde geschlossen, daß bereits in der frühen Lebensphase eine signifikante Schmerzmodulation durch Substanz P existiert.

Abbildung 3 zeigt einen Überblick über die neurophysiologischen Mechanismen der peripheren Nozizeption.

Da in der neonatalen Phase die Funktionsentwicklung der einzelnen Zellsysteme als weitgehend abgeschlossen gilt, muß davon ausgegangen werden, daß die biochemischen Funktionsabläufe der peripheren Nozizeptionserregung durch Mediatoren ebenfalls stattfinden. Diesbezüglich liegen jedoch beim menschlichen Fetus oder Neugeborenen kaum direkte Nachweise vor [15].

Die Innervation der Hautnozizeptoren entwickelt sich in verschiedenen Abschnitten des Körpers ab der 7. Gestationswoche. Primär wird die Haut im Gesichtsbereich, dann die distalen Extremitäten, gefolgt von den proximalen Extremitäten und dem Körperstamm durch Nerveneinsprossung versorgt. In der 24. Woche wird diese Einsprossung als nahezu abgeschlossen angesehen [23, 51].

In Abb. 4 ist die Entwicklung der Hautnozizeptoren und des spinalen Hinterhornes in Abhängigkeit vom Gestationsalter dargestellt.

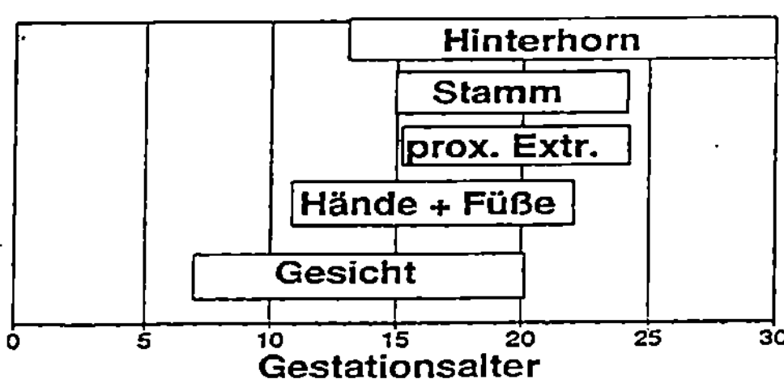

Abb. 4. Nozizeptorenentwicklung und Gestationsalter

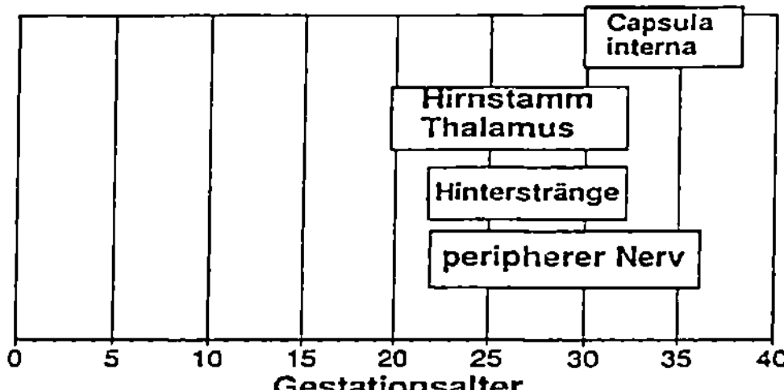

Abb. 5. Myelinisierung und Gestationsalter

Unter anderem war die verzögerte Myelinisation der peripheren Nerven und der Rückenmarkbahnen ein Hauptargument gegen neonatale Schmerzperzeption. Dem sollte primär widersprochen werden, da ein großer Anteil der peripheren Nozizeptionsweiterleitung über die nichtmyelinisierten C-Fasern erfolgt und außerdem aufgrund neuerer Untersuchungen auch bereits zu diesem Zeitpunkt von einem erheblichen Anteil myelinisierter Fasern ausgegangen werden muß [20]. Die inkomplette Myelinisierung führt auch nur zu einer Verzögerung der Reizleitung, nicht aber zu ihrer kompletten Aufhebung. Unter der Prämisse der Gate-control-Theorie von Melzack u. Wall [34] kann das Fehlen des Erregungsflusses durch myelinisierte Fasern (z. B. Mechanorezeptoren) zum Rückenmarkhinterhorn auch als ein die Weiterleitung nozizeptiver Impulse verstärkender Faktor interpretiert werden.

In Abb. 5 ist die Myelinisierungsentwicklung in verschiedenen Bereichen des Nervensystems in Abhängigkeit vom Gestationsalter dargestellt.

Spinales Schmerzsystem

Die myelinisierten A-δ-Nozizeptionsfasern und die unmyelinisierten C-Fasern erreichen über die Hinterwurzel der Spinalnerven und den Lissauer-Trakt das Rückenmarkhinterhorn. Die ersteren enden in Lamina I + II und in Lamina V, die zweiten überwiegend in Lamina I + II, z. T. jedoch auch in Lamina V. Hier erfolgt die erste weitere Umschaltung der Schmerzleitung.

Die Entwicklung entsprechender Synapsensysteme und Verzweigung spezifischer Dendritensysteme beginnt bereits in der zwanzigsten Gestationswoche [37, 55].

Die Reizweiterleitung erfolgt einerseits über spezifische nozizeptive Neurone (überwiegend in Lamina I + II), andererseits auch über unspezifischere multirezeptive Neurone („wide dynamik range neurons", überwiegend in Lamina V). Aufgrund elektronenmikroskopischer und histoimmunochemischer Untersuchung kann davon ausgegangen werden, daß sich diese Neurone zwischen der 14. und 30. Gestationswoche entwickeln [45].

An der Reizweiterleitung sind verschiedene Neurotransmittersysteme beteiligt. Präsynaptisch soll eine Inhibition über gabaerge Rezeptoren erfolgen. Die Transmission der Nozizeption erfolgt wahrscheinlich über Substanz P, Aminosäuren (Glutamat, Aspertat) und andere Substanzen (z. B. vasoaktives interstinales Polypeptid, Neurotensin).

Postsynaptisch hemmende Neurotransmitter sind z. B. Cholecystokinin, Somatostatin, und v. a. auch Endorphine, Enkephaline und Dynorphin, die sich an Opiatrezeptoren binden. Substanz P und entsprechende Rezeptoren werden im Hinterhorn und im Spinalganglion ab der 16. Gestationswoche nachgewiesen [10]. Enkephalin als inhibitorischer Neurotransmitter der Nozizeption wurde spinal jedoch erst später ab der 24. Gestationswoche nachgewiesen [11]. Bei tierexperimentellen Untersuchungen wurden in der Fetalphase z. T. höhere Konzentrationen von Substanz P als bei ausgewachsenen Tieren gemessen [36].

Endorphinerge Zellen wurden in der Hypophyse ab der 15. Gestationswoche gesehen [7]. Die β-Endorphinsekretion kann neonatal sogar höher als beim Erwachsenen sein [52]. Die Plasma- und Liquorspiegel von β-Endorphin und β-Liptropin steigen sowohl beim Feten als auch bei der Mutter zum Geburtstermin signifikant an [12, 13, 53]. Die Konzentrationen korrelieren beim Fetus negativ zu Blut-pH und pO_2 sowie positiv zu pCO_2 im Umbilikalarterienblut, Geburtstreßfaktoren und Entbindungsmodus [41, 46, 47, 53]. Dabei handelt es sich jedoch nicht um eine maternale plazentare Übertragung auf den Fetus, sondern dieser synthetisiert selbst [60]. Bereits in dieser Entwicklungsphase bestehen die Möglichkeit zur differenzierten Regulation des Opioidsystems. So wurden bei Neugeborenen, deren Mütter opioidabhängig waren, bis zu 1000mal höhere Plasmaspiegel von β-Lipotropin, β-Endorphin und Metenkephalin als beim Erwachsenen gemessen [39], die bis zu 40 Tage persistieren können. Bei längerfristiger intensivmedizinischer Analgosedierung von Neonaten mittels kontinuierlicher Gabe von Fentanyl wurden u. a. auch Abhängigkeits- und Toleranzphänomene beschrieben.

Die biologische Funktion dieser Reaktionen ist bislang nicht vollständig geklärt, da diese nicht nur durch algetische Reize hervorgerufen werden, sondern auch als allgemeine Reaktion auf streßvolle Ereignisse bewertet werden müssen. Die signifikant erhöhten Konzentrationen der Endorphine in Blut und Liquor reichen jedoch nicht aus, um ausreichende Analgesie bei stärkeren Schmerzreizen zu gewährleisten [17].

Auf spinaler Ebene erfolgt eine Verknüpfung zu motorischen und vegetativen Neuronen, deren Reaktionen als Schutzreflexe imponieren können. Es wird eine Konvergenz auf erregend mit motorischen Vorderhornneuronen verschaltete Interneurone vermutet. Bei Neugeborenen wurden in Zusammenhang mit Schmerzreizen (z. B. bei Blutabnahmen) sowohl ungerichtete allgemeine, über zentrale Bewegungszentren gesteuerte Körperbewegungen, als auch z. T. gerichtete Abwehrbewegungen der Extremitäten beobachtet [18, 38]. Die ipsilaterale

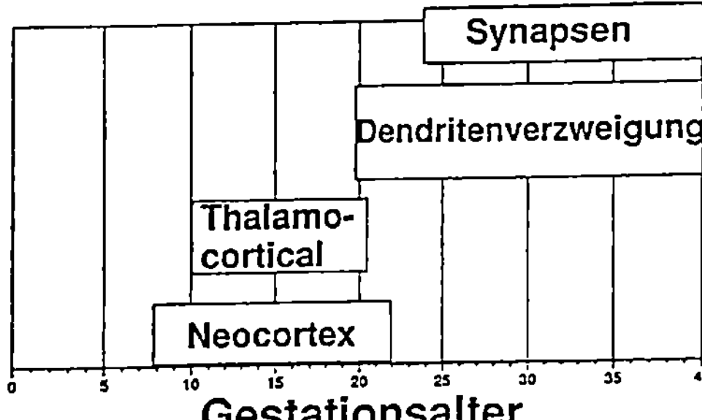

Abb. 6. Zentrale neuronale Entwicklung

motorische Antwort zeigte dabei eine kürzere Latenzzeit, und die motorischen Antwortzeiten waren bei Schmerzreizwiederholung verkürzt. Dies wurde von den Untersuchern als Sensitationsphänomen interpretiert.

Aszendierende Schmerzbahnen und zentrales Schmerzsystem

Der überwiegende Anteil der Nozizeptionsinformation wird kontralateral über den Tr. spinothalamicus, der sich aus dem Tr. neospinothalamicus und dem Tr. paleospinothalamicus zusammengesetzt, und den Tr. spinomesencephalicus zentral weitergeleitet. Diese befinden sich im Vorderseitenstrang des Rückenmarks. Die Reizinformation gelangt zunächst in medulläre Zentren, über den Tr. spinoreticularis zur Formatio reticularis, zum Hypothalamus und Thalamus. Von hier erfolgen vielfältige weitere Umschaltungen zum Palladium, zur Substantia nigra, zum Corpus striatum und letztlich auch zum somatosensiblen Kortex.

Ein Teil der Schmerzinformation soll auch über ipsilaterale Bahnen zentralwärts geleitet werden (z. B. Tr. spinocervicalis, Hinterstränge).

Die Myelinisierung dieser Systeme beginnt im Hirnstamm und Thalamus ca. in der 20., im Bereich der Hinterstränge ab der 23. und im Bereich der Capsula interna ab der 30. Gestationswoche [20].

Die Entwicklung des Neokortex und der thalamokortikalen Bahnen ist schon früher abgeschlossen (8.–24. Woche) [27]. Eine entsprechende Dendritenverzweigung und Synapsenverbindung erfolgt später ab der 20. Woche [44]. Ab der 20. Woche soll der Kortex auch die volle Zahl seiner Neurone besitzen [27].

Die Entwicklung der zentralen neuronalen Entwicklung wird in Abb. 6 dargestellt.

Erste vereinzelte EEG-Potentiale sind beim humanen Fetus ab der 10. Gestationswoche, synchronisierte Potentiale bilateral ab der 24. Woche, Schlafwach-Potentiale ab der 30. Woche und visuell oder akustisch evozierte EEG-Potentiale ab der 28.–30. Woche ableitbar [50].

Deszendierende zentrale Bahnen

Die spinale Reizverarbeitung nozizeptiver Impulse unterliegt u. a. auch der Kontrolle supraspinaler Zentren. Über den Tr. corticospinalis und den Tr. reticulospinalis werden deszendierende Impulse aus Kortex, Dienzephalon, periaquäduktalem Grau, Nucleus raphe magnus und Formatio reticularis zum Hinterhorn geleitet. Durch Reizung dieser Zentren und Bahnen kann auf spinaler Ebene eine Hemmung nozizeptiver Leitung erfolgen. Die supraspinale Kontrolle dieser Systeme soll, da in diesen Regionen eine hohe Dichte entsprechender Rezeptoren gefunden wurde und die deszendierenden Bahnen auch durch lokale Injektionen von Opioiden erregt werden können, nach heutigen Vorstellungen überwiegend durch Opioidrezeptoren vermittelt sein. Auf die Nachweise von Endorphinen beim Fetus im Blut und Liquor wurde bereits oben eingegangen. Es gibt tierexperimentelle Hinweise, daß die zentralen Opiatrezeptoren hinsichtlich ihrer Subspezifizierung in der perinatalen Phase anders als beim Erwachsenen verteilt sind. Rezeptoren (mu-1), die stärkere analgetische Effekte vermitteln, sollen in geringerer Dichte vorhanden und mit niedrigerer Affinität ausgestattet sein als Rezeptoren (mu-2), die eher Atemdepression hervorrufen und höhere Affinität zum Liganden besitzen [25, 56, 57, 59].

Als Neurotransmitter der deszendierenden Bahnen gelten 5-Hydroxitryptamin und Noradrenalin. Diese wurden jedoch an den entsprechenden Strukturen erst ab der 34. (Noradrenalin) bzw. ab der 40. Gestationswoche (Serotonin) nachgewiesen, so daß von einer verzögerten Entwicklung der zentralen deszendierenden antinozeptiven Systeme ausgegangen wird [16, 28, 29].

Neurohumorale Algesiereaktionen

Als Reaktionen des unreifen und reifen Neugeborenen auf perioperativen Streß und Algesie sind verschiedene Reaktionen beschrieben, wie sie auch beim Erwachsenen im Postaggressionsstoffwechsel auftreten. Dies sind unter anderem eine Erhöhung der Plasmakatecholamine, des Glucagons, des Kortisols, des Aldosterons und eine erniedrigte Insulinfreisetzung [1, 21, 22]. Auch die entsprechenden Effektorsysteme reagieren mit. So wurden perioperativ Anstiege von Glucose, Lactat, Pyruvat, Fettsäuren und Ketonen mit Abfall der Blutaminosäuren gemessen [1, 4, 40].

Entsprechend der Aktivierung des sympathischen Nervensystems auf humoraler und neurogener Basis wurden Anstiege von Herzfrequenz, Blutdruck und Schweißsekretion beobachtet [14, 54]. Bei nicht ausreichender intraoperativer Analgesie wurden auch Abfälle der O_2-Sättigung gemessen, die bei adäquater Analgesie nicht auftraten [31]. Durch geeignete Narkoseführung (z. B. Gabe von Opioiden, tiefe Halothannarkose) lassen sich die streß- und algesievermittelten neurohumoralen Reaktionen begrenzen, und es gibt auch Hinweise, daß die peri- und postoperativen Ergebnisse hierdurch positiv beeinflußt werden können [2, 3].

Literatur

1. Anand KJS, Brown MJ, Bloom SR, Aynsley-Green A (1985) Studies of the hormonal regulation of fuel metabolism in the human newborn infant undergoing anaesthesia and surgery. Horm Res 22:115–128
2. Anand KJS, Sipell WG, Schofield NM, Aynsley-Green A (1988) Does hathane anaesthesia decrease the metabolic and endocrine stress responses of newborn infants undergoing operation? Br Med J Clin Res 296:668–672
3. Anand KJS, Sippel WG, Aynsley-Green A (1987) Randomised trial of fentanyl anaesthesia in preterm babies undergoing surgery: effects on the stress response, Lancet 1 62–66
4. Anand KJS, Aynsley-Green A (1988) Measuring the severity of surgical stress in newborn infants. J Pediatr Surg 23:297–305
5. Anand KJS, Phil D, Hickey MD (1987) Pain and its effects in the human neonate and fetus. N Engl J Med 317:1321–1329
6. Arnold JH, Truog RD, Orav EJ, Scavone JM, Hershenson MB (1990) Tolerance and dependence in neonates sedated with fentanyl during extracorporal membrane oxygenastion. Anesthesiology 73:1136–1140
7. Bègeot M, Dubois MP, Dubois PM (1979) Immunologic localisation of α-and β-endorphins and α-lipotropin in corticotropic cells of the normal and anencephalic fetal pituitaries. Cell Tissue Res 204:37–51
8. Bondy AS (1980), Infancy, In: Gabel S, Erickson MT (eds) Child development and developmental disabilities. Little, Brown, Boston, pp 3–19
9. Brune K (1984) Peripher wirkende Analgetika, In: Zimmermann M, Handwerker HO (Hrsg) Schmerz – Konzepte und ärztliches Handeln.Springer, Berlin Heidelberg New York Tokyo, S 44–60
10. Charnay Y, Paulin C, Chayvialle J, Dubois P (1983) Distribution of substance P like immunoreactivity in the spinal cord and dorsal root ganglia of the human fetus and infant. Neuroscience 10:41–55
11. Charnay Y, Paulin C, Dray F, Dubois PM (1984) Distribution of enkephalin in human foetus and infant spinal cord: an immunofluorescence study. J Comp Neurol 223:415–423
12. Csontos K, Rust M, Hollt V, Kromer W, Teschemacher HJ (1979) Elevated plasma beta-endorphin levels in pregnant women and their neonates. Life Sc 25:835–844
13. Facchinetti F, Bagnoli F, Sardelli S, Petraglia F, De-Leo V, Bracci R, Genazzani AR (1986) Plasma opioids in the newborn in relation to the mode of delivery. Gynecol Obstet Invest 21:6–11
14. Field T, Goldson E (1984) Pacifying effects of nutritive sucking on term and preterm neonates during heelstick procedures. Pediatrics 74:1012–1015
15. Fitzgerald M (1990) The developmental biology of pain. Pain [Suppl] 5:1
16. Fitzgerald M, Koltzenburg M (1986) The functional development of descending pathways in the dorsolateral funiculus of the newborn at spinal cord. Brain Res 389:261–270
17. Foley KM, Kourides IA, Inturrisi C (1979) β-endorphin: analgesic and hormonal effects in humans. Proc Natl Acad Sci 76:5377–5381
18. Franck LS (1986) A new method to quantitatively describe pain behaviour in infants. Nurs Res 35:28–31
19. Gamse R (1982) Capsaicin and nociception in the rat and mouse. Possible role of substance P. Naun-Schmiedbergs Arch Pharmacol 320:205–216
20. Gilles FJ, Shankle W, Dooling E (1983) Myelinated tracts: growth patterns, In: The developing human brain: growth and epidemiologic neuropathology. John Wright, Boston, pp 117–183

21. Greisen G, Frederiksen PS, Hertel J, Christensen NJ (1985) Catecholamine response to chest physiotherapy and endotracheal suctioning in preterm infants. Acta Paediatr Scand 74:525-529
22. Gunnar MR, Fisch RO, Korsvik S, Donhowe JM (1981) The effects of circumcison on serum cortisol and behavior. Psychoneuroendocrinology 6:269-275
23. Humphrey T (1964) Some correlations between the appearance of the human fetal reflexes and the development of the nervous system. Prog Brain Res 4:93-135
24. Johnston CC, Strada ME (1986) Acute pain response in infants: a multidimensional description. Pain 23:373-382
25. Leslie FM, Tso S, Harlbutt DE (1982) Differential appearance of opiate receptor subtypes in neonatal rat brain. Life Sci 31:1393-1396
26. Levy DM (1960) The infant's earliest memory of inoculation: a contribution to public health procedures. J Gen Psychol 96:3-46
27. Marin-Padilla M (1983) Structional organisation of the human cerebral cortex prior to the appearance of the cortical plate. Anat Embryol 168:21-40
28. Marti E, Gibson SJ, Polak JM, Facer P, Springall DR, Van Aswega G, Aitchison M, Koltzenburg M (1987) Ontogeny of peptide and amino-containing neurons in motor, sensory and autonomic regions of rat and human spinal cord. J Comp Neurol 266:332-359
29. Martin GF, Cabana T, Hazlett JC, Ho R, Waltzer R (1987) Development of brainstem and cerebellar projections to the diencephalon with notes on the thalamocortical projections: studies in the North American opossum. J Comp Neurol 260:186-200
30. Mather L, Mackie J (1983) The incidence of post-operative pain in children. Pain 15:271-282
31. Maxwell LG, Yaster M, Wetzel RC, Niebyl JR (1987) Penile nerve block for newborn circumcision. Obstet Gynaecol 70:415-419
32. McGrath P, Hillier LM (1989) The enigma of pain in children: an overview. Pediatrician 16:6-15
33. McGraw MD (1943) The neuromuscular maturation of the human infant. Columbia University Press, New York, pp 6-15
34. Melzack R, Wall PD (1965) Pain mechanisms: a new theory. Science 150:971-978
35. Merskey H (1970) On the development of pain. Headache 10:116-123
36. Narumi S, Fujita T (1978) Stimulatory effects of substance P and nerve growth factor (NGF) on neurite outgrowth in embryonic chick dorsal root ganglia. Neuropharmacology 17:73-76
37. Okado N (1981) Onset of synapse formation in the human spinal cord. J Comp Neurol 201:211-219
38. Owens ME, Todt EH (1984) Pain in infancy: neonatal reaction to a heel lance. Pain 20:77-86
39. Panerai AE, Martini A, Di Giulio A et al (1983) Plasma β-endorphin, β-lipotropin, and metenkephalin concentrations during pregnancy in normal and drug-addicted women and their newborn. J Clin Endocrinol Metab 57:537-543
40. Pintèr A (1973) The metabolic effects of anaesthesia and surgery in the newborn infant: changes in the blood levels of glucose, plasma free fatty acids, α amino-nitrogen, plasma amino-acid ratio and lactate in the neonate. Z Kinderchir 12:149-162
41. Pohjavuori M, Rovamo L, Laatikainen T, Kariniemi V, Pettersson J (1986) Stress of delivery and plasma endorphins and catecholamines in the newborn infant. Biol Res Pregnancy Perinatol 7:1-5
42. Porter F (1989) Pain in the newborn. Clin Perinatol 16:549-564
43. Purcell-Jones G, Dormon F, Summer E (1989) Paediatric anaesthesist perceptions of neonatal and infant pain. Pain 33:181-187

44. Rakic P, Goldmann-Rakic PS (1982) Development and modifiability of the cerebral cortex: early developmental effects: cell lineages, acquisition of neuronal positions, and areal and laminar development. Neurosci Res Prog Bull 20:433–451
45. Rizvi T, Wadhwa S, Bijlani V (1987) Development of spinal substrate for nociception. Pain [Suppl] 4:195
46. Ruth V, Pohjavuori M, Rovamo L, Salminen K, Laatikainen T (1986) Plasma beta-endorphin in perinatal asphyxia and respiratory difficulties in newborn infants. Pediatr Res 20:577–580
47. Sankaran K, Hindmarsh KW, Wallace SM, McKay RJ, O'Donnell M (1986) Cerebrospinal fluid and plasma beta-endorphin concentrations in prolonged infant apnea (near-miss sudden infant death syndrome). Dev Pharmacol Ther 9:224–230
48. Shearer MH (1986) Surgery on the paralysed, unanesthetized newborn. Birth, S 13–79
49. Tilney F, Rosett J (1931) The value of brain lipoids as an index of brain development. Bull Neurol Inst N Y 1:28–71
50. Torres F, Anderson C (1985) The normal EEG of the human newborn. J Clin Neurophysiol 2:89–103
51. Valman HB, Pearson J (1980) What the fetus feels. Br Med J 21:233–234
52. Vuolteenaho O, Leppäluoto J, Höyhtyä M, Hirvonen J (1983) b-endorphin-like peptides in autopsy pituitaries from adults, neonates and foetuses. Acta Endocrinol 102:27–34
53. Wardlaw SL, Stark RI, Baxi L, Frantz AG (1979) Plasma beta-endorphin and beta-lipotropin in the human fetus at delivery: correlation with arterial pH and pO_2. J Clin Endocrinol Metab 49:881–891
54. Williamson PS, Williamson ML (1983) Physiologic stress reduction by a local anaesthetic during newborn circumcision. Pediatrics 71:36–40
55. Wozniak W, O'Rahilly R, Olszewska B (1980) The fine structure of the spinal cord in human embryos and early fetuses. J Hirnforsch 21:101–124
56. Zhang AZ, Pasternak GW (1980) mu- and delta-opiate receptors: correlation with high and low affinity opiate binding sites. Eur J Pharmcol 67:323–324
57. Zhang AZ, Pasternak GW (1981) Ontogeny of opioid pharmacology and receptors: high and low affinity site differences. Eur J Pharmacol 73:29–40
58. Zimmermann M (1984) Physiologie von Nozizeption und Schmerz. In: Zimmermann M, Handwerker HO (Hrsg) Schmerz – Konzepte und ärztliches Handeln. Springer Berlin Heidelberg New York Tokyo, S 1–43
59. Zimmermann M (1988) Neuro- und Psychophysiologie des Schmerzes bei Kindern. In: Weinmann H-M (Hrsg) Aktuelle Neuropädiatrie 1988. Springer, Berlin Heidelberg New York, S 5–13
60. Zivny J, Kobilkova J, Vorlicek F, Bendl J, Zapadlo M (1986) Plasma beta-endorphin-like immunoreactivity during pregnancy, parturition, puerperium and in newborn. Acta Obset Gynecol Scand 65:129–131

Klinische Schmerzmessung und Schmerzformen bei Kindern – Ein Indianer kennt keinen Schmerz

R. Pothmann

Kinderklinik, Klinikum Barmen, Heusner Straße 40, 42283 Wuppertal

Summary. The difficulty of assessing pain is incomparably greater in children than in adults,but there is no longer any doubt that even highly immature infants born from week 25 of gestation onward can feel pain and that their vegetative reactions to pain are similar to those of older children.

Pain is always partly a subjective phenomenon, and how pain is processed depends heavily on the developmental stage reached in behaviour and in cognitive ability at any one time. One instrument that has proved very helpful in the assessment of reactions to pain in children (by analogy with Sanders' categories of pain response in adults) is the differentiation described by Izard of three different components of pain:

1. Physiological involvement (this can be checked objectively by measurement of such physiological parameters as pulse rate, blood pressure, respiratory frequency, partial pressure of oxygen, sweating, or plasma levels of endorphins and cortisol).
2. Behaviour.
3. Cognitive component

There are various options for ascertainment and interpretation of pain in childhood, depending on the child's sensorimotor and cognitive development.

Even in neonates (in the first month of life) it is possible to recognize deliberate defence reactions to pain and distinguished facial expression by clinical observation; further information can be gleaned from cry analysis and measurements of physiological stress parameters.

· In young infants (1–4 months) long periods of crying and undirected activity can be observed as reactions to pain.

In older infants (4–8 months) conditioning by aversive pain stimuli and features of the environment (e.g. white coats) add to this.

At 7–9 months of age infants achieve the ability to anticipate painful procedures and display anticipatory pain avoidance behaviour.

While they are still toddlers (1.5–2 years), children start to be able to differentiate between pain caused by illness and pain imposed on them from outside. This phase is also characterized by more controlled interest in the source of pain, shorter crying spells and more controlled movements aimed at pain avoidance than in children up to 1 year old.

At the age of 2–4 years, children do not yet understand the connection between pain and illness. The abdomen and the head are the two sites to which pain is actually projected. Up to the age of about 7 years no discrimination is made between causes of pain and environmental conditions. Between the ages of 4 and 7 years is the time when children first become able to allocate symbols or colours to different painful states.

Between the 7th and 10th years of life the child also becomes able to tell the difference between the external causes and the internal consequences of a (painful) illness. Pain is now understood as something peculiar to the child's body and is underlaid with different kinds of feelings.

H. Meier R. Kaiser C. R. Moir (Hrsg.)
Schmerz beim Kind
© Springer-Verlag Berlin Heidelberg 1993

From the age of about 11 years onward, children can describe pain in physical, psychic and psychosocial terms, in a similar way to adults.

Of course, the developmental phases described above can overlap, and in the course of a (painful) illness regressive behaviour more in keeping with developmental stages already considered to be in the past can arise.

A detailed pain history taking account of the entire case history with reference to the psychosocial variables must always be at the heart of the diagnosis when the leading symptom is pain. The purpose of the various methods of clinical pain measurement in paediatric patients should be a description of the pain, including the resulting restrictions on the child's enjoyment of life. Only in these circumstances pain measurement can play a part, as an aid to descision making, in the improvement of pain therapy.

From the 3rd to the 5th year of life children are not able to quantify pain verbally, or at least not adequately, so that recourse to observation scales recorded by others (parents, nurses, doctors) is necessary. Various validated methods are now available. The Johnston and Strada or Grunau and Craig method is suitable for infants up to 1 year of age, and the multidimensional method described by Gouvain-Piquard et al., Pothmann's rating scale based on external observations and the CHEOPS scale (which also includes physiological parameters) for 2- to 6-year-olds. The emotionally responsive quality of colours can also be used in toddlers (the ability to differentiate between colours starts between the 2nd and the 3rd year of life) for ascertainment of pain intensity, "red" being often used to express the most intense pain.

In older toddlers self-completed information scales can be used to measure pain, e.g. faces with different expressions (Smiley Analog Scale or SAS). From the age of 4–7 years onward most children can also cope with the classic Visual Analog Scale (VAS).

An optimal multidimensional pain behaviour test includes self-observation of pain (e.g. SAS, VAS), observation of behaviour (e.g. FES, CBCL), physiological/medical parameters and development or intelligence tests; only in this way the multidimensional phenomenon of pain can be ascertained.

Algesimetry means the attempt to determine the most objective measurement possible of the pain perception threshold by apparative techniques. Various methods have proved their worth in children as well as in adults. In the tourniquet test (vein distension test), for example, a blood pressure cuff is used to induce painful ischaemia. The pain is assessed at intervals of 10–20 s by means of the VAS or, for smaller children, the SAS. In pressure algesimetry the pressure is measured that can be applied to tender spots and trigger points in the muscles before the pain threshold is reached.

The range of pain experienced by children depends heavily on their age. In early childhood abdominal pain is dominant, such as 3-month colic in young babies or benign recurrent idiopathic abdominal pain in children aged 2 years and over.

Once children reach school age headaches occur with increasing frequency. The incidence of migraine in childhood is given variously as between 1% and 19% by different investigators, depending on age. The age at first occurrence is lower in boys (average 10.2 years) than in girls (average 14.1 years). Childhood migraine differs from that in adults insofar as the pain is not unilateral, especially at first, the attacks are more frequent, and the course is not severe and involves no brain infarcts. In about two-thirds of all children with migraine the symptoms must be expected to continue into adulthood. The differential diagnosis must take account of symptomatic headaches (e.g. in the presence of brain tumours, chronic sinusitis, defective vision), headaches caused by orthostatic hypotension, pain following injury to the cervical spine and/or cranium/brain, and finally tension headaches (these usually are bilateral, pressing and without the character of attacks, and the vegetative symptoms that typically accompany migraine are also not present).

In children with malignant tumours, pain requiring treatment is about as frequent as in adults (in about 62%). In the terminal stage (82%) and during tumour recurrences the vast majority of children suffer intense pain that must be treated. In the treatment of

tumour pain it is especially important to avoid a negative pain-learning process at the start.
Chest pain and pain resulting from pathologic conditions of nerves, muscles and joints involve specific problems, in particular in the diagnosis.

Schmerzmessung – Manitous Erbe

Bei Kindern sind Schmerzen schwieriger zu beurteilen als bei Erwachsenen. Der entscheidende Unterschied ist trotz aller Ähnlichkeit im Gesichtsausdruck von Säuglingen und Erwachsenen in der nonverbalen Natur der frühkindlichen Schmerzreaktion zu suchen (Craig et al. 1982). Allgemein wird die Möglichkeit, Schmerzen bei jüngeren Kindern zu quantifizieren, für nicht durchführbar gehalten. Die nicht abgeschlossene Entwicklung des Nervensystems, fehlende Entwicklung des Körperschemas und ein hohes Maß an Emotionalität, bzw. kognitive Defizite scheinen die Summe der Vorurteile gegenüber Kindern auszumachen. Wenn auch krasse Verkennungen der kindlichen Schmerzperzeption heute nicht mehr geäußert werden (Poznanzki 1976), so scheint das Mißtrauen gegenüber der Zuverlässigkeit kindlicher Äußerungen nach wie vor gegeben zu sein. Daher wird die postoperative Analgesie und klinisch-onkologische Schmerztherapie – insbesondere im Kindesalter – verglichen mit Erwachsenen deutlich zurückhaltender gehandhabt (Schlechter et al. 1986).

Nervale Grundlagen

Die Entwicklung des menschlichen Nervensystems ist mit der Geburt noch nicht abgeschlossen. Aussprossung von Dendriten, Migration und Myelinisierung sind z. T. erst mit Ende des 3. Lebensjahres nahezu abgeschlossen. Eine weitgehende Übereinstimmung mit den neurophysiologischen Verhältnissen bei Erwachsenen kann unter Berücksichtigung der wachstumsbedingten Größendifferenz mit etwa 8 Jahren angenommen werden: zu diesem Zeitpunkt ist auch die Entwicklung von Körperschema und Feinmotorik weitgehend beendet und verändert sich bis zur Pubertät nur noch geringfügig (Touwen u. Prechtl 1979; Pothmann et al. 1985; Pothmann u. Kurbjun 1989). Diese Gesichtspunkte dürfen aber nicht von der Tatsache ablenken, daß bis auf die klinisch unbedeutenden Reifungsprozesse, die sich auf die Schnelligkeit der Nervenleitung beziehen, kein Zweifel daran bestehen kann, daß schon sehr unreife Frühgeborene der 25. Schwangerschaftswoche Schmerzen empfinden und vegetativ in ähnlicher Weise wie ältere Kinder reagieren, die ihre Empfindungen verbal mitteilen können (Anand et al. 1987).

Experimentelle Untersuchungen zur Entwicklung der Schmerzperzeption

Tierexperimentelle Untersuchungen bei jungen Ratten zur Entwicklung der Schmerzschwelle während der ersten 40 Lebenstage lassen keine Änderung mehr erkennen, obwohl die anatomisch und funktionell ausgereiften C-Fasern erst zwischen dem 10. und 20. Lebenstag funktionell integriert sind (Fitzgerald

u. Gibson 1984). Die nichtopioide streßinduzierte Analgesie herrscht in den ersten 25 Tagen vor, da die absteigenden schmerzhemmenden Bahnen bei Ratten zwischen dem 9. und 22. Lebenstag ihre Funktion aufnehmen (Fitzgerald u. Kotzenburg 1986). Anschließend überwiegt die opiatvermittelte Analgesie mit der zunehmenden Produktion von β-Endorphin im Hypothalamus (Martini et al. 1984).

Ähnlich wie beim Tier muß ein sensorischer Reiz in den frühen sprachlosen Phasen der menschlichen Ontogenese klassischerweise motorisch beantwortet werden, um den Nachweis einer Sinnesleistung zu erbringen (Schmidt 1983). Die *elektrische* Hautstimulation bei Säuglingen ist jedoch problematisch. Untersuchungen der Stromschwelle von Czerny (1892), die noch 1955 von Peiper unwidersprochen zitiert wurden, können wohl nicht mehr für die Annahme einer ausgesprochenen hohen Schmerzschwelle bei Neugeborenen herangezogen werden (Peiper 1924, 1926). Danach lag die Schmerzschwelle am 1. Lebenstag noch bei 400 mA, um nach 1 Monat auf 250, nach 5 Jahren auf 150 und erst mit 6 Jahren auf Erwachsenenwerte von 50 mA zu sinken.

Studien an Säuglingen unter Schlafbedingungen konnten zeigen, daß die interindividuelle Streuung der motorischen Antwort als Maß der Schmerzreaktion sehr groß ist (0.61–4,76 mA). Die durchschnittliche Schmerzschwelle steigt von der ersten Messung (0,86 mA unter Schlafbedingungen, Erwachsenen entsprechend) innerhalb einer Stunde deutlich an (2,1 mA). Dieses Phänomen spricht für ein ausgeprägtes Adaptationsverhalten (Lampante 1973). Problematisch bleibt, daß die Unterscheidung zwischen Sensations- und Schmerzschwelle, die beim Erwachsenen deutlich diskriminiert, vom Säugling noch nicht geleistet werden kann.

Kinder ab dem 4. Lebensjahr mit der gleichen Methode zu untersuchen, ist weit unproblematischer. Sie zeichnet sich durch gute Reproduzierbarkeit und geringe subjektive Beeinträchtigung aus. Hauptschwierigkeit ist die Festlegung der Übergangsschwelle zwischen Wahrnehmung der Kribbelsensation und Auftreten des Schmerzes. Unabhängig von Variablen wie Erwartungsangst oder Gewöhnung steigt die subjektive Schmerzschwelle zwischen dem 4. Lebensjahr und dem Erwachsenenalter von 0,49 auf 0,81 mA (Wenner et al. 1972).

Grundsätzlich widerlegen die vorliegenden, z. T. nicht konsistenten Ergebnisse Auffassungen, daß die Schmerzschwelle bei Säuglingen so deutlich über derjenigen von Erwachsenen liegt, daß hieraus die Unterlassung einer adäquaten Analgesie abgeleitet werden kann. Es bleibt abzuwarten, ob die methodischen Probleme der späten somatosensiblen (auch durch Hitze, Kälte) evozierten Potentiale gelöst werden können, um objektivere Daten auch für die Entwicklung der Schmerzschwelle im frühen Kindesalter zu gewinnen.

Psychomentale Entwicklung der Schmerzverarbeitung

Schmerz ist immer auch ein subjektives Phänomen, deshalb müssen für sein Verständnis auch die psychomentalen Entwicklungsvariablen bekannt sein. Die Verarbeitung von Schmerzen hängt im wesentlichen vom Entwicklungsstand kognitiver und behavioraler Fähigkeiten ab. In der vorsprachlichen Entwicklungsphase der ersten 2 Lebensjahre ist man in der Erkenntnis auf die Beobachtung sowie auf physiologische Parameter angewiesen. Gefühlsäußerungen sind z. T. ontogenetisch determiniert, so daß schon der *Geburtsschrei als Ausdruck von Schmerzen* verstanden werden muß. Physiologische Streßreaktionen und Verhaltensweisen sind bekanntermaßen eng mit subjektiven Schmerzerscheinungen gekoppelt (Owens 1984; Owens u. Todt 1984).

Physiologische Maße kindlicher Schmerzen

- Puls/Blutdruck,
- Atmung,
- pO_2,
- Schwitzen,
- Endorphine/Cortisol.

Darüber hinaus besteht eine Beziehung zwischen Gefühlen und Verhaltensausdruck (Streß/Angst und Schreien; Freude und Lachen). Nach Sanders (1979) lassen sich 3 Kategorien bei der Schmerzantwort von Erwachsenen feststellen, nämlich auf der grobmotorischen, kognitiven und der physiologischen Ebene. Eine ähnliche Klassifikation ergibt sich für kindliche Gefühlsäußerungen auf der Verhaltens-, der Denk- und der physiologischen Ebene (Izard 1982). Die offensichtliche Analogie ist für das Verständnis schon bei der nonverbalen Einschätzung kindlicher Schmerzen sehr hilfreich.

Schmerzkomponenten beim Kind

- physiologische Beteiligung,
- Verhalten,
- kognitiver Anteil.

Nach Piaget bestehen 4 Perioden der sensomotorischen und kognitiven Entwicklung des Kindes (Pulaski 1971; Piaget u. Inhelder 1972; Oerter u. Montada 1982). Dieses Entwicklungsschema eignet sich gut, um die im Vergleich zum Erwachsenen unterschiedliche Reaktionsweise und Interpretation von Schmerz beim Kind zu verstehen, auch wenn Piaget selbst nicht speziell zum Schmerz bei Kindern Stellung bezogen hat.

Sensomotorische Phase

Die sensomotorische Phase (0–2 Jahre) beinhaltet den Erwerb und die Differenzierung von koordinierter Bewegung, Sinnesfunktionen und Sprache; sie gliedert sich in 6 Stadien (Piaget 1969):

Stadium I (0–1 Monat): Charakteristisch hierfür sind angeborene neonatale Reflexe, ungeschickte und unkoordinierte Körperbewegungen, Egozentrismus ohne Unterscheidung zwischen sich und der Umwelt sowie fehlende Selbstwahrnehmung. Entsprechend ist die Schmerzreaktion im wesentlichen reflektorisch manifestiert und im physiologischen Rahmen mit dem Phänomen der Adaptation verbunden (Lampante 1973). In der klinischen Beobachtung sind aber schon bei Neugeborenen (während des 1. Lebensmonats) gezielte Schmerzabwehr und differenzierter Gesichtsausdruck erkennbar (Frank 1986; Grunau u. Craig 1987). Ansatzweise sind auch Schreianalysen möglich (Levine 1982; Johnston 1986). Ansonsten ist man auf die Messung von Streßparametern angewiesen (Puls, Blutdruck, Cortisol, (Nor)adrenalin: Anand et al. 1987).

Stadium II (1–4 Monate): Primäre Kreisreaktionen bestimmen das Handlungsmuster, d. h. zufällige Handlungen mit einem angenehmen Ergebnis werden wiederholt, einfache Formen der Nachahmung und motorischen Antizipation, erste Gewohnheitsbildung; relativ lang anhaltendes Schreien und ungezielte motorische Aktivität als Schmerzreaktion (Craig et al 1982);

Stadium III (4–8 Monate): Sekundäre Kreisreaktionen beinhalten schon absichtlich wiederholte Handlungen mit dem Zweck der Umgebungsveränderung. Noch besteht ein subjektiver Objektbegriff. Das in diesem Alter typische „Fremdel"verhalten unterstützt bereits das Konditionieren von aversiven Schmerzreizen und Umgebungsbedingungen (z. B. weiße Kittel);

Stadium IV (8–12 Monate) ist gekennzeichnet durch komplexere Koordination der erworbenen Handlungsschemata und ihre systematische Anwendung auf neue Situationen, gezieltes Suchen/intentionales Verhalten, d. h. intelligentes Verhalten. Mit 7–9 Monaten erlangen Säuglinge die Fähigkeit, schmerzhafte Prozeduren von Ärzten vorauszusehen und antizipierendes Schmerzabwehrverhalten zu zeigen (Craig 1984);

Stadium V (12–18 Monate) beinhaltet die Abwandlung bekannter Verhaltensmuster und Entdeckung neuer Handlungsschemata durch aktives Experimentieren, Höhepunkt der sensomotorischen Phase.

Stadium VI (1½–2 Jahre): Verinnerlichung sensomotorischer Handlungsschemata, Entwicklung von Vorstellungen, Differenzierung nach Subjekt und Objekt, Beginn des symbolischen Denkens. Zugefügte Schmerzen können von krankheitsbedingten Schmerzen ansatzweise unterschieden werden. Gezieltes Interesse für die schmerzauslösende Prozedur, kürzeres Schreien als im 1. Lebensjahr und gezieltere Abwehrbewegungen sind kennzeichnend (Craig 1982).

Präoperationale Phase

Das Stadium des prälogischen Denkens zwischen dem 2. und 7. Lebenjahr ist durch magische Vorstellungen und kausale Verknüpfungen von zeitlichen Zusammenhängen gekennzeichnet: Schmerzauslöser und Umgebungsbedingungen sind austauschbar. Es herrschen egozentrisches Denken ausgedrückt in Animismus und Omnipotenz vor.

Neben der kognitiven Entwicklung spielen der Einfluß von Einstellungen zur Umwelt und die Motivation eine zusätzliche Rolle bei der Schmerzreaktion und -verarbeitung.

Das Alter von 2–4 Jahren wird als *vorbegriffliches Stadium* bezeichnet: In diese Zeit fällt die Entwicklung der perzeptuellen Konstanz und Darstellung durch Zeichnung, Sprache, Träume und Symbolspiel. Entsprechend ist die Schmerzverarbeitung durch magische Vorstellungen gekennzeichnet. Die Schmerzverursachung wird magisch-animalisch begriffen. Der Zusammenhang von Schmerz und Krankheit wird noch nicht verstanden. Bauch und Kopf sind die eigentlichen Schmerzprojektionsorte. Malen von Bildern und Rollenspiel sind die wichtigsten Ausdrucksmittel für die Kommunikation über das Schmerzerleben.

Das perzeptuelle oder *intuitive Stadium* bezeichnet das Alter zwischen 4 und 7 Jahren. Es handelt sich um eine Übergangsphase, in der die zentrierten und irreversiblen Denkweisen des vorangegangenen Stadiums zugunsten eines anschaulichen Denkstils abgelöst worden sind.

Die Kinder können Symbole oder Farben zu unterschiedlichen Schmerzstärken zuordnen (Jeans 1983; Pothmann 1984). In diese Zeit fällt auch der Beginn der Moralentwicklung, die noch sehr materiell geprägt ist und sich unkritisch an den familiären Regeln orientiert: Das Problem der Verknüpfung von Schmerz und Strafe wird potentiell gebahnt.

Konkret-operationale Phase

In der Stufe des konkret-logischen Denkens zwischen dem 7.und 10. Lebensjahr steht der Begriff der „Operation" im Mittelpunkt, der die zentrale Auffassung Piagets von Erkennen und Intelligenz wiedergibt. Charakteristische Eigenschaften von Operationen sind Aktivität und Systematisierung. Das Kind kann jetzt schon nach äußeren Ursachen und inneren Folgen einer (schmerzhaften) Krankheit unterscheiden. Schmerz wird als körpereigen verstanden und mit Gefühlsqualitäten wie unglücklich, elend, zum Schreien usw. belegt (Gaffney u. Dunne 1986).

Formal-operationale Phase

Betrachtet man die Übergangsphase vom Kindesalter zum Erwachsenen, so sind vergleichbare Voraussetzungen ab dem 11. Lebensjahr mit den Fähigkeiten zu formal-logischem Denken als gegeben anzusehen. Das Denken hat sich über den konkret operationalen Rahmen hinaus entwickelt und bedient sich abstrakter Formen und Hypothesen. Schmerz kann physisch, psychisch und psychosozial beschrieben werden.

Grundsätzlich können die einzelnen Phasen überlappen, v. a. ist regressives Verhalten entsprechend früheren Entwicklungsstadien unter (schmerzhaften) Krankheitsbedingungen zu kalkulieren.

Den Zusammenhang von kognitiver Entwicklung und Schmerzverständnis bestätigen auch Gaffney u. Dunne (1986) in einer Untersuchung an 680 irischen Schulkindern zwischen 5 und 14 Jahren. Mit Hilfe eines Satzergänzungstests ließen sich den 3 kognitiven Entwicklungsphasen nach Piaget konkrete, halbabstrakte und abstrakte Schmerzdefinitionen statistisch signifikant zuordnen. Schmerzzeichnungen von Vorschulkindern sowie Zuordnungen von Schmerzstärke und Farben lassen ebenfalls einen eindeutigen Entwicklungstrend erkennen (Jeans 1983). Damit sind Aussagen über eine fehlende Entwicklung der Schmerzverarbeitung auf methodische Fehler zurückzuführen (Ross u. Ross 1984a, b). Die Kenntnis dieser Grundlagen ermöglicht es, konkrete schmerzreduzierende Verfahren für ärztliche Eingriffe schon bei Vorschulkindern zu entwickeln.

Zusätzlich zu den Aspekten der kognitiven Entwicklung ist es wichtig, den *sozialen* Lernprozeß des Kindes zu berücksichtigen. Dieser erklärt häufig, warum Kinder in ähnlichen Situationen unterschiedlich auf Schmerzen reagieren. Ein sicheres Gefühl – bedingt durch eine gute familiäre Bindung – ermöglicht es bereits dem Säugling, in angstbesetzten schmerzhaften Situationen eine hohe Schmerztoleranz zu beweisen. Andererseits besteht eine höhere Wahrscheinlichkeit, daß Kinder mit einem inadäquaten Schmerzkupierungsverhalten häufiger aus Familien stammen, in denen Vorbilder mit chronisch schmerzhaften Erkrankungen oder ungünstigen schmerzhaften Vorerfahrungen gegeben sind (Craig 1978; Lavigne et al. 1986).

Klinische Schmerzdiagnostik – Der Tanz um den Totempfahl

Die klinische Schmerzdiagnostik orientiert sich sehr stark an den verschiedenen Stufen der kognitiven und sozialen Entwicklung des kindlichen Schmerzerlebens. Aus diesem Grund ist die Messung klinischer Schmerzen beim Kind nicht mit dem Instrumentarium für Erwachsene zu bestreiten.

Methoden der Schmerzdiagnostik

Schmerzanamnese. Die Schmerzanamnese muß ausführlich sein und die gesamte Vorgeschichte unter Einschluß der psychosozialen Variablen umfassen, will man das Schmerzproblem ganzheitlich lösen. Eine vordergründige Betrachtungsweise führt sonst häufig zu rein symptomatischen und nur kurzfristig wirksamen Therapieansätzen. Als Hilfestellung zur Strukturierung von Schmerzanamnese und Bewertung des Schmerzcharakters kann man nachfolgende Übersicht verwenden. Das Verfahren eignet sich v. a. für Angaben durch die Eltern (Zutreffendes ankreuzen!; Tabelle 1).

Schmerzanamnese
– familiäre Belastung, – Erstmanifestation, – Häufigkeit, – Zeitpunkt des Auftretens, – Schmerzdauer, – Schmerzcharakter, – Schmerzlokalisation (Kopf, Teil des Kopfes, Nacken, Brust,Bauch, Rücken, Knochen, Gelenke, Muskeln, Nerven), – vegetative Begleiterscheinungen, – Appetit, Eßgewohnheiten (Süßigkeiten?), – konstitutionelle Gesichtspunkte: Belastungsfähigkeit, Infektanfälligkeit, – chronische Grunderkrankung, – Verhaltensstörung (aggressiv, depressiv, hyperkinetisch, überangepaßt), – familiäre Konflikte, (Familiäre) Leistungshaltung, – Kindergarten-/Schulsituation.

Tabelle 1. Schmerzbewertung. (Nach Pothmann 1984)

	nie O	leicht 1	deutlich 2	sehr ausgeprägt 3
Anfallartiger Schmerz	O	O	O	O
Dauerschmerzen	O	O	O	O
Schmerzfrequenz	O	O (< 1mal/ Monat)	O (1 bis 3mal/ Monat)	O (1 bis 7mal/ Monat)
Wechselnde Schmerzstellen	O	O	O	O
Übelkeit/Erbrechen	O	O	O	O
Sehstörungen	O	O	O	O
Schwindel	O	O	O	O
Appetit-/Verdauungsstörung	O	O	O	O
Aggressives Verhalten	O	O	O	O
Schlafstörungen	O	O	O	O
Müdigkeit, Lustlosigkeit	O	O	O	O
Leistungsminderung	O	O	O	O

Wegen der unterschiedlichen Gewichtung der Items ist die Bildung eines Gesamtscores nicht immer sinnvoll. Bei einer Gesamtpunktzahl von ≥ 10, bzw. überwiegend angekreuzter Ausprägung von Grad 2 und 3, ist ein *Leidensdruck* anzunehmen, der die Einleitung von diagnostischen und therapeutischen Interventionen angezeigt erscheinen läßt.

Schmerzmessung. Zielsetzung klinischer Schmerzmessung im Kindesalter sollte die altersentsprechende Beschreibung der Schmerzsituation sein und die Beeinträchtigung der Lebensfreude einbeziehen). Eine fundierte Dokumentation ermöglicht dann, in eine adäquate Schmerztherapie einzusteigen.

<table>
<tr><td>Ziele der Schmerzmessung bei Kindern</td></tr>
<tr><td>– altersentsprechende Diagnostik der Verhaltens- und Gefühlsbeeinträchtigung,
– Entscheidungshilfe für Schmerztherapie,
– Verbesserung der Schmerztherapie.</td></tr>
</table>

<table>
<tr><td>Schmerzmeßmethoden bei Kindern</td></tr>
<tr><td>Säuglinge und Kleinkinder: Fremdbeobachtungsskalen,
Kleinkinder und Schulkinder: Selbsteinschätzskalen</td></tr>
</table>

Beobachtende Methoden. Während der ersten (3–5) Lebensjahre sind die Möglichkeiten der verbalen Quantifizierung von Schmerzen entweder nicht oder nur unzureichend vorhanden. In diesem Zeitraum stehen v. a. Methoden der Außenbeobachtung durch Eltern, Schwestern oder Ärzte zur Verfügung. Aus der Anschauung heraus können Ärzte lernen, ihre Einschätzung weitgehend zu optimieren (Hodgkins et al.1985). *Eindimensionale* Verfahren sind zwar grundsätzlich als problematisch anzusehen, nehmen jedoch in der klinischen und praktischen Routinearbeit einen wichtigen orientierenden Stellenwert ein.

Beobachtungs-/Verhaltensskalen – postoperativ/Krebsschmerz
(CHEOPS 1983; Gouvain-Piquard 1986)

- Gesichtsausdruck,
- Schreien/verbale Äußerung,
- Bewegung (Torso/Extremitäten),
- Reaktion auf (Wund)berührung.

Ratingskala klinischer Schmerzen durch Außenbeurteilung (Pothmann 1984)

---

0 keine Reaktion (Bewegungen, Gesicht);
1 abweisender Blick, Abgeschlagenheit, Blässe leichte Gesichtszuckungen, Schmerzangabe nur auf Befragen;
2 Weinen, Abwehrreaktion, Klagen, Festhalten der schmerzenden Stelle, schmerzhaft eingeschränkte Bewegungsfreiheit, Aggressivität, spontane Schmerzäußerung;
3 Schreien, Toben, muß festgehalten werden, hält die Schmerzen kaum aus;

(Bitte zutreffende Zahl ankreuzen und Aussagen unterstreichen/markieren).

Eine wichtige Methode der Außenbeurteilung für 2–6 Jahre alte (französische) Kinder wurde von Gouvain-Piquard et al. (1986) vorgestellt. Es handelt sich um ein aufwendigeres *mehrdimensionales* Verfahren, das sich durch eine gute testtheoretische Absicherung auszeichnet. Es wurde an einer größeren Stichprobe validiert und die Reliabilität durch verschiedene Beobachtungsgruppen abgesichert. Für klinische Schmerzuntersuchungen im Kleinkindalter erscheint es besonders gut geeignet, weil auch die Dimensionen Angst und Depression einbezogen sind.

Unter dem Gesichtspunkt, die Notwendigkeit und den Erfolg einer Schmerztherapie schon im Säuglingsalter beurteilen zu können, wurde von McGrath et al. (1984) eine Verhaltensbeobachtungsskala entwickelt (Children's Hospital of Eastern Ontario Pain Scale, CHEOPS). Neben 6 Verhaltensitems wurden zusätzlich Puls, Atmung und Temperatur erfaßt. Der Test zeichnet sich durch eine hohe Interraterreliabilität von über 80% aus. Die Validität ergab sich aus der Korrelation mit den physiologischen Daten. Während der postoperativen Fentanylanalgesie erwies sich das Verfahren bei 45 Kindern zwischen 6 Monaten und 6 Jahren als klinisch ausreichend sensitiv.

Im Säuglingsalter eignet sich zur Beschreibung von schmerzhaften Reaktionen für den klinischen und wissenschaftlichen Bereich das multidimensionale Vorgehen von Johnston und Strada (1986). Es handelt sich um eine kombinierte

Registrierung von Puls, Körperbewegungen, Atmung, Gesichtsausdruck, Schreien und einem Stimmspektogramm.

Methoden zur Selbsteinschätzung. Das Spektrum von Methoden zur Messung von Schmerzen mit Selbstauskunftsskalen, die ab dem späten Kleinkindalter einsetzbar sind, ist relativ breit und reicht von einfachen Fragen bis zu gut validierten Analog- oder Symbolskalen.

Kognitive Auskunftsskalen

- einfache Fragen,
- Schmerzworte,
- numerische Skalen (0–5–10),
- visuelle Analogskala,
- Farben,
- Gesichter,
- Schmerzzeichnungen,
- projektive Tests.

„Smiley"analogskala, visuelle Analogskala. Entsprechend der kleinkindlichen Entwicklungsstufe kommen insbesondere solche Verfahren in Betracht, die nonverbal verstanden werden. Hierzu eignen sich Gesichter mit unterschiedlichem Ausdruck (McGrath et al. 1984; Pothmann u. Goepel 1984; Maunuksela u. Korpela 1986). In Anlehnung an die „visuelle Analogskala" (VAS; Wallenstein 1984; Houde 1982) haben wir den Namen „Smiley"analogskala (SAS) vorgeschlagen (Abb. 1). Die SAS besteht aus 5 Gesichtern, die Schätzwerte werden auf einem Dokumentationsblatt eingetragen, um den Verlauf zu dokumentieren (Tabelle 2).

Unabhängig voneinander wurde die Methode für Kinder ab 3 bzw. 5 Jahren mit Hilfe der visuellen Analogskale validiert (McGrath et al. 1984, Pothmann u. Goepel 1984; Pothmann 1990). Zwischen dem 5. und 7. Lebenjahr waren die meisten Kinder in der Lage, die VAS zu verwenden, die 5stufige SAS war bereits ab dem 3. Lebensjahr einsetzbar. Die Korrelation zwischen VAS und SAS ergab

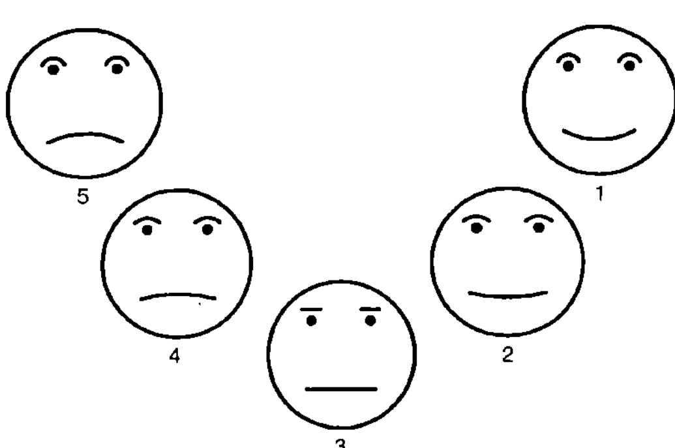

Abb. 1. „Smiley"-Analogskala (SAS): *1* kein Schmerz bis *5* stärkster Schmerz

Tabelle 2. Dokumentationsblatt – „Smiley"analogskala (SAS)

Name:						*Geb.-Datum:*
Datum:						*Diagnose:*
		SAS-Wert				
Uhrzeit	1	2	3	4	5	Therapie/Dosis
—1						
—2						
—3						
—4						
—5						
—6						
—7						
—8						
—9						

Tabelle 3. Korrelation von „Smiley"analograting und klinischen Schmerzen

Diagnose	„Smiley"analogskalenwerte						
	n	1	2	3	4	5	$\bar{x}$
Venenpunktion	24	2	9	7	6	0	2,7
Lumbal-/Knochen- markpunktion (*)	42	10	10	10	7	3 (2)*	2,7
Postoperative Schmerzen (Muskelbiopsie, Appendektomie)	8	1	3	1	3	0	2,75
Gelenkschmerzen	35	1	10	27	2	5	3,1
Tumorschmerzen	32	0	11	11	4	6	3,1
Kopfschmerzen	28	0	6	13	4	5	3,3
Bauchschmerzen	7	0	0	1	5	1	4
	176	14	49	60	31	20	3,1
[%]	[100]	[8]	[28]	[34]	[18]	[11]	

bei 100 Kindern mit verschiedenen Schmerzursachen, wie Venenpunktion, Lumbal-/Knochenmarkpunktion, Kopf-, Gelenk- und Tumorschmerzen einen engen Zusammenhang (r = 0,87). Weiterhin erlaubt die „Smiley"analogskala eine Korrelation von Schmerzstärke und unterschiedlichen Schmerztypen, die Erfahrungen im Umgang mit der SAS bei 176 Kindern sind in Tabelle 3 zusammengefaßt (Pothmann 1988).

Farbskalen. Im Kleinkindalter läßt sich auch die emotional ansprechende Qualität von Farben nutzen, um Aussagen zur Schmerzstärke zu erhalten.

Tabelle 4. Schmerzprävalenz (Ross u. Ross 1984; 944 kalifornische Schulkinder). (Prozentangaben gerundet)

Krankenhauserfahrungen postpartal	511 (51%)
Interventionsbedürftige chronische Kopfschmerzen	44 (4%)
Zahnbehandlungen	41 (4%)
Interventionsbedürftige chronische Bauchschmerzen	51 (5%)
Chronische Ohrenschmerzen	51 (5%)
Blutkrankheiten	35 (3%)
Gelenkschmerzen	19 (2%)

(Scott 1978; Savedra et al. 1984). Eine 4stufige Farbskala nach Eland (1981) hat die Vorgaben: „schmerzvollstes Ereignis", „nicht ganz so stark wie das schmerzvollste Ereignis", „wie etwas, das wenig weh tut" und „überhaupt keine Schmerzen", wobei *„rot"* den stärksten Schmerz ausdrückt. Das Verfahren hat sich für Kinder zwischen 4;9 und 5;9 Jahren in der Schmerzerfassung bewährt. 52% der Kinder wählten „rot" als Ausdruck stärkster Schmerzen, 26% „violett" für mittelstarke Schmerzen, 30% „orange" für leichte Schmerzen und 30% „gelb" für Schmerzfreiheit. Der Rang der roten Farbe konnte auch von Thompson u. Varni bestätigt werden (1986). Farbskalen sind unter Umständen geeignet, die Lücke zwischen „Smiley"analogskala und Außenbeobachtungsmethoden während der nonverbalen Entwicklungsstufe zu schließen. Voraussetzung ist jedoch die Fähigkeit zur Farbdifferenzierung, die zwischen dem zweiten und dritten Lebensjahr beginnt.

Komplexe Schmerzbewertungsteste. Sie sind ein wichtiger Bestandteil psychologischer Diagnostik. Die Suche nach der Bewertung verschiedener Schmerzen war auch Intention von Ross u. Ross (1984) bei einer Befragung von 994 nordkalifornischen Schulkindern im Alter von 5–12 Jahren. Geht man von repräsentativen Bedingungen aus, so ergibt sich eine *Prävalenz* von Schmerzproblemen und -erfahrungen (Tabelle 4).

Analog zu den Entwicklungsbedingungen nach Piaget fanden sich in dieser Gruppe zwar die grundsätzlichen kindlichen Fähigkeiten, Schmerzen zu beschreiben, Wissen und Verständnis des Schmerzproblems waren jedoch zum großen Teil unterentwickelt. Alters- oder Geschlechtsunterschiede bestanden nicht. Der Umgang mit Schmerzbewältigungsstrategien (Hinlegen, entspannterer Zeitplan usw.) war nur wenig bekannt. Es fiel im Gegenteil der hohe Anteil von 19,7% der Schüler auf, die einen sekundären Krankheitsgewinn angaben, um vermehrte Zuwendung zu erhalten oder unangenehme Pflichten zu umgehen. Weitere 15,7% der Schüler simulierten regelrecht Schmerzen.

In Anlehnung an den McGill Pain Questionnaire für Erwachsene (MPQ, Melzack 1975) wurde von Thompson u. Varni (1986) ein mehrdimensionales Schmerzmeßinstrument für Kinder entwickelt, der Varni/Thompson-*Pediatric Pain Questionnaire (PPQ).* Der Fragebogen liegt in einer Kinder- und Elternform vor. Die gemeinsamen Bestandteile erfassen Schmerzstärke und -lokalisation sowie die sensorischen, affektiven und evaluativen Schmerzqualitäten. Im Elternbogen werden zusätzlich Fragen zur kindlichen Schmerzanamnese und Familiengeschichte gestellt. Der Fragebogen wurde an einer größeren Zahl von

Kindern mit rheumatischen Schmerzen validiert. Eine endgültige Form, bzw. eine deutsche Übersetzung liegt noch nicht vor.

Die Forderung der Autoren nach einem optimalen mehrdimensionalen Schmerzverhaltenstest umfaßt eine *Schmerzselbstbeurteilung* (z. B. SAS, VAS, Schmerzthermometer, Farbteste, Zeichenteste, PPQ), *Verhaltensbeobachtung* (Schmerz- und allgemeines psychosoziales Verhalten z. B. Family Environment Scale (FES; Moos u. Moos 1981), Child Behavior Checklist, CBCL), physiologisch-medizinische Parameter (Analgetikaverbrauch, Muskel- und Gelenkstatus, Blutdruck, Puls, Atemfrequenz, spezifische Marker der Aktivität einer Erkrankung, sowie Entwicklungs- bzw. Intelligenzteste: z. B. Hamburg-Wechsler-Intelligenztest. Nur so kann das multidimensionale Phänomen Schmerz psychologisch hinreichend erfaßt werden.

Algesimetrie. Bei der klinischen Algesimetrie werden apparative Techniken eingesetzt, um ein möglichst objektives Maß der Schmerzempfindungsschwelle zu bekommen. Hier soll auf einige Verfahren eingegangen werden, für die bei Kindern klinische Erfahrungen vorliegen.

<table>
<tr><td>Klinisch-apparative Algometrie</td></tr>
<tr><td>

- Tourniquettest („vein distention test")
- „cold pressure test"
- Druckalgometrie,
- Zahnpulpareizung,
- evozierte Potentiale (elektrisch, Laserhitze),
- EEG-Mapping,
- visuell evozierte Potentiale (VEP).

</td></tr>
</table>

Tourniquettest („vein distention test"). Die Provokation schmerzhafter Ischämie mit Hilfe einer Blutdruckmanschette ist eine sehr einfache und allseits verfügbare Methode zur orientierenden Schmerzschwellenmessung auch bei Kindern. Maß für die Bewertung der Schmerztoleranz ist die Zeit der arteriellen Blutleere bis zum Erreichen der nicht mehr erträglichen Schmerzgrenze. Unter Verwendung einer 7 cm breiten Manschette ist ein Druck von 100–140 mm Hg bei Kindern je nach Alter und systolischem Blutdruck erforderlich, d. h. oberhalb des jeweiligen systolischen Blutdruckwertes. Typischerweise muß der mechanisch bedingte Anfangsschmerz in den ersten 2 min abgewartet werden, bevor sich ein Plateau ausbildet, das in der folgenden Minute bei einem Manschettendruck von 60 mm Hg mit dem langsam zunehmenden Ischämieschmerz endet. Das Schmerzrating erfolgt zur Verlaufsdokumentation in 10–20 sekündigen Abständen mit Hilfe einer visuellen Analogskala (VAS) oder bei jüngeren Kindern mit der „Smiley"analogskala (SAS). Nachteilige systemische Reaktionen sind, wie auch nach längerer Blutleere (bis zu 75 min) während orthopädischer Operation im Kindesalter, nicht zu erwarten (Lynn 1986). Die Methode wurde in der Pädiatrie bisher von Del Bene (1991) systematisch bei Kindern mit Kopfschmerzen eingesetzt, wobei sich in ca. 90 % bei Kindern mit Migräne im Gegensatz zu Spannungskopfschmerzen eine deutliche Schmerzzunahme feststellen ließ. Weitere Indikationen sind in der Verlaufsbeurteilung von Polyneu-

ropathien sowie peripheren mechanischen Nervenläsionen (Kausalgie, Tunnel-
syndrome) oder beim Analgetikaentzug zu sehen.

Druckalgometrie. In der Beurteilung schmerzempfindlicher und Trigger-Punk-
te der Muskulatur bei Erkrankungen des Bewegungsapparats und bei Kopfschmerzen hat die Druckalgometrie einen wichtigen Stellenwert bei Erwachsenen (Keele 1954; Jaeger u. Reeves 1986). Es handelt sich um ein einfaches,
handliches Gerät, das den Auflagedruck bei Erreichen der Schmerzschwelle
anzeigt. Die Methode ist vor allem im Bereich der Kau- und Nackenmuskulatur auf ihre Reliabilität hin untersucht worden. Grundlagenuntersuchungen
bei Kindergarten- und Schulkindern zeigten eine langsam zunehmende
Schmerzschwelle zwischen dem 4. und 12. Lebensjahr. Mädchen wiesen
bereits im Alter von 4 Jahren eine niedrigere Schmerztoleranzschwelle als
Jungen auf (Pothmann u. Jansen 1989, unveröffentlicht). Bei chronischen
Kopfschmerzen ist aber auch eine Abnahme der Schmerzschwelle am Unterschenkel oder in der Lumbalregion festzustellen (Pothmann u. Jansen 1989,
unveröffentlicht). Im Rahmen einer Entwicklung des Kindes zu abnehmenden
schmerzbegleitenden Gefühlsäußerungen treten zunehmend Muskelverspan-
nungen auf, die als Myogelosen bereits im Kleinkindalter palpiert werden
können (Lavigne et al. 1986). Die Effektivität von verschiedenen Therapieverfahren läßt sich mit dem Verfahren ebenfalls gut objektivieren und dokumentieren (Reeves et al. 1986).

Experimentelle Methoden. Die bei Erwachsenen im klinischen Bereich verwendeten experimentellen Schmerzbewertungstechniken wie die Einzelfaserneurogra-
phie, elektrische oder thermische Reizung eignen sich z. T. aufgrund des
invasiven Charakters oder aus ethischen Gründen wenig für den Einsatz bei
Kindern. Klinische Erfahrungen liegen auf dem Sektor nur mit *elektrischer
Hautstimulation* bei Säuglingen und Kindern vor (s. oben). Der grundsätzliche
Vorteil dieses unphysiologischen Reizes beruht auf der geringen Varianz
gegenüber mechanischen oder Kältereizen (Harris u. Rollmann 1983). Späte
Latenzantworten (p 300) bei Ableitung laserevozierter Potentiale eignen sich am
besten zur objektiven Überprüfung von analgetischen Strategien. Hierzu zählen
insbesondere Pharmakawirkungen (Bromm 1984), aber auch die transkutane
elektrische Nervenstimulation (TENS).

Die *Zahnpulpareizung* – bei Erwachsenen ein gängiges Verfahren – stößt im
Kindesalter je nach Entwicklungsstufe der Zahnwurzeln auf erhebliche Probleme in der Beurteilung der Schmerzschwelle. Erst die mindestens zu 3/4
ausgeformten Wurzeln sind in ihrer Empfindlichkeit mit der Zunge vergleichbar. Die Reflexantwort des Massetermuskels liegt bei nur zur Hälfte ausgewachsenen Zähnen 15–25% unterhalb der schmerzfrei wahrgenommenen Reizstärke
von 100 uA (Tal u. Sharav 1984).

Die Entwicklung von experimentellen Methoden, die ethisch bei Kindern
vertretbar erscheinen, steht, wie dieser Überblick zeigt, ganz am Anfang und
bedarf noch erheblicher Anstrengungen.

Schmerzformen

Das Spektrum der verschiedenen Ausgestaltungsformen kindlicher Schmerzkrankheiten ist stark altersabhängig. Bereits im Säuglingsalter treten häufig Bauchschmerzen, sog. Trimenonkoliken, auf, deren Ursache noch nicht eindeutig identifiziert werden konnte. Möglicherweise liegen aber auch verschiedene Auslöser zugrunde.

Im Kleinkindalter dominieren ebenfalls noch Bauchschmerzen, die häufig von den Kindern in den augenfälligen Nabel projeziert werden. Unabhängig von organischen, meist dann akuten Ursachen, liegen oft psychosomatische Auslöser zugrunde. Der Bauch entspricht als Projektionsregion im wesentlichen dem Entwicklungsstand des Körperschemas.

Abgelöst werden die Bauchschmerzen an der Schwelle zum Schulalter von Kopfschmerzen, die in den folgenden Jahren enorm zunehmen (s. unten). Spezielle Probleme stellen schließlich – meist ebenfalls im Schulalter auftretend – die Brust- und Gelenkschmerzen dar.

Schmerzformen bei Kindern

- Bauchschmerzen,
  - Trimenonkoliken,
  - rezidivierende idiopathische Beschwerden (RIB);
- Kopfschmerzen,
  - Spannungskopfschmerzen,
  - Migräne;
- Krebsschmerzen;
- Brustschmerzen;
- Gelenkschmerzen.

Kopfschmerzen und Migräne – Es geht um den Skalp

Die Beschäftigung mit Kopfschmerzen im Kindesalter ist noch ein sehr junges Gebiet. Verglichen etwa mit frühen (Selbst)beschreibungen von Migräne durch bekannte (erwachsene) Persönlichkeiten seit Hippokrates' Zeiten scheint das Interesse an kindlichen Schmerzen erst Ende des 19. Jahrhunderts erwacht zu sein. So beschrieb der Kinderarzt Day 1877 erstmals Kopfschmerzen bei seinen Patienten und rückte sie schon damals in einen sozialen und psychischen Zusammenhang. Erst seit 1949 wissen wir von Valquist über das Auftreten von kindlicher Migräne bei 1 bis 4jährigen Kleinkindern. Und bis vor wenigen Jahren lag keine einzige kontrollierte Untersuchung über die Behandlung kindlicher Schmerzen vor (Bille et al. 1977).

Klassifikation

Die Definition und Einteilung der kindlichen Migräne orientiert sich im wesentlichen an den Aussagen des Ad hoc Committee on Classification of

Headache (1962), bzw. an den Vorschlägen zur Klassifikation und Diagnostik der International Headache Society (1987). Hiervon ist jedoch insofern abzuweichen, als kindliche Migräneanfälle weniger typisch einseitig und vor allem kürzer sind (1–5 h, durchschnittlich 3 h) (Pothmann 1985, 1987, 1988).

Epidemiologie

Die Häufigkeit der Migräne bei Kindern liegt in Abhängigkeit von Alter und Untersuchung zwischen 1 und 5% (Bille 1962), wobei die durchschnittlichen Angaben verschiedener Autoren zwischen 3 und 7% relativ wenig schwanken (Goldstein u. Chen 1982). Die Erstmanifestation betrifft zunächst durchschnittlich mit 10;2 Jahren die Jungen, Mädchen sind bei Ausbruch der Erkrankung 14;1 Jahre alt (Dalsgaard-Nielsen 1970). Allgemeine Kopfschmerzerfahrungen scheinen aufgrund neuerer Untersuchungen in Zunahme begriffen und werden bei 14jährigen Schülern bis zu 69% angegeben (Sillanpää 1983).

Symptomatik

Im Gegensatz zum Erwachsenen ist die Seitenbetonung der Migräne typischerweise zu Beginn der Erkrankung noch nicht ausgeprägt. Außerdem unterscheiden sich Kinder durch eine durchschnittlich höhere Anfallfrequenz. Darüber hinaus unterliegt der Verlauf trotz anfänglicher Inzidenzzunahme spontanen Remissionen in der Adoleszens, setzt sich aber in 2/3 der Fälle im Erwachsenenalter fort (Bille 1984). Typischerweise treten schwere Verlaufsformen mit Hirninfarktbildung im Kindesalter nicht auf, jedoch sind z. B. ophtalmoplegische Verlaufsformen mit irreversiblen Paresen in Einzelfällen beschrieben (Woody u. Blaw 1986).

Differentialdiagnose

Bei fehlender diagnostischer Möglichkeit, eine Migräne positiv zu belegen, sind in erster Linie *symptomatische Kopfschmerzen* auszuschließen, zumal ein zugrundeliegender Hirntumor die häufigste Befürchtung der Eltern ist. Dies wird in der Regel durch eine sorgfältige neurologische Untersuchung unter Einschluß eines EEG gelingen. Unsicherheiten können bei erst kurzer Anamnese auftreten und lassen sich optimalerweise mittels Magnetresonanztomographie (MRT) beheben. Kopfschmerzen im Zusammenhang mit einer chronischen Sinusitis oder einem Sehfehler sollten bei anamnestischen Hinweisen gezielt fachärztlich abgeklärt werden.

Kopfschmerzen bei orthostatischer Kreislaufdysregulation v. a. während des Wachstumsschubes in der Vorpubertät können mit vegetativen Begleiterscheinungen wie Schwindel und Augenflimmern einhergehen. Eine Kreislaufstehbelastung nach Schellong deckt den Zusammenhang meistens eindeutig auf.

Kopfschmerzen, die erstmals nach einem *Schädel-Hirn-Trauma* oder einem *Schleudertrauma der Halswirbelsäule* aufgetreten sind, lassen sich regelhaft anamnestisch eruieren. Ebenfalls liegen typischerweise Bewegungseinschränkungen der oberen und mittleren Halswirbelsäule sowie Myogelosen und Triggerpunkte vor.

Die größte Patientengruppe leidet an *Spannungskopfschmerzen*, die sich i. allg. allein schon durch die lange Kopfschmerzdauer ohne anfallartigen Charakter und vegetative, bzw. migränetypische Symptomatik diagnostizieren läßt. Bei den betroffenen Kindern finden sich ebenfalls vermehrt Myogelosen der Nackenmuskulatur, hierdurch lassen sie sich von Patienten mit Kopfschmerzen hypoton-vaskulärer Genese unterscheiden. Die Anamnese fördert häufig als Ätiologie Disstreß im Schulumfeld oder in der familiären Interaktion zu Tage. Zusammenhänge mit hyperkinetischem Verhalten und Schulversagen bedürfen besonderer Aufmerksamkeit und psychodiagnostischer Abklärung (Pothmann 1985).

Nahrungsmittelunverträglichkeiten sind als Ursache von besonders häufig auftretender Migräne z. T. mit gleichzeitigen Verhaltenstörungen in den letzten Jahren verstärkt diskutiert worden (Egger 1983). Wenn auch diese Ursache eher selten vorliegt, so bestehen doch erhebliche therapeutische Probleme, wenn keine diätetische Therapie veranlaßt wird.

Andere Kopfschmerzen sind für das Kindesalter nicht typisch, auch Gesichtsschmerzen stellen eine Rarität dar und sollen hier nicht näher ausgeführt werden.

Krebsschmerzen – ... und er stieg hinab zum Fluß

Inzidenz

In der Tat ist die Inzidenz von Krebsschmerzen ähnlich hoch, wie bei den Erwachsenen, bei denen der Anteil zwischen 55 und 85% in einem fortgeschrittenen Tumorstadium liegt (Wagner 1984). Bei 62% kindlicher Neoplasien muß mit behandlungsbedürftigen Schmerzen gerechnet werden. Tumorrezidive sind in 89% mit Schmerzen behaftet und im Finalstadium liegt der Schmerzanteil bei 82% (Massimo 1985). Rechnet man in der Bundesrepublik mit jährlich 1200–1500 neuerkrankten Kindern nimmt der Bedarf für schmerztherapeutische Maßnahmen allein durch ausgedehnte Therapiezeiträume und zwangsläufig auch Rezidive zu.

Schmerzprophylaxe

Ein hoher Stellenwert wird der Vermeidung eines negativen Schmerzlernprozesses von Beginn an einzuräumen sein. Hierin entscheidet sich, ob das Kind auch im weiteren Verlauf optimal schmerzarm zu führen ist. Es gilt deshalb von vornherein, bei *allen* diagnostischen Maßnahmen ausreichende Sedierung, perkutane Lokalanästhesie, TENS oder Hypnose sicherzustellen. Eine fundierte psychologische Supervision ist dabei sehr hilfreich.

Weitere Schmerzformen

Das Spektrum zusätzlicher Indikationen zur Schmerztherapie im Kindesalter reicht von Brustschmerzen über Bauchschmerzen bis zu Nerven- und Muskelschmerzen.

In der Regel wird bei *thorakalen Beschwerden* der Kinderkardiologe aufgesucht, der auch die differentialdiagnostischen Überlegungen zur kardialen Genese anstellen wird und eine an der Ursache orientierte Therapie einleitet (Liersch 1988). Erst bei nichtkardialen Schmerzen wird das Kind einem Orthopäden oder Neuropädiater vorgestellt. Die infrage kommenden Krankheitsbilder sind neural-entzündlicher Genese wie beim Zoster oder haben eine radikuläre Ursache meistens auf der Basis von Bandscheibenschäden oder Tumoren (Neurinom, Neuroblastom). Insgesamt handelt es sich aber um seltene Fälle, auf die im einzelnen hier nicht weiter eingegangen werden soll (Goymann 1988).

Bauchschmerzen stellen dagegen ein häufiges Problem dar. Hier überwiegen v.a. bei Kleinkindern ab dem 3. Lebensjahr mit 6–15% die benignen rezidivierenden idiopathischen Bauchschmerzen (RIB) mit funktioneller und psychosomatischer Genese, die oft keiner weiteren Therapie als einer konsequenten Beratung bedürfen (Becker 1988).

Schmerzen bei Nerven- und Muskelerkrankungen stellen den Kinderarzt vor größere differentialdiagnostische Probleme. Die Beschwerden lassen sich nach Belastungsgesichtspunkten unterteilen, wobei belastungsabhängige Schmerzen ausführliche Stoffwechseluntersuchungen unter Einschluß von Mitochondrienfunktionsstörungen erfordern. Daneben muß u.U. das gesamte neurologischdiagnostische Potential unter Einschluß elektrophysiologischer, muskel- und nervenbioptischer Methoden genutzt werden, um die Ursache ausfindig zu machen. Wenn auch z.T. nur symptomatische analgetische Methoden, wie periphere Analgetika und Physiotherapie, zur Verfügung stehen, so gelingt doch in anderen Fällen, wie bei Myositis oder Zoster, eine kurative Behandlung (Mortier 1988).

Literatur

Ahles et al (1983) zitiert in: Zimmermann MP, Drings G, Wagner (1984) Recent Results in cancer research 89 – pain in the cancer patient. Springer, Heidelberg Berlin New York Tokyo

Anand KJS, Phil D, Hickey PR (1987) Pain and its effects in the human neonate and fetus. N Engl J Med 317:1321–1329

Asnes RS, Santulli R, Bemporad JR (1981) Psychogenic chest pain in cildren. Clin Ped 20:788

Becker M (1988) Bauchschmerzen. In: Pothmann R (Hrsg) Chronische Schmerzen im Kindesalter. Hippokrates, Stuttgart

Bille B (1962) Acta Paediatr 51 [Suppl] 136:13–151

Bille B, Ludvigsson J, Sanner G (1977) Prophylaxis of migraine in children. Headache 17:61–63

Bromm B (ed) Pain measurement in man. Neurophysiological correlates of pain. Elsevier, Amsterdam New York Oxford

Coleman W (1984) Recurrent chest pain in children. Prediatr Clin North Am 31:1007

34   R. Pothmann

Craig KD (1978) Social modeling influences on pain. In: Sternbach RA (ed) The psychology of pain. Raven, New York, pp 73–109
Craig KD (1984) Psychological aspects of pain in children. In: Rizzi R, Visentin M (eds) Pain. Piccin Butterworths, London
Craig KD, McMahon RH, Morrison J, Zaskow C (1982) Pain expression in infants during immunization injections. Zitiert in: Craig KD (1984) Psychological aspects of pain in children. In: Rizzi R, Visentin M (eds) Pain. Piccin Butterworth, London, pp 263–271
Dalsgaard-Nielsen T (1970) Some aspects of the epidemiology of migraine in Denmark. In: Cochrane AL (ed) Background of migraine. Heinemann, London
Egger J, Carter CM, Wilson J, Turner MW (1983) Is migraine food allergy? Lancet 8355:865–869
Eriksson MBE, Sjölund BH (1979) Transcutane Nervenstimulierung für Schmerzlinderung. Fischer, Heidelberg
Fitzgerald M, Gibson S (1984) The postnatal physiological and neurochemical development of peripheral sensory C-fibres. Neuroscience 13:933–944
Fitzgerald M, Kotzenburg M (1986) The functional development of descending inhibitory pathways in the dorsolateral funiculus of the newborn rat spinal cord. Develop Brain Res 24:261–270
Frank LS (1986) A new method to quantitatively describe pain behavior ininfants. Nurs Res 35:28–31
Gaffney A, Dunne EA (1986) Developmental aspects of children's definitions of pain. Pain 26:105–117
Gerber WD, Haag G (1982) Migräne. Springer, Berlin Heidelber New York
Gerber WD (1986) Verhaltensmedizin der Migräne. In: Dahme B, Koch U, Pöppel E (Hrsg) Psychologie in der Medizin. VCH, Weinheim
Goldstein M, Chen TC (1982) The epidemiology of disabling headache. Adv Neurol 33:377–390
Gouvain-Piquard A, Rodary C, Fancois P, Rezvani A, Lemerle J (1986) L'évaluation de la douleur du jeune enfant: A propos de l'élaboration d'une échelle d'évaluation de la douleur chez l' enfant de 2 à 6 ans atteint de cancer. Schmerz Pain Douleur 3:129
Goymann V (1988) Erkrankungen des Bewegungsapparates. In: Pothmann R (Hrsg) Chronische Schmerzen im Kindesalter. Hippokrates, Stuttgart
Grunau RVE, Craig KD (1987) Pain expression in neonates: facial action and cry. Pain 28:395–410
Harris G, Rollmann GB (1983) The vaildity of experimental pain measures. Pain 17:369–376
Hodgkins M, Albert D, Daltroy L (1985) Comparing patiens' and their physicians' assessment of pain. Pain 23:273–277
Hofer TH, Wüthrich B (1985) Nahrungsmittelallergie. II. Häufigkeit der Organmanifestationen und der allergie-auslösenden Nahrungsmittel. Schweiz Med Wochenschr 115:1437–1442
Houde RW (1982) Methods for measuring clinical pain in humans. Acta Anaesth Scan [Suppl] 74:25–29
International Headache Society (1987) Proposal of a classification of headaches. 3. Int Headache Congress, Florenz
Izard CE (1982) Measuring emotions in human development. In: Measuring emotions in infants and children. University Press, Cambridge
Jaeger B, Reeves J (1986) Quantification of changes in myofascial trigger point sensitivity with the pressure algometer following passive stretch. Pain 27:203–210
Jeans ME (1983) The measurement of pain in children. In: Melzack R (Hrsg) Pain measurement and assessment. Raven, New York, pp 183–189

Johnston CC, Strada ME (1986) Acute pain response in infants: a multidimensional description. Pain 24:373–382
Katz J (1977) The question of circumcision. Int Surg 62:490
Keele KD (1954) Pain sensitivity tests: the pressure algometer. Lancet 636–639
Kellmer-Pringle ML, Butler NR, Davie R (1966) 11000 seven years olds (National Child Development Study, 1958 cohort). Humanities, London, p 184
Kuttner L (1986) No fears, no tears. Videotape. Canadian Cancer Society, Vancouver
Lampante L (1973) Möglichkeiten und Grenzen der experimentellen Prüfung der Analgetika-Wirkung im frühen Säuglingsalter. Med Diss, Univ. Düsseldorf
Lavigne JV, Schulein MJ, Hahn YS (1986) Psychological aspects of painful medical conditions in children. I. Developmental aspects and assessment. II. Personality factors, family characteristics and treatment. Pain 27:133–169
Levine JD, Gordon NC (1982) Pain in prelingual children and its evaluation by pain-induced vocalization. Pain 14:85–93
Liersch R (1988) Brustschmerzen. In: Pothmann R (Hrsg) Chronische Schmerzen im Kindesalter. Hippokrates, Stuttgart
Lynn AM, Fischer T, Brandford HG, Pendergrass TW (1986) Systemic responses to tourniquet release in children. Anesth Analg 65:865–872
Marks RM, Sachar EJ (1973) Undertreatment of medical inpatients with narcotic analgesics. Ann Intern Med 78:173–181
Martini A, Tirone F, Mantegazza P, Panerai AE (1984) Pain thresholds, morphine and stress induced analgesia during development. In: Rizzi R, Visentin M (eds) Pain. Piccin Butterworhs, London
Massimo L, Haupt R, Cornaglia G (1984) Incidence and characteristics of pain in children with neoplasia. In: Rizzi R, Visentin M (eds) Pain. Piccin Butterworths, London
Maunuksela E-L, Korpela R (1986) Double-blind evaluation of lignocaine-prilocaine cream (EMLA) for venous cannulation pain in children. Br J Anaesth 58:1242–1245
McGrath PA, de Veber LL, Hearn MT (1984) Multidimensional pain assessment in children. Proceedings: Pain World Congress, Seattle. Raven, New York, p 26
McGrath PJ, Johnson G, Goodmann JT, Schillinger J (1984) The development and validation of a behavioral pain scale for children: the children's hospital of eastern Ontario pain scale (CHEOPS). Proceedings: Pain World Congress, Seattle. Raven, New York, p 24
McGrath PJ, Unruh AM (1987) Pain in children and adolescents. Pain research and clinical management, vol 1. Elsevier, Amsterdam New York Oxford
Melzack R (1975) The McGill pain questionnaire: major properties and scoring methods. Pain 1:277–299
Merskey H (1970) On the development of pain. Headache 10:116–123
Miller FJW, Court SDM, Knox EG, Brandon S (1974) The school years in New Castle-upon-Tyne. University Press, London
Miser AW, Dothage JA, Wesley RA (1987) The prevalence of pain in a pediatric and young adult cancer population. Pain 29:73–83
Monro J, Carini C, Brostoff J (1984) Migraine is a food-allergic disease. Lancet 719–721
Moos RH, Moos BS (1981) Family Environment Scale Manual. Consulting Psychologists Press, Palo Alto
Mortier W (1985) Muskelerkrankungen. In: von Harnack GA (Hrsg) Therapie der Krankheiten im Kindesalter. Springer, Berlin Heidelberg New York Tokyo
Mortier W (1987) Diagnosis of neuromuscular disorders in childhood. In: Harkess JW et al (eds) Neuromuscular disorders in childhood. Semin Orthop 2:140–150
Mortier W (1988) Muskel- und Nervenerkrankungen. In: Pothmann R (Hrsg) Chronische Schmerzen im Kindesalter. Hippokrates, Stuttgart

Mortier W, Pothmann R, Kunze K (Hrsg) (1988) Aktuelle Aspekte neuromuskulärer Erkrankungen – Therapie, Früherkennung, Genetik, Mitochondriopathien. Thieme, Stuttgart New York

Oerter R, Montada L (1982) Entwicklungspsychologie. Urban & Schwarzenberg, München Wien Baltimore

Olness K, Gardner GG (1978) Some guidelines for uses of hypnotherapy in pediatrics. Pediatrics 62:228

Owens ME (1984) Pain in infancy: conceptual and methodological issues. Pain 20:213–230

Owens ME, Todt EH (1984) Pain in infancy: neonatal reaction to a heel lance. Pain 20:77–86

Payne B, Norfleet MA (1986) Chronic pain and the family: a review. Pain 26:1–22

Peiper A (1924) Die Sinnestätigkeit des Kindes vor seiner Geburt. Monatsschr Kinderheilkd 29

Peiper A (1926) Untersuchungen über die Reaktionszeit im Säuglingsalter. II. Reaktionszeit auf Schmerzreiz. Monatsschr Kinderheilkd 32:42–53

Peiper A (1955) Die Eigenart der kindlichen Hirntätigkeit. Thieme, Leipzig (zit. nach Schmidt HD, S 94)

Piaget J (1969) Das Erwachen der Intelligenz beim Kinde. Klett, Stuttgart

Piaget J, Inhelder B (1972) Die Psychologie des Kindes. Walter, Olten Freiburg

Pothmann R (1984) Schmerzbekämpfung im Kindesalter durch Akupunktur. Akupunkturarzt Aurikulother 2:31–38

Pothmann R (1984) Migränetherapie mit Akupunktur und Moxibustion. In. Bischko J (Hrsg) Weltkongress für Wissenschaftliche Akupunktur. Haug, Heidelberg

Pothmann R, Goepel R (1984) Comparison of the visual analog scale (VAS) and a smiley analog scale (SAS) for the evaluation of pain in children. Proceedings: Pain World Congress, Seattle. Raven, New York, p 25

Pothmann R (1985) Migränetherapie im Kindesalter. Fortschr Med 103:663–665

Pothmann R (1986) Transcutane elektrische Nervenstimulation bei Kindern. Schmerz Pain Douleur 1:21–22

Pothmann R (1988) Klinische Schmerzdiagnostik. In: Pothmann R (Hrsg) Chronische Schmerzen im Kindesalter. Hippokrates, Stuttgart

Pothmann R (1988) Krebsschmerzen. In: Pothmann R (Hrsg) Chronische Schmerzen im Kindesalter. Hippokrates, Stuttgart

Pothmann R (1988) Transkutane elektrische Nervenstimulation. In: Pothmann R (Hrsg) Chronische Schmerzen im Kindesalter. Hippokrates, Stuttgart

Pothmann R (1990) Comparison of the Visual Analog Scale (VAS) and a Smiley Analog Scale (SAS) for the evaluation of pain in children. In: Tyler D, Krane EJ (eds) Advances in pain research and therapy. vol 15. Raven, New York

Pothmann R (1990) Transkutane Elektrische Nervenstimulation (TENS) zur Schmerztherapie. Kinderarzt 21:706–712

Pothmann R, Goepel R (1984) Comparison of the visual analog scale (VAS) and a smiley analog scale (SAS) for the evaluation of pain in children. Proceedings: Pain World Congress, Seattle. Raven, New York, p 25

Pothmann R, Karch D, Volmar J, Ehrhardt KJ (1985) Zur Wertigkeit quantitativer neurologischer Untersuchungsmethoden bei hyperkinetischen Kindern. Kinderarzt 16:341–344

Pothmann R, Göbel U (1986) Schmerzdiagnostik und -therapie in der Kinderonkologie. Klin Pädiatr 198:479–483

Poznanski EO (1976) Children's reaction to pain: a psychiatrist's perspective. Clin Pediatr 15:1114–1119

Pulaski MA (1971) Understanding Piaget – An introduction to children's cognitive development. Harper & Row, New York

Reeves JL, Jaeger B, Graff-Radford SB (1986) Reliability of the pressure algometer as a measure of myofascial trigger point sensitivity. Pain 24:313–321

Ross DM, Ross SA (1984) The importance of type of question, psychological climate and subject set in interviewing children about pain. Pain 19:71–79

Ross DM, Ross SA (1984) Childhood pain: the school-aged child's viewpoint. Pain 20:179–191

Ross DM, Ross SA (1988) Childhood pain. Current issues, research, and management. Urban & Schwarzenberg, Baltimore München

Sanders SH (1979) A trimodal behavioral conceptualization of clinical pain. Percep Mot Skills 48:551–555

Schechter NL, Allen DA, Hansen K (1986) Status of pediatric pain control: comparison of hospital analgesic usage in children and adults. Pediatrics 77:11–15

Schliack H (1982) Läsionen einzelner Nerven des Beinplexus und der unteren Extremitäten. In: Mumenthaler M, Schliack H (Hrsg) Läsionen peripherer Nerven, 4. Aufl. Thieme Stuttgart New York

Schliack H (1982) Läsionen im Schulter-Armbereich. In: Mumenthaler M, Schliack H (Hrsg) Läsionen peripherer Nerven, 4. Aufl. Thieme, Stuttgart New York

Schliack H (1986) Diagnose der Erkrankungen der Spinalnerven. In: Hopf HC et al (Hrsg) Neurologie in Praxis und Klinik, Bd III. Thieme, Stuttgart New York

Schmidt HD (1973) Aufbau der Sinnesleistungen in den frühen Lebensphasen. In: Allgemeine Entwicklungspsychologie. Deutscher Verlag der Wissenschaften, Berlin, S 94–95

Scott R (1978) "It Hurt's Red". A preliminary study of children's perception of pain. Percept Mot Skills 47:787–791

Sillanpää M (1983) Changes in the prevalence of migraine and other headaches during the first seven school years. Headache 23:15

Struppler A, Geßler M (1981) Schmerzforschung Schmerzmessung Brustschmerz. Springer, Berlin Heidelberg New York

Tal M, Sharav Y (1984) Sensations and reflex activity evoked by electrical stimulation of developing teeth in children. Proceedings: Pain World Congress, Seattle. Raven, New York, p 28

Thompson KL, Varni JW (1986) A developmental cognitive-biobehavioral approach to pediatric pain assessment. Pain 25:283–296

Touwen BCL, Prechtl HFR (1979) The neurological examination of the child with minor neurological dysfunction. Clin Develop Med 38

Ventafridda V (1984) Pain in the child with cancer. In: Rizzi R, Vinsentin M (eds) Pain. Piccin Butterworths, London

Wahn V (1988) Schmerzen bei rheumatischen Erkrankungen. In: Pothmann R (Hrsg) Chronische Schmerzen im Kindesalter. Hippokrates, Stuttgart

Wahn V, Jürgens H (1983) Differentialdiagnose kindlicher Gelenkbeschwerden. Fortschr Med 101:1520–1523

Wahn V, von Kries R (1983) Klinisch-organische Diagnostik bei juveniler rheumatoider Arthritis. Sozialpädiatrie 5:394–396

Wallenstein SL (1984) Scaling clinical pain and pain relief. In: Bromm B (ed) Pain measurement in man. Neurophysiological correlates of pain. Elsevier, Amsterdam New York Oxford

Wenner A, Janssen F, von Harnack GA (1972) Bestimmung der Analgetikawirkung im Kindesalter mit Hilfe der Schmerzschwellen-Messung. Int J Clin Pharmacol 6:178–183

Wilson J (1983) Migraine in childhood. Medical Education Services, Oxford

Wood CBS (1986) How common is food allergy? Acta Paediatr Scand [Suppl] 323:76–83

Woody RC, Blaw ME (1986) Ophtalmoplegic migraine in infancy. Clin Pediatr 25:82–84

World Health Organisation (1986) Cancer pain relief. World Health Organisation, Genf

Wüthrich (1985) Nahrungsmittelallergien. I. Zur Pathogenese, Klinik und Diagnostik. Schweiz Med Wochenschr 115:1428–1436
Zeltzer L, LeBaron S (1982) Hypnosis and nonhypnotic techniques for reduction of pain and anxiety during painful procedures in children and adolescents with cancer. J Pediat 101:1032–1035
Zimmerman M, Drings P, Wagner G (1984) Recent results in cancer research 89 – pain in the cancer patient. Springer Berlin Heidelberg New York Tokyo

TEIL II

Tumorschmerztherapie

Grundlagen der Tumorschmerztherapie bei Kindern und Jugendlichen

R. Sittl, H. Huber, N. Griessinger, R. Richter und J. Sorge

Institut für Anästhesiologie, Universitätskliniken Erlangen-Nürnberg, Krankenhausstraße 12, 91054 Erlangen

Summary. To be successful, any pain therapy must be preceded by a precise pain history and a physical examination, and account must be taken of psychic influences that might be factors in the experience of pain. It is crucial for a positive result of medicamentous pain therapy that the patient and parents receive detailed explanation of the procedures to be applied and of the necessity for preventive treatment, preferably using sustained release preparations given by mouth according to a predetermined time-schedule. The intensity and nature of the pain felt and the effects and side-effects of the therapy must be regularly recorded.

The guideline for medicamentous therapy for tumour pain is the WHO's graduated schedule, which is also the basis of the design for pain therapy from the Working Group on Pain within the Society for Paediatric Oncology (*Konzept zur Schmerztherapie der Arbeitsgruppe Schmerz der Gesellschaft für Pädiatrische Onkologie*). The WHO schedule begins with the non-narcotic analgesics that inhibit prostaglandin synthesis for level 1. Preparations of this type often have a very good effect, especially in the case of nociceptor pain (e.g. those arising from bone metastases). Profens (e.g. ibuprofen) and arylacetic acid (e.g. diclofenac) are generally better tolerated than acetylsalicylic acid. Dipyrone is also suitable for use in children from the third month of life onward. It is important to apply a sufficiently high dosage, although when paracetamol is given this should not exceed 90 mg/kg body weight per day, as otherwise there is a danger of toxic liver damage. (The appropriate antidote is acetylcysteine.) If these analgesics do not afford adequate pain relief it is necessary to proceed to stage 2, in which they are combined with weak opioids (e.g. dihydrocodeine or codeine). In stage 3, strong opioids are used instead of weak ones. Preparations suitable for combination with opioids in children are dipyrone (5–15 mg per kg body weight) and paracetamol (10–15 mg per kg body weight), either of which can be given every 4–6 h.

The most important tenet is that the analgesics must be given not "as needed", but according to a precisely worked out time-schedule designed so that each dose is administered in anticipation of the imminent onset of pain, before the pain is in fact perceived. The preparations of choice are sustained release preparations of drugs that can be given by mouth. If oral administration is no longer possible, portable infusion pumps can be used for continuous administration of opioids by the subcutaneous or the intravenous route.

In some pain syndromes or in the presence of other symptoms associated with the basic tumour illness, it may be that other drugs are also indicated (e.g. neuroleptics, sedatives and hypnotics, tricyclic antidepressants, anticonvulsive agents, spasmolytics); these should be given as adjuvant agents and not on any account as a substitute for opioids.

Various requirements and demands must be fulfilled if tumour pain in children is to be successfully treated: interdisciplinary planning of the therapy, prompt administration and adequate dosage of opioids, preventive therapy for side-effects, consistent documentation of effects and side-effects, and detailed discussion with parents and children.

H. Meier R. Kaiser C. R. Moir (Hrsg.)
Schmerz beim Kind
© Springer-Verlag Berlin Heidelberg 1993

Einleitung

Die systemische Schmerztherapie bei tumorkranken Kindern war lange Zeit ein vernachlässigtes Gebiet der pädiatrischen Onkologie. Gängige Lehrmeinung war, Kinder, v.a. Kleinkinder, könnten aufgrund der Unreife ihres Nervensystems Schmerzen überhaupt nicht empfinden bzw. würden sich an erlittene Schmerzen nicht erinnern [4, 6]. Dabei nehmen Kinder aller Altersstufen, selbst Neugeborene, sehr wohl Schmerzen wahr und leiden genau wie Erwachsene darunter [1, 14, 22]. Neuere Untersuchungen haben gezeigt, daß eine an den Besonderheiten des kindlichen Organismus orientierte Schmerztherapie dringend notwendig und sowohl postoperativ als auch bei Tumorerkrankungen möglich ist [9, 11, 16, 18]. Diese Erkenntnisse haben in den letzten Jahren glücklicherweise zu einem Umdenken in der Schmerztherapie geführt [8, 12, 13].

In Deutschland zeigte eine unveröffentliche Studie von Fengler (Berlin), der alle Kindertumorzentren befragte, daß die Schmerztherapie bei tumorkranken Patienten erhebliche Mängel aufweist. Insbesondere die niedergelassenen Kinderärzte wenden starke Analgetika auch bei Tumorschmerzen nur sehr zurückhaltend an. Eine wichtige Ursache liegt sicher darin, daß es bisher sehr wenige veröffentliche Studien über Dosierung, Wirkung und Nebenwirkungen starker Analgetika bei Kindern gibt.

Krebsschmerzen treten bei Kindern und Jugendlichen in einer vergleichbaren Häufigkeit wie bei Erwachsenen auf [5, 10] und erfordern ebenfalls differenzierte Behandlungskonzepte. In erster Linie werden natürlich solche Verfahren eingesetzt, die auf eine Beseitigung des Tumors oder zumindest eine Eingrenzung des Wachstums abzielen.

Wenn allerdings die Schmerzremission, die mit operativen Eingriffen und der Bestrahlung oder Chemotherapie erreicht werden kann, unzureichend ist, dann müssen zu jeder Phase der Erkrankung symptomatische Maßnahmen ergriffen werden. Die größte Bedeutung hat dabei die medikamentöse Schmerztherapie, für die im Grunde genommen die gleichen Präparate wie bei Erwachsenen eingesetzt werden können, allerdings in einer dem kindlichen Organismus angepaßten Dosierung [4, 8, 21].

Schmerzursachen

Tumorschmerzen kann man in tumorbedingte und therapiebedingte Schmerzen unterteilen. Es muß aber in diesem Zusammenhang darauf hingewiesen werden, daß bei tumorkranken Kindern auch Schmerzzustände auftreten können, die völlig tumorunabhängig sind. Von den tumorbedingten Ursachen sind die Weichteilinfiltration, die Knocheninfiltration, die Kapselspannung innerer Organe (Leber, Milz), die Nervenkompression und die Hirndrucksteigerung die häufigsten. Durch die zunehmend aggressivere Therapie treten aber auch viele neue therapiebedingte Schmerzzustände auf, so z.B. die Mukositis bei Transplantationspatienten, Phantomschmerzen nach Amputationen, Plexopathien nach Bestrahlungen oder Neuropathien nach Chemotherapie.

Häufige Schmerzursachen bei Kindern mit Tumoren	
Tumorbedingt	Therapiebedingt
– Weichteilinfiltration, – Knocheninfiltration, – Kapselspannung innerer Organe, – Nervenkompression, – Hirndrucksteigerung.	– Mukositis, – Phantomschmerzen, – Plexopathien, – Neuropathie nach Chemotherapie.

In der Schmerztherapie hat sich durchgesetzt, die Schmerzen nach ihren pathophysiologischen Entstehungsmechanismen zu differenzieren. So teilt man den Karzinomschmerz in einen Nozizeptorschmerz und einen neuropathischen Schmerz ein. Der Nozizeptorschmerz (z. B. Knochenmetastasen) entsteht vor allem durch Sensibilisierung und Aktivierung von Nozizeptoren durch endogen-algetische Mediatoren (z. B. Bradykinin, Prostaglandin E2 usw.). Nozizeptor-schmerzen entstehen aber auch durch Druckbelastung von Nozizeptoren als Folge von Volumenvermehrung bzw. Dehnung innerer Organe (viszerale Schmerzen) und durch Druckbelastung bei infiltrativem Wachstum.

Neuropathische Schmerzen beruhen dagegen auf Schädigungen des peripheren bzw. des zentralen Nervensystems. Über die genauen Ursachen der neuropathischen Schmerzen wird derzeit noch weiter geforscht. Ein wichtiger Entstehungsmechanismus scheint die Beeinflussung des axonalen Transports des Nerven bei infiltrativem Wachstum bzw. nach Bestrahlungen zu sein. Die beiden genannten Schmerzarten unterscheiden sich neben der subjektiven Qualität in der Lokalisation und im zeitlichen Auftreten.

Allgemeine Voraussetzungen einer Tumorschmerztherapie

Jede erfolgreiche Schmerztherapie setzt genaue Kenntnis der individuellen Schmerzursache voraus und erfordert deshalb eine genaue Schmerzanamnese und körperliche Untersuchung. Bei den Schmerzursachen müssen psychische Einflußfaktoren erkannt und berücksichtigt werden.

Vor jeder symptomatischen Tumorschmerztherapie muß kritisch hinterfragt werden, ob nicht kausale Möglichkeiten der Schmerztherapie bestehen (Strahlentherapie, chirurgischer Eingriff usw.). Die ausführliche Aufklärung und Information der Eltern und Kinder über alle möglichen Therapieverfahren und ihre Nebenwirkungen sind wichtige Aufgaben. Neben der Darstellung der verschiedenen Schmerztherapiemethoden muß sowohl den Eltern als auch den Kindern vermittelt werden, daß eine Schmerztherapie nach Bedarf bei Tumorschmerzen obsolet ist. Die Patienten und auch ihre Angehörigen müssen dahingehend aufgeklärt werden, daß eine regelmäßige und prophylaktische Therapie mit retardierten Präparaten eine wichtige Voraussetzung für den Erfolg der Therapie ist. Aufgrund dieser Voraussetzungen kann dann ein dem Kind und den Schmerzursachen ideal angepaßter individueller Analgetikaplan erstellt werden. Die regelmäßige Dokumentation von Schmerzstärke und

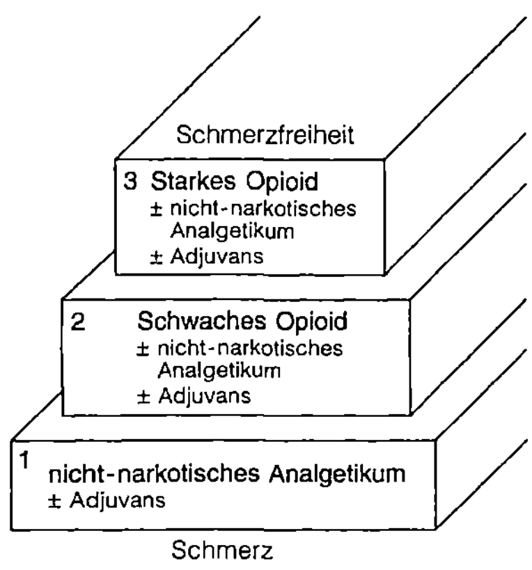

Abb. 1. Stufenschema der WHO zur Krebs-schmerztherapie

Schmerzcharakter durch den Patienten und/oder die Angehörigen ist für eine erfolgreiche Therapie unerläßlich. Des weiteren muß die Dokumentation auch die wichtigsten Nebenwirkungen (Sedierungsgrad, Übelkeit, Obstipation, Juckreiz) erfassen.

Medikamentöse Schmerztherapie

Als Leitlinie der medikamentösen Tumorschmerztherapie dient das Stufenschema der WHO (Abb. 1). Gemäß diesem Schema beginnt man bei der Schmerztherapie mit einem nichtnarkotisch wirkenden Analgetikum (Stufe 1). Reicht dies nicht aus, kombiniert man das nichtnarkotische Analgetikum mit einem schwachen Opioid (Stufe 2). In der Stufe 3 wird das schwache Opioid durch ein starkes ersetzt; ggf. kommen adjuvante Medikamente wie z. B. Neuroleptika, Antidepressiva, Corticosteroide, Calcitonin oder Clodronsäure (Ostac) zum Einsatz.

Neben der Medikamentenauswahl ist die Applikationsweise der Analgetika besonders wichtig. Es gilt als oberstes Grundprinzip, daß die Medikamente – wie bereits oben beschrieben – nicht nach Bedarf, sondern nach einem genau festgelegten Zeitschema, also antizipatorisch vor Auftreten der Schmerzen verabreicht werden. Der oralen Applikation ist wegen der protrahierten enteralen Resorption der Vorrang einzuräumen. Durch die orale Applikation können am einfachsten relativ konstante Plasmawirkspiegel erzielt werden. Falls Kindern eine orale Aufnahme der Analgetika nicht möglich ist, muß auf eine kontinuierliche Zufuhr s.c. oder i.v. mit Hilfe von tragbaren Infusionspumpen übergegangen werden.

Diese Grundregeln der medikamentösen Schmerztherapie haben ihren Niederschlag im Konzept der Schmerztherapie der „Arbeitsgruppe Schmerz" der Gesellschaft für pädiatrische Onkologie gefunden (Abb. 2) [15, 16].

> Medikamentöses Schmerztherapiekonzept der AG Schmerz der Gesellschaft für
> pädiatrische Onkologie
>
> - *Anfangsmedikation: WHO-Stufe III;*
> - Morphin Tabl. (MST Mundipharma) 0,5–1 mg/kg KG 2- bis 3mal täglich;
> - Morphinlösung bzw. Morphinsuppositorien (MSR Mundipharma)
>   0,25–0,5 mg/kg KG 4-bis 6mal täglich;
> - Kombination mit:
>   Metamizol 10 mg/kg 5mal täglich,
>   (Paracetamol 15 mg/kg 5mal täglich)
>   ± adjuvante Medikamente;
> - Morphin (MST Mundipharma, MSR Mundipharma) steigern bis zur Schmerz-
>   freiheit;
> - orale Gabe nicht möglich: Morphin kontinuierlich p.i.

Nichtnarkotische Analgetika

Die antientzündlich wirkenden Analgetika aus dieser Gruppe hemmen die
Prostaglandin-Synthese. Dadurch wird die Erregbarkeit der Nozizeptoren
vermindert. Besonders beim Nozizeptor-Schmerz (z. B. Knochenmetastasen)
kann demnach mit diesen Medikamenten in ausreichender Dosierung eine gute
Schmerzlinderung erzielt werden (Tabelle 2). Aufgrund der hohen Nebenwirkungsrate der Acetylsalicylsäure empfehlen wir, auf andere analgetische Säuren
auszuweichen. Wir geben dabei den Profenen (Ibuprofen) und den Arylessigsäu-
ren (Diclofenac) den Vorzug. Der lang wirksame Keto-Enolsäure-Abkömmling
Piroxicam liegt zwar neuerdings in einer für Kinder akzeptablen, wasserlösli-
chen Tabs-Form vor, ist aber erst für Jugendliche ab 12 Jahren zugelassen. Das
Metamizol, das wir bei Erwachsenen vor allem bei visceralen Schmerzen
einsetzen, besitzt eine hohe analgetische Potenz und ist in allen Applikationsformen vorhanden. Wir geben es deshalb auch bei den Kindern. Die viel diskutier-
ten Nebenwirkungen, wie Agranulozytose und akute periphere Gefäßdilatation,
sind zwar sehr gravierend, aber ab dem 3. Lebensmonat extrem selten.

Wichtig ist, die Medikamente dieser Gruppe ausreichend hoch zu dosieren
(Tabelle 1). Beim Paracetamol sollen auf keinen Fall mehr als 90 mg/kg/Tag

Tabelle 1. Dosierungen nichtnarkotischer Analgetika in der Tumorschmerztherapie bei
Kindern

	mg/kg/Dosis	DI	Kleinste Dosis in mg
Acetylsalicylsäure	10	4–6	Tab. 100
Ibuprofen	5	4–6	Tab. 200
Diclofenac	1	8	Supp. 12,5
Metamizol	10	4–6	1 Tr ≙ 25
Paracetamol	10	4–6	1 ml ≙ 40

gegeben werden. Oberhalb dieser Dosierung muß mit toxischen Leberschädigungen gerechnet werden. Das Antidot wäre **Acetylcystein** als Schwefelwasserstoff-Donator.

Zentral wirksame Analgetika (Opioide)

Die speziellen Wirkungen und wichtigsten Nebenwirkungen dieser Substanzen sowie ihr therapeutischer Einsatz sind ausführlich dargestellt im nachfolgenden Beitrag von Sorge et al: Opioide in der Behandlung von Tumorschmerzen bei Kindern und Jugendlichen.

In vielen Fällen läßt sich die Schmerztherapie mit einem Opioid durch die zusätzliche Verordnung eines nicht-narkotischen Analgetikums optimieren. Bei Kindern kommen hier vor allem Metamizol (5–15 mg/kg KG) oder Paracetamol (10–15 mg/kg KG) jeweils alle 4–6 h in Frage.

Adjuvante Medikamente und Methoden in der Schmerztherapie

Bei bestimmten Schmerzsyndromen bzw. anderen mit den Schmerzen oder der Tumorerkrankung assoziierten Symptomen können weitere spezielle, adjuvante Medikamente indiziert sein [16, 19, 20]. Alle adjuvanten Medikamente – v. a. die Psychopharmaka – werden aber nur bei gegebener Indikation und keinesfalls als Ersatz für oder zur Einsparung von Opioiden verordnet [17].

Neuroleptika (z. B. Haloperidol). Wir setzen sie wegen ihrer guten antiemetischen Wirkung bei Kindern zur Behandlung von ausgeprägter Übelkeit und Erbrechen und gelegentlich zur Ruhigstellung und Sedierung in der Finalphase ein.

Sedativa und Hypnotika (z. B. Benzodiazepine). Zu Sedierungen in der Finalphase von Tumorerkrankungen.

Trizyklische Antidepressiva (z. B. Amitryptilin). Sie entfalten bei neuropathischen Schmerzen mit brennendem Charakter, wie sie z. B. bei Nerveninfiltrationen oder -kompressionen auftreten, gute analgetische Wirkung.

Antikonvulsiva (z. B. Carbamazepin). Altenativ oder zusätzlich zum Antidepressivum bei plötzlichen, einschießenden Schmerzen (Phantomschmerzen, Neuralgien, Tic-douloureux-artige Schmerzen).

Kortikosteroide. Sie wirken antiphlogistisch und antiödematös und kommen bei ausgedehntem infiltrativem Tumorwachstum und Nervenkompressionen zum Einsatz.

Spasmolytika (z. B. Scopoderm TTS). Sie werden bei längeranhaltenden Kolikschmerzen als bis zu 72 h wirksames Pflaster verabreicht.

Transkutane elektrische Nervenstimulation (TENS). Indikation: neuropathischer Schmerz, Phantomschmerz.
Elektrodenlokalisation: Schmerzort, Verlauf von peripheren Nerven, Akupunkturpunkt, Kontralateral.
Wirkweise: Aktivierung hemmender Neurone.
Über auf die Haut aufgeklebte Elektroden werden Reizströme zugeführt. Es ist darauf zu achten, daß sich die Kathode im Schmerzgebiet bzw. in der entsprechenden Schmerzzone befindet. Es werden 2 Kombinationen von Reizintensität und Frequenz als wirksam herausgestellt. So soll eine hohe Reizfrequenz (100 Hz) mit niedriger Intensität, die zu Kribbelempfindungen führt, eine segmentale Schmerzhemmung herbeiführen, wohingegen niedrige Frequenzen (1–2 Hz) mit hoher Intensität eine supraspinale Schmerzhemmung aktivieren und zu einer mehr allgemeinen und räumlich übergreifenden Schmerzbeeinflussung führen. Die Erprobung der Effektivität der transkutanen elektrischen Nervenstimulation ist zeitaufwendig, weil die genaue Plazierung der Elektroden, die Impulsstärke, Reizfrequenz und Impulsbreite mehrfach verändert werden müssen, um für den Patienten die ideale Kombination zu finden. Nach einer kurzen skeptischen Anfangsphase akzeptieren die Kinder diese Schmerztherapiemethode sehr gut.

Akupunktur. Dafür sehen wir bei Kindern mit Tumoren keine Indikation. In Ausnahmefällen kann natürlich z. B. bei Zephalgien eine schmerzlose Laserakupunktur durchgeführt werden.

Neurolyse. In sehr seltenen Fällen kann bei neuropathischen Schmerzen eine lang andauernde Unterbrechung der Nervenleitfähigkeit mit Hilfe von lokal destruierenden Substanzen durchgeführt werden. Berichte über diese invasiven Therapieformen liegen derzeit nur aus den USA vor [2, 3].

Schlußbemerkungen

Aufgrund unserer Erfahrung ist eine erfolgreiche Tumorschmerztherapie bei Kindern nur dann möglich, wenn die Wünsche der Kinder bei der Therapieplanung berücksichtigt werden. Eine weitere wichtige Voraussetzung für eine optimale und erfolgreiche Tumortherapie ist eine interdisziplinäre Zusammenarbeit [12]. Bei schwierigen Fällen sollten ein schmerztherapeutisch erfahrener Anästhesist und ein Strahlentherapeut in die Therapieplanung mit einbezogen werden. Eine rechtzeitige und ausreichende Gabe von Opioiden und die prophylaktische Behandlung von Nebenwirkungen bringt für viele Kinder eine segensreiche Linderung ihrer Beschwerden. Die Dokumentation von Wirkungen und Nebenwirkungen sollte kontinuierlich, mindestens in Wochenabständen, durchgeführt werden, um Erfahrungen und Daten für Kollegen zu sammeln, die seltener Kinder mit Tumorschmerzen behandeln müssen. In der Praxis hat sich das Führen eines Schmerztagebuchs durch die Patienten bewährt.
Ausführliche Gespräche mit den Eltern und Kindern sind eine wichtige Voraussetzung für eine effektive Therapie. Besonders erfolgreich war die Tumorschmerztherapie immer dann, wenn es uns gelang, zum Kind einen

positiven emotionalen Bezug herzustellen. Die wichtigsten Voraussetzungen und Forderungen an eine Tumorschmerztherapie bei Kindern sind also:

- interdisziplinäre Therapieplanung,
- rechtzeitig und ausreichend Opioide,
- Nebenwirkungen prophylaktisch therapieren,
- Dokumentation von Wirkungen und Nebenwirkungen,
- ausführliche Gespräche mit Eltern und Kindern.

Literatur

1. Anand KJS, Hickey PR (1987) Pain and its effects in the human neonate and fetus. N Engl J Med 317:1321–1329
2. Arner S (1982) The role of nerve blocks in the treatment of cancer pain. Acta Anaesthesiol Scand 74 [Suppl]:104
3. Berde CB, Fischel N, Filardi PJ, Coe CS, Grier HE, Bernstein SC (1989) Caudal epidural morphine for an infant with advanced neuroblastoma: report of a case. Pain 36:219–233
4. Berde CB (1990) The treatment of pain in children. Pain [Suppl 5]:3–4
5. Cornaglia C, Massimo L, Haupt R, Melodia A, Sizemore W, Benedetti C (1984) Incidence of pain in children with neoplastic diseases. Pain [Suppl 2]:28
6. Eland JM, Anderson JE (1977) The experience of pain in children. In: Jacox A (ed): A source book for nurses and other health professionals. Little Brown, Boston
7. Maunuksela EL, Suutarinen T (1989) Besonderheiten der Schmerzbehandlung im Kindesalter. Anästh Intensivmed 30:103–106
8. McGrath PA, Hillier LM (1989) The enigma of pain in children: an overview. Pediatrician 16:6–15
9. Miser AW, Miser JS, Clark BS (1980) Continuous intravenous infusion of morphine sulfate for control of severe pain in children with terminal cancer. J Pediatrics 96:930–932
10. Miser AW, Dothage JA, Wesley RA, Miser JS (1987) The prevalence of pain in a pediatric and young adult cancer population. Pain 29:73–83
11. Miser AW, McCalla J, Dothage JA (1987) Pain as a presenting symptom in children and young adolescents with newly diagnosed malignancy. Pain 29:85–90
12. Richter R, Sittl R, Beck JD, Kamp HD (1989) Zur Notwendigkeit einer standardisierten Schmerztherapie bei pädiatrisch onkologischen Patienten. Klin Pädiatr 201:330–332
13. Schechter NL, Allen DA, Hanson K (1986) Status of pediatric pain control: a comparison of hospital analgesic usage in children and adults. Pediatrics 77:11–15
14. Schechter NL (1989) Annotation – management of pain in children. Aust Paediatr J 25:1–2
15. Sittl R, Richter R (1991) Tumorschmerztherapie bei Kindern und Jugendlichen mit Morphin. Anaesthesist 40:96–99
16. Sorge J (1989) Einsatz von starken Opioiden in der Behandlung des Krebsschmerzes bei Erwachsenen und Kindern. Klin Pädiatr 201:333–336
17. Sorge J, Lehmkuhl C, Lohse K, Herrmann H, Pichlmayr I (1990) Langzeittherapie von Tumorschmerzen mit Morphin-retard-Tabletten. Med Klin 85:523–528
18. Tyler DC, Kranc EJ (1989) Epidural opioids in children. J Pediatr Surg 24:469–473
19. World Health Organization (1986) Cancer pain relief. Office of Publications, WHO, Genf

20. Yaster M, Deshpande JK (1988) Management of pediatric pain with opioid analgesics. J Pediatr 113:421–429
21. Zeltzer LK, Zeltzer PM (1989) Clinical assessment and pharmacologic treatment of pain in children: cancer as a model for the management of chronic or persistent pain. Pediatrician 16:64–70
22. Zimmermann M (1989) Neuro-Psychophysiologie des Schmerzes bei Kindern. Schmerz 3:73–79

Opioide in der Behandlung von Tumorschmerzen bei Kindern und Jugendlichen

J. Sorge[1], R. Sittl[2] und R. Richter[3]

[1] Abteilung IV, Zentrum Anästhesiologie, Medizinische Hochschule Hannover, Podbielskistraße 380, 30659 Hannover
[2] Institut für Anästhesiologie, Universität Erlangen, Maximiliansplatz 2, 91054 Erlangen
[3] Kinderklinik, Universität Erlangen, Loschgestraße 15, 91054 Erlangen

Summary. Opioids take effect by way of binding to specific receptors both in the central nervous system and, as shown by recent investigations, in the peripheral areas. The different preparations available have a largely identical spectrum of activity and comparable side-effects. There are, however, differences in the intensity of action and in how pronounced the various side-effects are.

As in other age groups, opioids should be administered to children in the form of sustained release preparations and not "as needed" but regularly according to a predetermined time-schedule.

In addition, the following basic rules should be observed in any therapy with opioids:

1. Partial agonists (e.g. buprenorphine) must not be given with absolute agonists (codeine, dihydrocodeine, tramadol, morphine or methadone).
2. If the effect of a strong agonist (morphine or methadone) is too small there is little sense in changing to a partial agonist; it is preferable to give a higher dose of the agonist.

For moderately severe pain in children and young people, the most suitable of the mild opioids available are tramadol (Tramal) and dihydrocodeine (DHC 60 Mundipharma). Tramadol is given orally every 4–6 h as tablets or drops, a single dose being 0.5–2.0 mg/kg body weight. Dihydrocodeine (using sustained release tablets) can be dosed at 1–2 mg/kg body weight every 8–12 h. If adequate pain relief cannot be achieved with such weak opioids, the strong opioid of choice is morphine, for children too. Even following oral administration it is a powerful analgesic. Initially, morphine is given by the oral route in the form of an aqueous solution (single doses of 0.2–0.5 mg/kg body weight) every 4 h or in the form of sustained release tablets (MST Mundipharma) in single doses of 0.5–1.0 mg/kg body weight every 8–12 h. If oral administration is impossible morphine suppositories can be considered (MSR Mundipharma). The initial dose in this case is 0.2–0.5 mg/kg body weight every 4 h.

The long duration of action (8–12 h) of using sustained release tablets of morphine is a decisive advantage in therapy. For this reason the tablets should not be divided, and especially not be reduced to powder. This would largely destroy the sustained release effect, and in isolated cases undesirably high plasma levels of morphine could occur in the short term, which could not easily be estimated in advance.

As the therapy progresses, the dose of morphine required must then be individually determined for each patient with reference to the degree of pain relief achieved. There is no fixed maximum dose for morphine – even for use in children – (in contrast to the non-narcotic analgetics and weak opioids), and in severe cases several hundred milligrams of morphine per day may be necessary for adequate pain relief even in children.

Other strong opioids that can be used in children are buprenorphine (Temgesic) and methadone (L-Polamidon). The efficacy of buprenorphine is limited by the so-called ceiling effect – beyond a certain point further dose increases no longer bring about any

H. Meier R. Kaiser C. R. Moir (Hrsg.)
Schmerz beim Kind
© Springer-Verlag Berlin Heidelberg 1993

enhancement of the analgesic effect. In the case of methadone the half-life is several times longer than the duration of effect, so that there is a real danger of cumulation. Children treated with methadone must therefore be carefully monitored. If necessary, either the dose must be reduced or the interval between doses must be extended.

If a sufficiently effective oral therapy is not possible (e.g. in the terminal stage or in the presence of extremely severe vomiting and/or obstinate constipation), long-term subcutaneous or intravenous infusion of morphine is an alternative. This is started with 0.05–0.1 mg/kg body weight per hour, or with one third to one half of the daily dose hitherto given by mouth. If morphine has very pronounced side-effects piritramide or fentanyl can be tried as alternatives.

The side-effects most frequently encountered with opioids are obstinate constipation, nausea and vomiting. These should be consistently treated from the start with laxatives (e.g. lactulose) and antiemetics (e.g. haloperidol). Refractory pruritis with morphine can occasionally make it necessary to switch to a different analgesic or to a different route of administration.

At first, tiredness and slight sedation are frequent. Opioids do not, however, lead to a lasting impairment of intellectual ability. On the contrary, the freedom from pain achieved with highly dosed opioids is the only thing that makes it possible for the children to return to nursery school or school in many cases. Except for very young infants, children's reactions to opioids are no more intense than those of adults.

The new research results obtained in recent years on systematic pain therapy – particularly with morphine in children and young people – must be even more intensely integrated into day-to-day clinical practice than has hitherto been the case. It is of crucial importance that the unfounded but still widespread fear of opioids will be reduced.

Schmerzen bei Kindern und Jugendlichen mit einer Krebserkrankung treten in einer den Erwachsenen vergleichbaren Häufigkeit auf [3, 12]. Über Jahre hinweg wurde dieses Problem allerdings in der pädiatrischen Onkologie ignoriert [4, 8] und eine Schmerztherapie – wenn überhaupt – nur vollkommen insuffizient durchgeführt. Glücklicherweise haben die in der letzten Zeit gewonnenen Erkenntnisse über die physiologischen Zusammenhänge der Schmerzperzeption bei Kindern [1, 26] zu einem Umdenken in der Schmerztherapie geführt, obwohl nach wie vor erhebliche Defizite vorhanden sind [14, 16].

Krebsschmerzen bei Kindern und Jugendlichen erfordern genau wie beim Erwachsenen eine differenzierte und systematische Therapie, die sowohl kausale als auch symptomatische Behandlungskonzepte umfaßt (s. hierzu Sittl et al. „Grundlagen der Tumorschmerztherapie bei Kindern und Jugendlichen"). Die medikamentöse Schmerztherapie mit Opioiden, die nach den gleichen Prinzipien und mit den gleichen Präparaten wie in der Erwachsenmedizin durchgeführt wird, hat dabei unter den verschiedenen symptomatischen Therapieverfahren die weitaus größte Bedeutung [2, 9, 17, 24].

Grundlagen der Schmerztherapie mit Opioiden

Bei den Opioiden handelt es sich um eine große Gruppe von Analgetika, die sich an spezifische Rezeptoren binden. Diese sind in unterschiedlicher Dichte im gesamten Zentralnervensystem und in der Körperperipherie lokalisiert. Durch Bindung an ihre Rezeptoren vermögen die Opioide die Schmerzleitung zu beeinflussen bzw. die Schmerzschwelle anzuheben. Die einzelnen Präparate haben ein identisches Wirkungsspektrum und bieten vergleichbare Nebenwirkungen, sie unterscheiden sich jedoch in ihrer Affinität zum Rezeptor und damit in ihrer analgetischen Potenz und in der Ausprägung ihrer Nebenwirkungen. Für die Klinik hat es sich daher bewährt, eine Einteilung in schwache und starke Opioide vorzunehmen.

Eine andere Klassifizierung unterscheidet die Opioide danach, ob sie am Rezeptor ausschließlich als Agonist wirken (z. B. Codein, Dihydrocodein, Tramadol, Morphin, Levomethadon) oder aber als partieller Agonist zusätzlich opioidantagonistische Eigenschaften haben [5]. Partielle Agonisten (z. B. Buprenorphin) zeichnen sich dadurch aus, daß ihre analgetische Wirkung mit zunehmender Dosis wieder abnimmt ("ceiling effect"). Außerdem können sie die Wirkung vorher gegebener reiner Agonisten aufheben, so daß u. U. eine Schmerzverstärkung oder eine Entzugssymptomatik auftreten können. Daraus leitet sich ab:

1. Partielle Agonisten dürfen nicht zusammen mit reinen Agonisten verabreicht werden.
2. Bei ungenügender Wirksamkeit eines starken Agonisten ist ein Wechsel auf einen partiellen Agonisten wenig sinnvoll. Statt dessen muß eine Dosiserhöhung des Agonisten vorgenommen werden.

Zur Behandlung tumorbedingter Schmerzen werden auch bei Kindern und Jugendlichen von den Opioiden vorzugsweise Präparate in oraler Darreichungsform eingesetzt. Im Falle von Dauerschmerzen erfolgt keine Medikation nach Bedarf, sondern regelmäßig nach einem festen Zeitschema. Die Einnahmeintervalle sind dabei von der Wirkungsdauer und vom Wirkungsprofil des jeweiligen Medikamentes abhängig. Mit dieser Therapie nach Zeitschema wird ein konstanter Plasmaspiegel des Opioids angestrebt, der sich durchgängig im therapeutischen Bereich bewegen soll, so daß weder Unter- noch Überdosierungen auftreten („Schmerzprophylaxe"). In vielen Fällen läßt sich die Schmerztherapie mit einem Opioid dadurch optimieren, daß zusätzlich ein nichtnarkotisches Analgetikum verordnet wird. Bei bestimmten Schmerzsyndromen bzw. anderen, mit den Schmerzen oder der Tumorerkrankung assoziierten Beschwerden kann eine adjuvante Medikation mit unterschiedlichen Präparaten indiziert sein [19, 22] (s. hierzu Sittl et al „Grundlagen der Tumorschmerztherapie bei Kindern und Jugendlichen").

Einsatz von Opioidanalgetika in der pädiatrischen Onkologie

Von den schwachen Opioiden sind für die Behandlung von Kindern und Jugendlichen Tramadol (Tramal) sowie Dihydrocodein (DHC Mundipharma) geeignet (Tabelle 1). Beide Präparate sind als Kapseln bzw. Tabletten verfügbar, Tramadol zusätzlich in Tropfenform und als Suppositorium. Tramadol wird oral mit 0,5–2,0 mg/kg KG in 4- bis 6stündlichen Intervallen gegeben. Die Einzeldosis für retardiertes Dihydrocodein liegt bei 1,0–2,0 mg/kg KG, das Präparat hat jedoch eine längere Wirkungsdauer von 8–12 h. Wenn unter den genannten Dosen eines schwachen Opioids keine zufriedenstellende Analgesie vorhanden ist, ist es falsch, auf ein anderes schwaches Opioid umzustellen, sondern es müssen frühzeitig potentere Analgetika verordnet werden, also starke Opioide, wie z. B. Morphin. Diese Medikamente sind nicht dem Final-

Tabelle 1. Dosisempfehlungen für schwache Opioide in oraler Darreichungsform bei Kindern und Jugendlichen

Präparat	Einzeldosis (mg/kg KG)	Dosisintervall (h)	Maximaldosis (mg/kg KG/Tag)
Dihydrocodein (DHC Mundipharma)	1–2	8–12	4–6
Tramadol (Tramal)	0,5–2	4–6	10

Tabelle 2. Initialdosierung von starken Opioiden in oraler bzw. rektaler Darreichungsform bei Kindern und Jugendlichen

Präparat	Einzeldosis (mg/kg KG)	Dosisintervall (h)
Morphinlösung	0,2–0,5	4
Morphin-Supp. (MSR Mundipharma)	0,2–0,5	4
Morphin-Retard (MST Mundipharma)	0,5–1,0	8–12
Levomethadon (L-Polamidon Hoechst)	0,1–0,2	(4–) 6–8
Buprenorphin (Temgesic sublingual)	0,005–0,01	6–8

stadium der Krebserkrankung vorbehalten, sondern werden immer dann verordnet, wenn die Intensität der Schmerzen danach verlangt und wenn mit schwächeren Analgetika oder anderen Verfahren der Schmerztherapie keine befriedigende Wirkung erzielt werden kann. Gerade bei Kindern sollte die Indikation für starke Opioide frühzeitig gestellt werden, da es – mehr noch als bei Erwachsenen – entscheidend darauf ankommt, mit einer Schmerztherapie schnell Erfolg zu haben, will man nicht das Vertrauen des kleinen Patienten verlieren [18, 23].

Das starke Opioid der ersten Wahl bei Kindern und Jugendlichen ist Morphin, das – entgegen einer früher weit verbreiteten Ansicht – nicht nur parenteral, sondern auch oral eine gute analgetische Potenz hat (Tabelle 2). Es ist als wäßrige Lösung, als Retardtablette und als Suppositorium verfügbar. Die Tropfen werden initial mit Einzeldosen von 0,2–0,5 mg/kg KG verordnet. Das Dosisintervall liegt bei 4 h. Im Vergleich zu der wäßrigen Lösung haben Morphinretardtabletten (MST Mundipharma) eine wesentlich längere Wirkungsdauer von 8–12 h. Dies ist als ein entscheidender therapeutischer Vorteil zu werten, insbesondere im Hinblick auf einen ausreichenden Nachtschlaf des

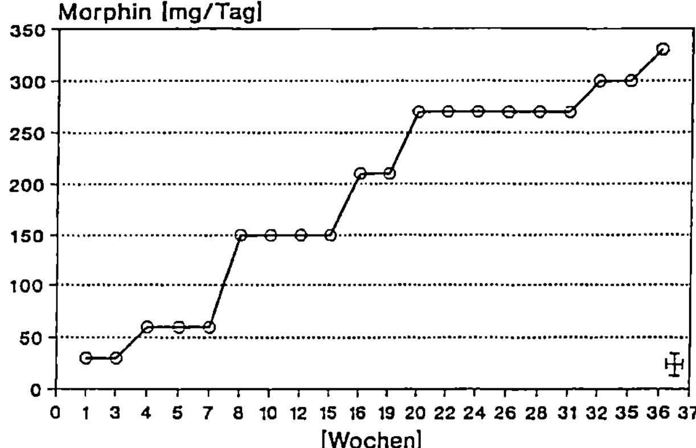

Abb. 1. Daniela R., 7 Jahre, 15 kg Körpergewicht. Schmerztherapie mit oralem, retardierten Morphin (MST Mundipharma) über 36 Wochen bei viszeralen und neuropathischen Schmerzen verursacht durch ein infiltrierend wachsendes, intraabdominelles Neuroblastom. Begleitmedikation: Paracetamol-Saft 250 mg nach Bedarf, Carbamazepin 200 mg/Tag. Daniela konnte bis zu ihrem Tod ambulant betreut werden, bis zur 16. Behandlungswoche war unter Morphin der Schulbesuch möglich

Patienten, der nicht durch eine Analgetikaeinnahme unterbrochen werden muß. Morphinretardtabletten müssen als Ganzes eingenommen und dürfen nicht geteilt, zermörsert oder aufgelöst werden. Eine Zerkleinerung der Retardtablette führt zu einer im Einzelfall schwer abschätzbaren Beschleunigung der Wirkstoffreisetzung. Damit geht der Retardeffekt verloren, die Wirkungsdauer verkürzt sich, und es können u. U. kurzfristig unerwünscht hohe Plasmaspiegel auftreten [20]. Die Einzeldosis zu Beginn der Therapie liegt bei 0,5–1,0 mg/kg KG, gegeben in 12- bis 8stündlichen Intervallen. Die erforderliche Morphindosis muß dann im Laufe der Behandlung individuell für jeden Patienten nach der Wirkung, d. h. nach dem Grad der erzielten Schmerzlinderung, festgesetzt und gegebenenfalls angepaßt werden. Dies kann sowohl eine Erhöhung der Dosis bedeuten, als auch eine Verringerung, wenn es z. B. nach einer palliativen Bestrahlung zu einer Abnahme der Schmerzen gekommen ist. Es gibt also in der Behandlung von Tumorschmerzen bei Kindern und Jugendlichen keine Höchstdosis für Morphin – und darin unterscheidet sich dieses Analgetikum von den nichtnarkotischen Analgetika und den schwachen Opioiden. Die erforderliche Dosis muß am Schmerz titriert werden und kann auch bei Kindern mehrere hundert Milligramm pro Tag betragen [18, 23, 24] (Abb. 1). Morphinsuppositorien, die neuerdings auch als Fertigarznei zu 10, 20 und 30 mg (MSR Mundipharma) erhältlich sind, können insbesondere bei Schmerzspitzen unter einer Medikation mit Morphinretardtabletten eingesetzt werden. Eine Dauermedikation mit Suppositorien ist bei kleinen Kindern ebenfalls denkbar, allerdings nur im unteren Dosisbereich, also bei Einzeldosen bis maximal 30 mg.

Außer Morphin können von den starken Opioiden mit langer Wirkungsdauer Buprenorphin (Temgesic sublingual) sowie Levomethadon (L-Polamidon Hoechst) bei Kindern gegeben werden (Tabelle 2). Der therapeutische Einsatz

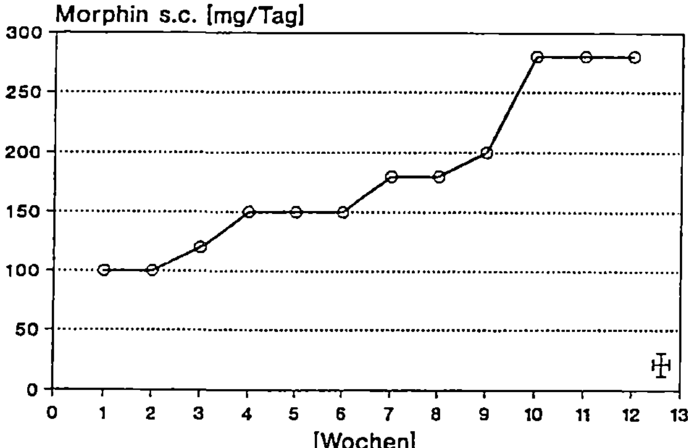

Abb. 2. Katharina V., 11 Jahre, 42 kg Körpergewicht. Ambulante Schmerztherapie mit kontinuierlicher, subkutaner Morphininfusion (Baxter-Infusor) über 12 Wochen bei Rezidiv eines Ewing-Sarkoms. Begleitmedikation: Fortecortin 4 mg morgens, Diazepam-Supp. 10 mg abends. Vorbehandlung mit Morphinretardtabletten über 4 Monate hinweg, zuletzt mit 90 mg/Tag. Die Analgetikamedikation mußte umgestellt werden, da sich nach einer erforderlichen Höherdosierung des oralen Morphins eine therapieresistente Obstipation einstellte

des Buprenorphins ist allerdings durch den sog. "ceiling effect" begrenzt, der bei 4–5 mg/Tag auftritt und der eine Zunahme der analgetischen Wirkung bei einer weiteren Dosissteigerung nicht erwarten läßt [25]. Zudem kann die sublinguale Applikation des Präparats – v. a. in einem höheren Dosisbereich – bei Kindern Probleme bereiten. Bei der Verordnung von Levomethadon ist zu beachten, daß dieses Präparat eine sehr lange Halbwertszeit hat, die um ein vielfaches länger ist als die analgetische Wirkungsdauer. Bei regelmäßiger Einnahme besteht somit die Gefahr der Kumulation. Deshalb muß eine besonders sorgfältige Überwachung des Patienten sichergestellt sein, und es kann notwendig werden, die Dosis nach einigen Tagen der Therapie zu reduzieren bzw. auch das Dosisintervall zu verlängern [6, 11].

Wenn eine Behandlung mit oralen Analgetika nicht bzw. nicht mehr möglich ist, sind parenteral verabreichte Opioide indiziert. Eine derartige Therapieumstellung kann erforderlich werden bei nicht beherrschbaren Nebenwirkungen oraler Opioide (z. B. therapieresistentes Erbrechen), bei Schluckstörungen und Inappetenz sowie bei Übelkeit und Erbrechen infolge der Tumorerkrankung oder einer tumorspezifischen Therapie. Ein weiteres Anwendungsgebiet für parenterale Opioide ist die unmittelbare Finalphase der Krebserkrankung, wenngleich in vielen Fällen auch in diesem Stadium eine suffiziente orale Analgetikatherapie praktikabel ist.

Als Therapieverfahren der Wahl bieten sich die subkutane oder die intravenöse Morphin-Dauerinfusion an (Abb. 2). Bei einem Patienten, der bisher noch keinerlei Opioide bekommen hat, wird mit einer Infusionsmenge von 0,05–0,1 mg Morphin/kg KG/h begonnen (Tabelle 3). Patienten, die vorher mit oralem Morphin behandelt wurden, erhalten initial die Hälfte bis ein Drittel der

Tabelle 3. Initialdosierung von starken Opioiden für die subkutane/intravenöse Gabe bei Kindern und Jugendlichen

Präparat	Bolus s.c./i.v. (mg/kg KG/Dosis)	Infusion s.c./i.v. (mg/kg KG/h)
Morphin (Morphin Merck 10/20)	0,1–0,2	0,05–0,10
Piritramid (Dipidolor)	0,1–0,3	0,05–0,15
Fentanyl (Fentanyl Janssen)	0,001	0,0005–0,005

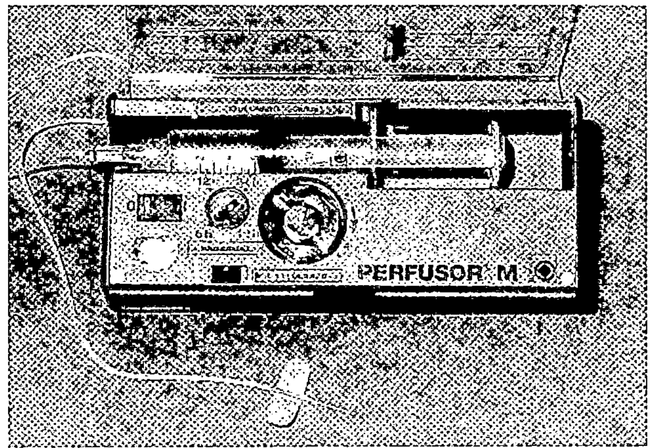

Abb. 3. Mechanisch angetriebene, tragbare Infusionsspritzenpumpe für die kontinuierliche parenterale Opioidgabe (Perfusor M; Fa. Braun, Melsungen)

vorher verabreichten Tagesdosis. Ähnlich wie bei der oralen Therapie wird die Dosis dann schrittweise bis zur Schmerzfreiheit des Patienten gesteigert [23, 24]. In der Einstellungsphase ist eine kontinuierliche Überwachung der Sauerstoffsättigung mit einem Pulsoximeter sinnvoll. Auch bei der parenteralen Applikation von Opioiden können die erforderlichen Dosen individuell sehr stark variieren. So geben Miser et al. [10] für die kontinuierliche intravenöse Morphininfusion bei krebskranken Kindern Dosen zwischen 0,025 und 2,6 mg/kg KG/h an. Bei Nebenwirkungen unter Morphin, wie z. B. einem Pruritus, der gelegentlich auftritt, kann die Schmerztherapie auf Piritramid oder auf Fentanyl (Tabelle 3) umgestellt werden [18]. Eine Dauerinfusion von Opioiden ist genau wie die orale Medikation ohne Probleme ambulant durchführbar. Es stehen hierfür tragbare Infusoren, z. B. der Baxter-Infusor, oder Pumpen, wie z. B. der Perfusor M (Abb. 3) und die CADD-PCA-Pumpe (Abb. 4), zur Verfügung.

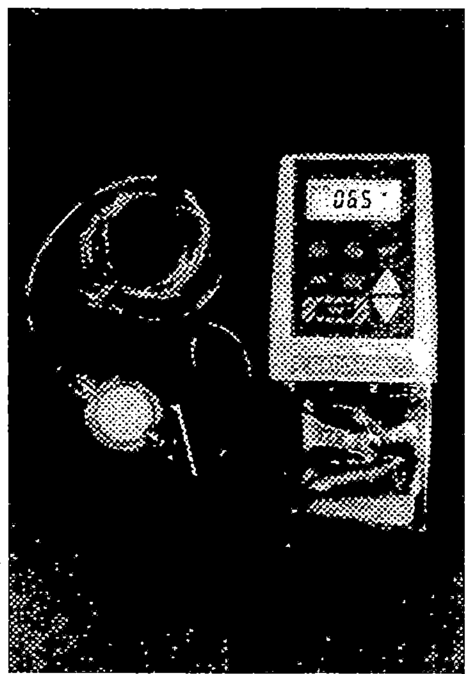

Abb. 4. Batteriegetriebene, tragbare Infusionspumpe für die kontinuierliche parenterale Opioidgabe (CADD-PCA -Pumpe; Fa. Kabi Pharmacia, Erlangen)

Die rückenmarknahe Gabe von Opioiden, also die Infusion von Opioiden in den Periduralraum bzw. direkt in den Spinalkanal, ist auch in der pädiatrischen Onkologie ein praktikables Verfahren [21], sie spielt allerdings nur eine untergeordnete Rolle und kommt allenfalls bei älteren Kindern oder bei Jugendlichen in Betracht. Bei schwer zu behandelnden neuropathischen Schmerzen kann durch den Zusatz eines Lokalanästhetikums zum Opioid unter Umständen eine deutlich bessere Schmerzlinderung erzielt werden.

Effektivität und Nebenwirkungen einer Opioidtherapie

Mit einer oralen oder parenteralen Opioidmedikation lassen sich Krebsschmerzen bei Kindern und Jugendlichen über lange Zeiträume hinweg erfolgreich therapieren. In vielen Fällen ist es den Kindern erst unter einer hochdosierten Opioidmedikation wieder möglich, altersentsprechende Aktivitäten zu entwickeln und wieder die Schule oder den Kindergarten zu besuchen. Je jünger ein Kind ist, um so schwieriger kann es allerdings sein, den Therapieerfolg, also die Analgesiequalität unter einer bestimmten Medikation, zu beurteilen. Wichtig ist es daher, insbesondere in der Anfangsphase der Medikation, das Kind genau zu beobachten und einen engen Kontakt mit den Eltern zu halten [15].

Schwere oder gar lebensbedrohliche Nebenwirkungen unter Opioiden sind – genau wie bei erwachsenen Schmerzpatienten – selten. Kinder reagieren nicht empfindlicher auf Opioide, auch nicht im Hinblick auf eine mögliche Atemdepression. Der Metabolismus, z. B. für Morphin, ist dem bei Erwachsenen identisch, eine längere Eliminationshalbwertszeit und eine geringere Clearance wurden lediglich bei Säuglingen im Alter bis zu einem Monat beobachtet [7]. Auch bei einer längerfristigen Opioidmedikation ist nicht mit der Entwicklung einer psychischen Abhängigkeit oder einer Toleranz zu rechnen. Notwendige Dosiserhöhungen sind in aller Regel auf einen Progreß des Tumorleidens zurückzuführen. Beachtet werden muß allerdings, daß sich bei regelmäßiger Gabe therapeutischer Dosen eines Opioids sehr wohl eine körperliche Abhängigkeit einstellen kann. Dies hat unter der Therapie keinerlei Konsequenzen, es wird nur dann bedeutend, wenn die Opioidmedikation, z. B. nach einer palliativen Tumorbestrahlung, beendet werden kann. Um eine Entzugssymptomatik zu vermeiden, muß das Opioid ausschleichend abgesetzt werden.

Die häufigsten Nebenwirkungen einer Opioidmedikation sind Obstipation sowie Übelkeit und Erbrechen. Deshalb sollten von Beginn der Behandlung an zusätzlich Laxanzien (z. B. Lactulose) und Antiemetika (z. B. Haloperidol) verordnet werden. Über ein Absetzen dieser Präparate kann dann im weiteren Verlauf entschieden werden. Außerdem sieht man bei Kindern gelegentlich einen hartnäckigen Pruritus, insbesondere unter Morphin, der zu einem Wechsel des Analgetikums und eventuell auch des Applikationsweges zwingen kann. Weiterhin können – v. a. initial – Müdigkeit und eine leichte Sedierung auftreten, mit einer anhaltenden Beeinträchtigung der geistigen Leistungsfähigkeit des Kindes ist allerdings nicht zu rechnen [13, 18, 19].

Schlußfolgerungen

Die in den letzten Jahren gewonnenen Erkenntnisse über eine systematische Schmerztherapie und den Einsatz von Opioiden, v. a. von Morphin, bei Kindern und Jugendlichen mit einer Krebserkrankung müssen mehr noch als bisher Eingang in den klinischen Alltag finden. Von zentraler Bedeutung ist es dabei, die weitverbreitete Angst vor Opioiden abzubauen. Diese Angst, die uns tagtäglich auch bei der Betreuung krebskranker Erwachsener begegnet, ist in der pädiatrischen Onkologie um ein Vielfaches größer: Je jünger ein Patient ist, um so später und um so niedriger dosiert erhält er Morphin oder andere Opioide. Dabei sind derartige Medikamente, oral oder parenteral verabreicht, sehr wirksame Analgetika, die – unabhängig vom Lebensalter des jeweiligen Patienten – entscheidend zu einer Verbesserung seiner Lebensqualität beitragen, ohne daß schwerwiegende Nebenwirkungen zu befürchten sind.

Literatur

1. Anand KJS, Hickey PR (1987) Pain and its effects in the human neonate and fetus. N Engl J Med 317:1321–1329
2. Berde CB (1990) The treatment of pain in children. Pain [Suppl 5]:3–4
3. Cornaglia C, Massimo L, Haupt R, Melodia A, Sizemore W, Benedetti C (1984) Incidence of pain in children with neoplastic diseases. Pain [Suppl 2]:28

4. Eland JM, Anderson JE (1977) The experience of pain in children. In: Jacox A (ed) A source book for nurses and other health professionals. Little Brown, Boston
5. Jaffe JH, Martin WR (1985) Opioid analgesics and antagonists. In: Gilman AG, Goodman LS, Rall TW, Murad F (eds) The pharmacological basis of therapeutics, 7th edn. Macmillan, New York, pp 491–531
6. Jage J (1989) Analgesie mit Methadon. Schmerz 3:155–165
7. Lynn AM, Slattery JT (1987) Morphine pharmacokinetics in early infancy. Anesthesiology 66:136–139
8. Maunuksela EL, Suutarinen T (1989) Besonderheiten der Schmerzbehandlung im Kindesalter. Anästh Intensivmed 30:103–106
9. McGrath PA, Hillier LM (1989) The enigma of pain in children: an overview. Pediatrician 16:6–15
10. Miser AW, Miser JS, Clark BS (1980) Continuous intravenous infusion of morphine sulfate for control of severe pain in children with terminal malignancy. J Pediatrics 96:930–932
11. Miser AW, Miser JS (1986) The use of oral methadone to control moderate and severe pain in children and young adults with malignancy. Clin J Pain 1:243–248
12. Miser AW, Dothage JA, Wesley RA, Miser JS (1987) The prevalence of pain in a pediatric and young adult cancer population. Pain 29:73–83
13. Poulain P, Richard-Leandri E, Gauvain-Piquard A (1990) Evaluation of side effects related to long term opioid treatment in cancer pain children. Pain [Suppl 5]:8
14. Richter R, Sittl R, Beck JD, Kamp HD (1989) Zur Notwendigkeit einer standardisierten Schmerztherapie bei pädiatrisch-onkologischen Patienten. Klin Pädiatr 201:330–332
15. Savedra MC, Tesler MD (1989) Assessing children's and adolescents' pain. Pediatrician 16:24–29
16. Schechter NL, Allen DA, Hanson K (1986) Status of pediatric pain control: a comparison of hospital analgesic usage in children and adults. Pediatrics 77:11–15
17. Schechter NL (1989) Annotation – management of pain in children. Aust Paediatr J 25:1–2
18. Sittl R, Richter R (1991) Tumorschmerztherapie bei Kindern und Jugendlichen mit Morphin. Anaesthesist 40:96–99
19. Sorge J (1989) Einsatz von starken Opioiden in der Behandlung des Krebsschmerzes bei Erwachsenen und Kinder. Klin Pädiatr 201:333–336
20. Sorge J, Lehmkuhl C, Lohse K, Herrmann H, Pichlmayr I (1990) Langzeittherapie von Tumorschmerzen mit Morphin-retard-Tabletten. Med Klin 85:523–528
21. Tyler C, Krane EJ (1989) Epidural opioids in children. J Pediatr Surg 24:469–473
22. World Health Organization (1986) Cancer pain relief. Office of Publications, WHO, Genf
23. Yaster M, Deshpande JK (1988) Management of pediatric pain with opioid analgesics. J Pediatr 113:421–429
24. Zeltzer LK, Zeltzer PM (1989) Clinical assessment and pharmacologic treatment of pain in children: cancer as a model for the management of chronic or persistent pain. Pediatrician 16:64–70
25. Zenz M (1987) Klinische Erfahrungen mit Buprenorphin. Schmerz 1:48–51
26. Zimmermann M (1989) Neuro- und Psychophysiologie des Schmerzes bei Kindern. Schmerz 3:73–79

Die neu standardisierte Morphinlösung NRF 2.4 zur Dosisfindung bei Ersteinstellung mit Morphin und als Zusatzmedikation bei einer Basistherapie mit retardierten Morphinsulfattabletten

M. Kloke

Innere Klinik und Poliklinik (Tumorforschung), Universitätsklinikum Essen GHS, Hufelandstraße 55, 45147 Essen

Summary. The standardized viscose-morphine hydrochloride solution listed under no. 2.4 in the New German Prescription Formulary (Neues Rezepturformularium; NRF) does not contain any pharmacologically active substance other than morphine. It can be prescribed in concentrations of 0.2% and 2% and can be kept for 1 year without refrigeration. In particularly severe cases of illness up to 20000 mg morphine in the form of this solution can be prescribed for use over 30 days.

In the context of a prospective clinical trial, this preparation was tested in 98 patients. During the initial adjustment the patients received the baseline amount of morphine they were estimated to need on the basis of the current pain intensity and the previous treatment. At this stage they received morphine in the form of sustained release tablets at intervals of 8–12 h. If needed, they were allowed half the amount of morphine contained in their single dose of morphine tablets in the form of the solution in addition in the presence of pain, but not more frequently than every 4 h. The analgesic effect began 10–20 min after ingestion of the solution and persisted for 3–4 h. Neither the use of the morphine solution as such nor the possible doubling of the dose of morphine by its additional use as adjuvant medication led to any unusual effects of morphine or to any unwanted effects that were enhanced in a clinically relevant manner. The combination of sustained release morphine tablets and the morphine solution made it possible to restrict the adjustment phase to an average of 4.8 days, and 60% of the patients were free of pain after as little as 24 h. The flavour of the morphine solution and the way its use was managed were well accepted by 90% of the patients. Meanwhile, positive results of such therapy have been obtained in a further 200 children and adults.

Einleitung

In der Therapie des chronischen schweren Schmerzes ist Morphin sowohl bei Kindern als auch bei Erwachsenen das zentrale Analgetikum. Es kann oral, rektal, subkutan, intravenös, epidural und intrathekal appliziert werden. Aufgrund der hohen Sicherheit, der einfachen Handhabung und der guten analgetischen Wirksamkeit bei geringer Nebenwirkungsrate kommt der oralen Therapieform hohe Priorität zu.

Morphin steht für die orale Applikation in 2 verschiedenen galenischen Zubereitungen zur Verfügung; als wäßrige Morphinhydrochloridlösung und als retardierte Morphinsulfattablette. Hierbei eignet sich die Retardtablette aufgrund ihrer Wirkdauer von 8–12 h besonders für die Dauertherapie. Ihre Galenik bedingt allerdings auch einen um etwa 3 h verzögerten Wirkungseintritt. Somit ist dieses Medikament zur Beherrschung von Schmerzspitzen, wie sie im normalen Schmerzablauf sowie im Zusammenhang mit diagnostischen

H. Meier R. Kaiser C. R. Moir (Hrsg.)
Schmerz beim Kind
© Springer-Verlag Berlin Heidelberg 1993

Maßnahmen oder besonderen körperlichen Belastungen entstehen, nicht indiziert.

Weiterhin eignet sich die Retardtablette nicht für die Phase der Erst- und Neueinstellung eines Schmerzes mit Morphinen, da hier häufige und kurzfristige Dosisanpassungen notwendig sind. Da die Tabletten nicht zermörsert werden dürfen, sind sie bei sondenernährten Patienten oder solchen mit Schluckstörungen ebenfalls nicht abwendbar.

Für die dargestellten Indikationsbereiche werden wäßrige Morphinhydrochloridlösungen unterschiedlichster Rezeptur verwendet. Oft enthalten diese als „Schmerztrunk" bezeichneten Zubereitungen zusätzlich große Volumenanteile Alkohol und/oder Neuroleptika, wie z. B. die Brompton-Mixtur [3]. Besonders in höheren Dosisbereichen überwiegt dann die sedierende Wirkung dieser Zusatzstoffe, so daß dem Patienten für die Analgesie unnötige Nebenwirkungen zugemutet werden. Darüber hinaus sind diese Lösungen oft lagerungsinstabil und geschmacklich wenig akzeptabel.

Aus diesen Überlegungen wurde vom Zentrallabor der Deutschen Apotheker eine standardisierte Morphinlösung entwickelt. Ihre Rezeptur wurde unter der Nummer 2.4 im Neuen Rezepturformularium (NRF) veröffentlicht und kann somit jederzeit auf den entsprechenden Rezepturformularen verordnet werden [1, 2]. Im Rahmen einer prospektiven klinischen Studie erhielten 98 Patienten der Einrichtung zur Schmerztherapie der Inneren Tumorklinik des Universitätsklinikums Essen die Viskosemorphinhydrochloridlösung NRF 2.4. Die im folgenden kurz dargestellten Ergebnisse dieser Untersuchung haben sich mittlerweile an weiteren 200 Kindern und Erwachsenen bestätigt.

Viskosemorphinhydrochloridlösung NRF 2.4 (ML)

Die Morphinlösung enthält außer Morphin keine pharmakologisch wirksamen Substanzen. Sie kann in den Konzentrationen 0,2%ig und 2%ig rezeptiert werden. Sie ist ohne Kühlung ein Jahr haltbar. Die maximal für einen Tag verschreibbare Menge beträgt 2 g Morphin; für einen Zeitraum bis maximal 30 Tage dürfen 20 g Morphin verschrieben werden (allerdings dürfen auch hierbei 2 g/Tag nicht überschritten werden). Unter Beachtung dieser Höchstmengen darf sie auf einem Rezepturformular gleichzeitig mit der Morphinretardtablette verordnet werden (Abbildung 1 und 2).

Therapie

Bei der Ersteinstellung mit Morphin wurde anhand der Vorbehandlung und der aktuellen Schmerzintensität der individuelle Morphinbasisbedarf geschätzt und dann in Form von Retardtabletten in 8- oder 12stündigen Intervallen appliziert. Die Hälfte einer Einzeldosis dieser Medikation wurde als zusätzliche Bedarfsmedikation in Form der Morphinlösung bereitgestellt. Die Patienten wurden angewiesen, jeweils diese fixierte Menge zusätzlich bei Schmerzen, jedoch maximal alle 4 h, zu nehmen. Bei ausschließlicher Therapie mit der Morphinlösung wurden die gleichen Einzeldosen wie bei der Verwendung als Zusatzmedikation eingesetzt.

Wirkstoff:	1 g (entsprechend 1 ml) 0,2%-Lösung enthält 2 mg Morphinhydrochlorid,
	1 g (entsprechend 1 ml) 2,0% Lösung enthält 20 mg Morphinhydrochlorid;
Standardabgabemenge:	100 g (entsprechend 100 ml);
Arzneiform:	Lösung zum Einnehmen;
Weitere Bestandteile:	Carboxymethylcellulosenatrium, Saccharinnatrium, Ethanol 70%, Kaliumsorbat, Natriumedetat, Flüssigaroma, Salzsäure 10%, gereinigtes Wasser.

Abb. 1. Viskosemorphinhydrochlorid-Lösung NRF 2.4

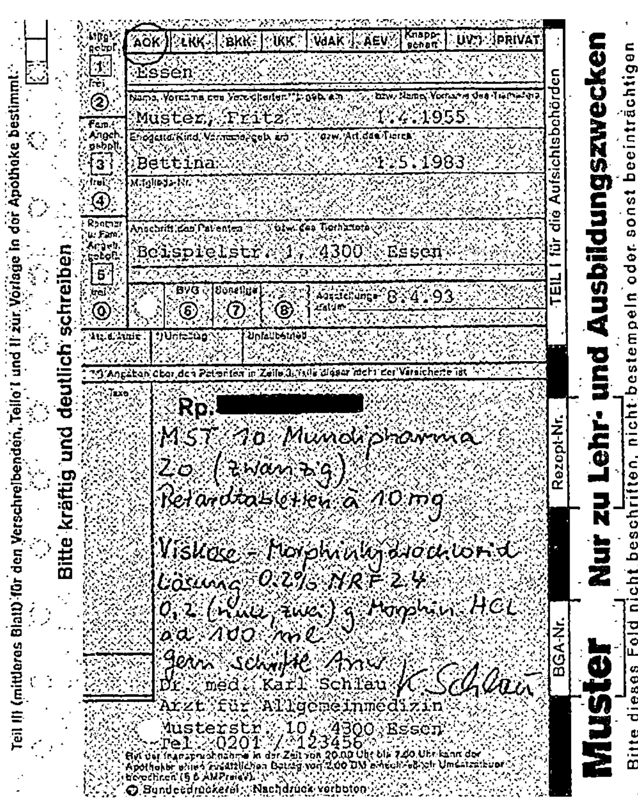

Abb. 2. Rezeptbeispiel

Ergebnisse

Nach Einnahme der Morphinlösung trat die analgetische Wirkung nach 15–20 min ein und hielt für 3–4 h an. Über die morphintypischen Nebenwirkungen (Sedierung, Nausea, Obstipation) hinaus waren keine zusätzlichen unerwünschten Wirkungen zu beobachten. Auch führte die durch das o. g. Therapieschema mögliche Verdopplung der Tagesdosis zu keiner längerfristigen oder klinisch relevanten Verstärkung der Morphinnebenwirkungen einschließlich Atemdepression. Das Verhältnis von Basis- zu Zusatzmedikation erwies sich als angemessen. Die Einstellungsphase ließ sich durch die kombinierte Morphinretardtabletten/Morphinlösung-Therapie auf im Mittel 4,8 Tage begrenzen, wobei 60% der Patienten bereits nach 24 h Schmerzfreiheit angaben. Die zusätzlich als Morphinlösung applizierte Morphinmenge ließ sich im Verhältnis 1:1 auf die Morphinretardtablette umrechnen. Geschmack und Handhabung der Morphinlösung wurden von über 90% der Patienten als gut bezeichnet. Die ständige Verfügbarkeit der Lösung führte auch zu einem Rückgang der Konsultationen der Bereitschaftsdienste wegen des Auftretens von Schmerzen. In den Fällen, in denen sich mit der Lösung keine ausreichende Analgesie erreichen ließ (n = 9), signalisierten die Schmerzen ein schwerwiegendes klinisches Ereignis (z. B. Becken-Bein-Venenthrombose).

Schlußfolgerungen

Mit der Morphinlösung steht eine standardisierte, mindestens 1 Jahr ohne Kühlung haltbare, orale Morphinzubereitung zur Verfügung, die sich durch gute Wirksamkeit, eine geringe Nebenwirkungsrate und eine hohe Patientenakzeptanz auszeichnet. Ihre Standardisierung erleichtert überdies die Zusammenarbeit von Haus- und Klinikarzt. Die Kombination von Retardtablette und Lösung führt zu einer Verkürzung der Einstellungsphase; Schmerzspitzen können mit der Lösung wirksam bekämpft werden, ohne Verdeckung klinisch relevanter Ereignisse. Die ständige Verfügbarkeit der schnell wirksamen Morphinlösung als Zusatzmedikation trägt zur Optimierung und Individualisierung der Therapie entsprechend der Stufe III des WHO-Plans zur Behandlung chronischer Schmerzen dar. Sie kann somit besonders bei Kindern mit ihren häufig wechselnden Schmerzsituationen eine sinnvolle Erweiterung der Therapiemöglichkeiten darstellen.

Literatur

1. Deutscher Arzneimittelcodex (DAC) (1988) Neues Rezepturformularium 3. Lieferung 1988 NRF 2.4
2. Deutscher Arzneimittelcodex (DAC) (1989) Neues Rezepturformularium 6. Ergänzung NRF 2.4
3. Karrone TA (1975) The Brompton cocktail. Nursing Mirror 140:59

Perioperative und Akutanalgesie

Grundriß der Schmerztherapie in der Kinderchirurgie

C. R. Moir

Division of Pediatric Surgery, Mayo Foundation, 200 First Street,
SW Rochester, MN 55905, USA

Summary. Surgical operations are painful and the surgeon can and must be involved in all aspects of pain management. Minimizing pain also reduces the physiologic stress in the patient, improves wound healing, end ensures a more rapid return to normal organ system homeostasis. Physical pain and the body's response to it begin on the operating table, but the surgeon can prevent or minimize the sources of pain with good surgical technique. Optimal patient positioning taking into account the individual characteristics of the patient and the planned operation should be utilised.

Whenever they can be performed expertly, minimally invasive procedures should be considered. If open operative procedures are necessary, all incisions, exposures and wound closure should be planned to minimize pain and damage to normal surrounding tissue and structures. Even though "asleep" the neonate receives pain from the operative site that augments the stress response if the anesthetic used does not provide sufficient analgesia. An adequate intraoperative relief of pain under anesthesia prevents a high level of this stress response.

Most patients staying in hospital following an operation will require narcotics for pain control. Instead of intramuscular injections, which have been the standard regime for years, we now use closely monitored intravenous narcotic administration. Morphine sulfate is used most frequently and has worked well. Intermittent intravenous morphine sulfate is the most practical method of narcotic administration for patients not expected to require regular high dose narcotics for more than 1–2 days. Close monitoring accompanied by Naloxone at the bedside has been recommended for safety reasons. Continuous infusion of morphine sulfate or fentanyl gives excellent and consistent pain control for the patients with high and prolonged narcotic requirements. For practicality and safety concerns, this method is used in an intensive care setting. Patient-controlled analgesia (PCA) offers a gratifying new option for older children. Typically the PCA pump infuses morphine at a low preset dose with a lock-out time interval (minimum time between two doses) and a limitation of total dosage over a specific time. In our hospital, patients are offered a PCA pump routinely if they understand its use and are aged 10 years or older. Children between 8 and 10 years may use PCA pumps only after individual assessment and patients less than 8 years in more exceptional circumstances.

Continuous epidural narcotic administration can revolutionize the postoperative care of children undergoing major thoracic or upper abdominal operations. Patients are awake and alert the same day of operation, cooperating fully with instructions to breathe deeply and cough. Epidural narcotics also represent a major improvement over epidural anesthetics such as bupivacaine, the incidence of complications being far less than that with anesthetics. The catheter generally remains in place for 2–3 days after the operation or is removed earlier if fever or complications result. The maximal rate of continuous narcotic fentanyl infusion generally recommended is $1\,\mu g/kg/h$.

These patients are always monitored closely, vital signs are taken frequently, including neurostatus assessment at least every 4 h. Pulse oximeters and apnea monitors are

H. Meier R. Kaiser C. R. Moir (Hrsg.)
Schmerz beim Kind
© Springer-Verlag Berlin Heidelberg 1993

generally recommended for the patients. To avoid using potent narcotics (which would require hospitalization) in outpatients, regional blockade has been used increasingly for perioperative pain control, with very good results.

Einleitung

Chirurgische Eingriffe sind schmerzhaft. Die Aufgabe der Schmerzkontrolle wird dabei i. allg. vom Anästhesisten wahrgenommen. Dies bedeutet aber nicht, daß der Chirurg von irgendeinem Aspekt der Analgesie ausgeschlossen sein sollte.

Das Ziel, operativ bedingten Schmerz zu lindern, ist schon an sich eine lohnende Aufgabe. Minimierung des Schmerzes bedeutet daneben aber auch Minimierung des physiologischen Stresses beim chirurgischen Patienten [5, 19]. Eine Reduktion der Streßreaktion gewährleistet eine bessere Wundheilung und eine raschere Rückkehr zur normalen Homöostase der Organsysteme [6, 46]. Der Patient fühlt sich wohler, verläßt eher das Krankenhaus und ist frei von Komplikationen. Bei einer schlecht geplanten und ausgeführten Operation können hohe Schmerzlevel und eine verlängerte Streßreaktion auftreten. Chirurgische Komplikationen unterhalten weiter den physischen und psychischen Streß und erzeugen damit sogar noch mehr Schmerz. Der Patient ist dann den streßinduzierten Komplikationen, wie verzögerte Wundheilung, veränderte Immunantwort, Venenthrombose und eingeschränkte Organfunktion, ausgesetzt.

Intraoperative Schmerzlinderung

Schmerz und physiologische Reaktion darauf beginnen auf dem Operationstisch. Ein wirksames Anästhetikum kann viel von diesem Schmerz mindern, aber der Chirurg kann durch exzellente Technik auch Schmerzursachen vermeiden oder minimal halten.

Dies beginnt mit der einfachen Überlegung, wie der Patient zu lagern ist. Druckpunkte und Wärmedecken sollten gepolstert sein. Schwierige Lagerungen (z. B. Steinschnittlage für Durchzugsverfahren oder Seitenlagerung für Thorakotomien) stellen in Abhängigkeit von Alter und Größe des Patienten ein besonderes Problem dar. Starres Festhalten an einer einzigen Lagerungsmethode, die nicht die Größe eines Patienten berücksichtigt, kann zu ernsten Komplikationen führen. Nervenkompression oder sogar Schädigungen an Arterien und Venen sind zu beobachten, wenn aggressive Lagerungsmethoden oder ungeeignete Haltevorrichtungen für die Operation eingesetzt werden.

Es ist äußerst wichtig zu überlegen, wo der Hautschnitt angelegt wird und wie sich das Operationsgebiet dem Operateur darstellt. Die Ergebnisse der minimalinvasiven Chirurgie haben gezeigt, wie groß der Einfluß ist, den die intakte Bauchwand auf die postoperative Erholung ausübt. Verkürzter Krankenhausaufenthalt und frühe Rückkehr zu voller Leistungsfähigkeit wurden beim laparoskopischen Zugang für eine Standardoperation, die Cholezystektomie, nachgewiesen [38, 39]. Ein laparoskopischer oder thorakoskopischer Zugang sollte deshalb in Betracht gezogen werden, wenn man eine minimal-invasive Technik fachlich gut durchführen kann.

Geringerer Schmerz und Streß führen dabei zu einer frühen Krankenhausentlassung. Ist aber eine offene Operationsweise erforderlich, sollten Hautschnitt und die Darstellung des Operationsgebietes so geplant sein, daß sie möglichst wenig Schmerz hervorrufen. Wenn möglich, legt man den Schnitt in den Verlauf einer Hautfalte. Die Präparation von Haut und Weichteilen wird dann mit möglichst geringer Schädigung des gesunden umgebenden Gewebes ausgeführt. Die Eröffnung der Bauchmuskulatur erfolgt weniger mittels Durchschneiden von Muskelgewebe, sondern vielmehr durch Spaltung im Faserverlauf, wodurch die Gewebezerstörung vermindert wird.

Die Darstellung des intraabdominalen oder intrathorakalen Operationsgebietes sollte immer sehr fein und sorgfältig erfolgen, dabei effizient und mit minimaler Schädigung gesunder, umgebender Strukturen. Zu ausgedehnte oder auch unzureichende Darstellungen sind wahrscheinlich gleichermaßen schädigend und verstärken den Schmerz und den psysiologischen Streß des Patienten.

Ein gutes Anästhetikum bewirkt eine Hypnose, Amnesie, Analgesie und Paralyse. Leider ist bei vielen Anästhetika für Neugeborene und Kleinkinder die Analgesie nicht ausreichend [5, 10, 11]. Auch „schlafend" empfangen die Neugeborenen Schmerzimpulse vom Operationsgebiet, die die Streßreaktion verstärken [2]. Die Kinder können ihren Schmerz nicht mitteilen, aber physiologische Parameter belegen dessen Existenz. Anand [5] hat diese Tatsache deutlich bei kranken Neugeborenen demonstriert. In einer Untersuchungsreihe zeigten er und andere [1, 5, 19, 41, 43] einen deutlichen Anstieg der Streßhormone, sobald kranke Kinder schmerzhaften Eingriffen mit minimaler Analgesie unterzogen werden (Abb. 1 und 2). Erhöhte Spiegel von Kortikosteroiden,

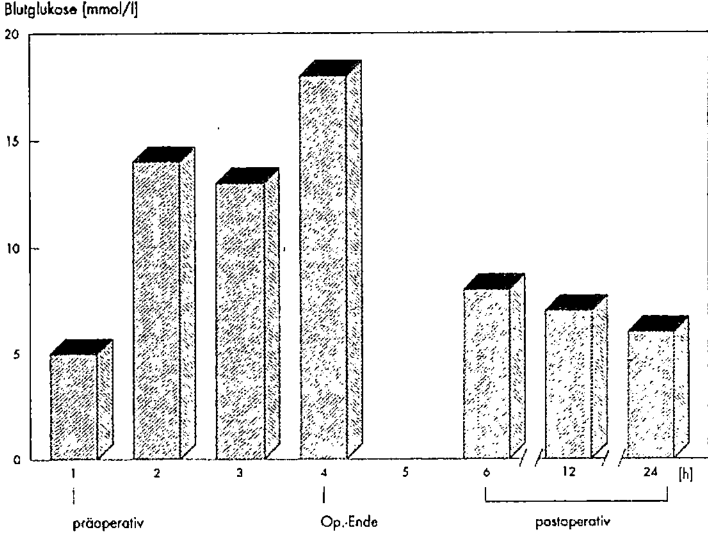

Abb. 1. Streßreaktion Neugeborener bei einer größeren Operation unter Anästhesie, jedoch mit minimaler Analgesie. Die Antiinsulineffekte der neurohumoralen Reaktion auf Streß erzeugen eine Hyperglykämie [4]

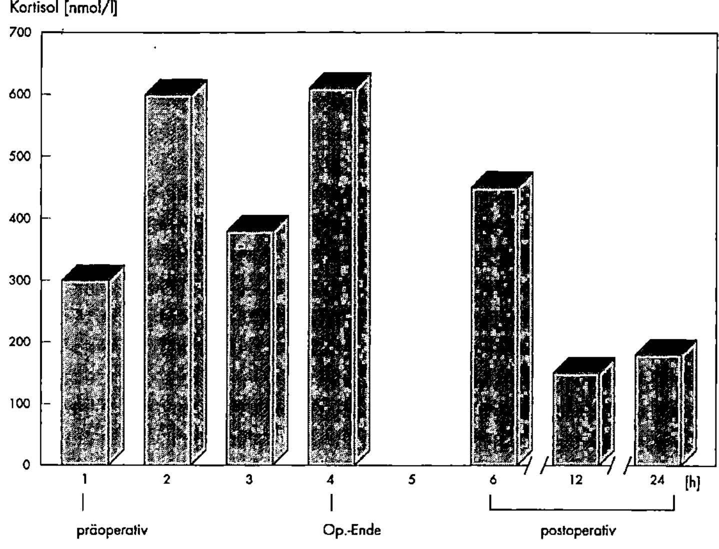

Abb. 2. Typische Streßreaktion Neugeborener bei einer größeren Operation mit minimaler Analgesie. Die deutlich angestiegenen Kortisolspiegel fallen 24 h postoperativ wieder auf normale Werte zurück

Mineralokortikoiden und Katecholaminen führen zu verstärktem Katabolismus, Stickstoffverlust und Hyperglykämie, Flüssigkeitsretention und möglicherweise Herzrhythmusstörungen [2–4, 6, 7, 46]. Man kann sich leicht ausrechnen, daß dies mit einer veränderten Immunitätslage, höherem Risiko septischer Komplikationen und verzögerter Wundheilung einhergehen kann.

Interessanterweise findet man solche Reaktionen auch schon in utero [5]. Wenn ein Fetus einen schmerzhaften Vorgang wie etwa die Abnahme von Nabelschnurblut erlebt, läßt sich die Streßreaktion dokumentieren [5]. Diese Reaktion wird durch die Gabe eines Narkotikums, das die Plazentaschranke passieren kann, an die Mutter abgeschwächt. Da heute vermehrt chirurgische Eingriffe auch am Fetus durchgeführt werden, muß man diese Tatsache berücksichtigen.

Eine ausreichende intraoperative Schmerzkontrolle unter der Narkose vermeidet eine solch intensive Streßreaktion (Abb. 3). Ein nahtloser Übergang in die postoperative Analgesie setzt diese Prophylaxe bei einem erfolgreichen chirurgischen Eingriff fort.

Postoperative Analgesie

Analgesie bei stationären Patienten

Die meisten stationären Patienten benötigen *Narkotika* zur Schmerzlinderung. Intramuskuläres Morphinsulfat oder Meperidin (Demerol – in Deutschland

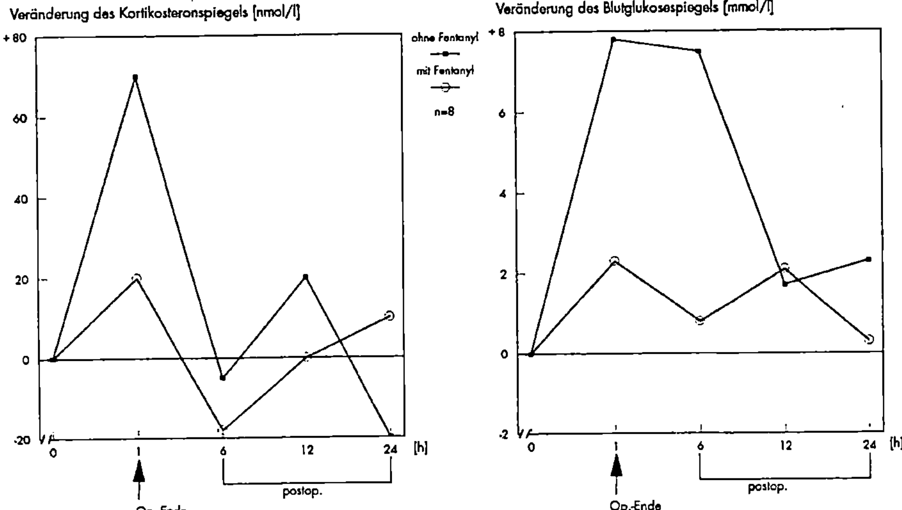

Abb. 3. Streßreaktion Neugeborener bei einer größeren Operation. Randomisierte Studie mit Fentanyl bei Frühgeborenen (Ductus-Botalli-Ligatur). Fentanyl schwächt die pathologische Kortikosteron- und Glukosereaktion auf schmerzhafte Eingriffe stark ab [6]

derzeit nicht auf dem Markt) sind bei uns seit Jahren die Standardtherapie [59]. Allerdings kann die ausschließliche Anwendung dieser lange geübten Praxis evtl. zu einer unbefriedigenden Schmerzkontrolle führen. Viele Kinder und ihre Eltern haben Unzufriedenheit mit diesem Verfahren ausgedrückt und sprechen damit die Angst vor den Spritzen an [59]. Sie lehnen Injektionen ab und nehmen dafür lieber stärkere Schmerzen in Kauf [36]. Weiterhin gibt es, insbesondere bei den Pflegekräften, Ängste wegen einer möglichen Betäubungsmittelabhängigkeit bzw. -sucht [8, 35, 56]. Dies ist ein wesentlicher Grund für die unzureichende Anwendung geeigneter Analgetika [56]. Schließlich finden es Schwestern und Ärzte schwierig, die Schmerzstärke bei einem kleinen Kind zu erkennen [27, 30]. Aus diesem und aus anderen Gründen benötigt man heute ein stärker individuell angepaßtes Behandlungsschema zur postoperativen Schmerzkontrolle, um eine auf jede einzelne Situation zugeschnittene Schmerzlinderung zu erreichen.

Statt intramuskulärer Injektionen setzen wir heute intravenöse Narkotika unter engmaschiger Kontrolle ein (Abb. 4). Morphinsulfat wird dabei am häufigsten und mit der besten Wirkung verwendet. Die entsprechende Dosis Naloxon steht an jedem Krankenbett immer zur Verfügung. Intermittierende i.v.-Gaben von Morphinsulfat ist die praktikabelste Methode der Narkotikaverabreichung bei Patienten, bei denen man einen regelmäßigen, hohen Bedarf an Narkotika nur für 1–2 Tage erwartet [35] und auch bei Patienten ohne multiple venöse Zugänge. Dieser Therapieansatz hat zwar die Angst vor den Spritzen beseitigt, kann aber die Befürchtung einer eventuellen Atemdepression durch Opioidanalgetika nicht ausräumen. Engmaschige Überwachung mit Naloxon in Bereitschaft wird empfohlen, um die Sicherheit der intravenös verabreichten Analgetika zu verbessern [42, 45, 61].

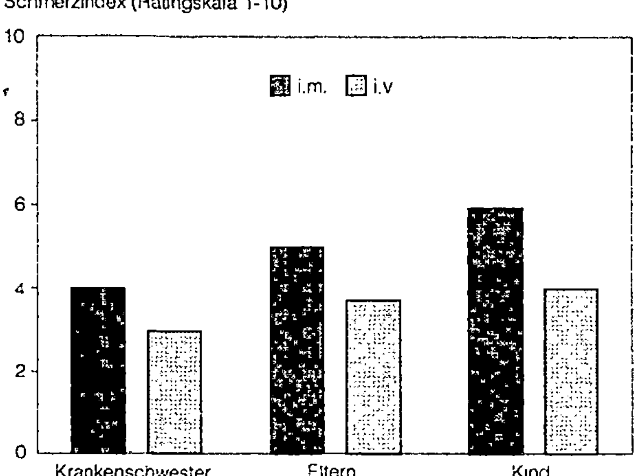

Abb. 4. Postoperative Analgesie bei Kindern. Eine randomisierte, prospektive Vergleichs-
studie mit intramuskulärer vs. kontinuierlicher intravenöser Morphingabe. Zur
Schmerzbewertung wurde eine 10stufige Ratingskala benutzt. Alle Bewerter der
Schmerzintensität schätzten den Schmerz unter der intramuskulären Morphingabe als
stärker ein. Die Kinder selbst stuften ihren Schmerz konstant höher ein als die
Beobachter [26]

Die kontinuierliche Infusion von Narkotika ermöglicht eine ausgezeichnete,
konstante Schmerzkontrolle bei den Patienten, die über längere Zeiträume
hochdosiert Betäubungsmittel benötigen [26, 54, 59]. Morphinsulfat oder
Fentanyl sind die gebräuchlichsten Analgetika für diese Methode. Fentanyl i.v.
besitzt auch den Vorteil der zentralen sympatholytischen Aktivität, der die
pulmonale Hypertonie, besonders bei Patienten mit kongenitaler Zwerchfellhernie, senken kann [19]. Aus praktischen und Sicherheitserwägungen wird die
Dauerinfusion mit Narkotika bei chirurgischen Patienten nur in der Intensivstation eingesetzt [6, 19]. Für unsere Neugeborenen verwenden wir generell
Fentanyl intravenös in kleinen Flüssigkeitsvolumina [19].

Die patientenkontrollierte Analgesie (PCA) bietet eine neuere, erfreuliche
Möglichkeit für ältere Kinder [9, 22, 29, 36, 49, 55]. Besonders wichtig ist dabei,
gegenüber diesen Kindern und ihren Eltern zu betonen, daß diese Analgesie
patientenkontrolliert, nicht elternkontrolliert ist. In bester Absicht können
besorgte Eltern Stöhnlaute ihres Kindes im Schlaf oder dessen Erregung als
Schmerz mißdeuten und daraufhin entweder den Knopf selbst drücken, um
eine Dosis des Narkotikums zu geben, oder aber ihr Kind zu überreden, dies zu
tun. Die Altersbeschränkung für die PCA soll sicherstellen, daß der Patient in
der Lage ist, das System vollkommen zu verstehen. Im typischen Fall
infundieren die PCA-Pumpen bei jeder Anforderung eine geringe, vorher
eingestellte Dosis Morphin mit einem Sperrintervall (Mindestabstand Zeit
zwischen den einzelnen Dosen) sowie einer Begrenzung der maximalen Total-
dosis in einem bestimmten Zeitraum. Theroretisch kontrolliert der Patient den

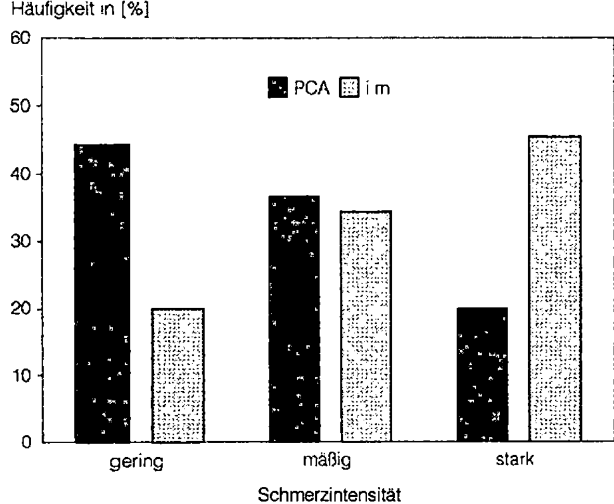

Abb. 5. Postoperative Schmerzintensität. Eine randomisierte, prospektive Vergleichsstudie Morphin mittels PCA gegenüber intramuskulärer Verabreichung. Der Einsatz der PCA-Pumpe vermindert die Häufigkeit starker postoperativer Schmerzen [11]

eigenen Analgetikaverbrauch und eliminiert damit die Minima und Spitzen des Medikamentenspiegels, die durch intermittierende Bolusgabe verursacht würden. Lange Wartezeiten, die mit dem Herbeirufen einer Schwester oder eines Pflegers verbunden sind, werden vermieden. In unserer Klinik wird einem Patienten eine PCA-Pumpe routinemäßig angeboten, wenn er deren Gebrauch versteht und 10 Jahre oder älter ist. Kinder zwischen 8 und 10 Jahren könnten die PCA-Pumpe ebenfalls benutzen, jedoch bedarf es hier der Entscheidung im Einzelfall. Patienten unter 8 Jahren kommen nur in besonderen Ausnahmesituationen in den Genuß der PCA-Pumpen.

Die patientenkontrollierte Analgesie, wie sie Rodgers 1987 [9] beschrieb, führt zu sehr großer Zufriedenheit bei den Patienten. Viele Patienten würden die Methode in Zukunft wieder erbitten, wenn eine solche Analgesie wieder notwendig wäre. In einer Studie, die PCA im Vergleich zur konventionellen Schmerzkontrolle untersuchte, benötigten PCA-Patienten in den ersten Stunden postoperativ eine höhere Gesamtdosis des Betäubungsmittels, in der anschließenden postoperativen Phase dagegen aber viel weniger [9]. In einer weiteren prospektiven Studie, die den PCA-Einsatz mit i.m.-Injektionen des Narkotikums verglich, verzeichnete man einen ähnlichen Verbrauch in allen Gruppen, jedoch viel niedrigere Schmerzwerte und höhere Patientenzufriedenheit unter der PCA [36] (Abb. 5). Obwohl auch bei PCA-Anwendung noch Nebenwirkungen der Narkotika auftreten können, gab es bei den 82 untersuchten Patienten keine signifikanten Episoden mit Atemdepression oder Hypotonie [36].

Die maximale Sicherheit der PCA-Pumpen kann nur erreicht werden, wenn eine gute Ausrüstung von einem gut ausgebildeten Personal benutzt wird – hierzu zählen auch Ärzte und Eltern. Therapiepläne über die Narkotikagabe

sollten erstellt, außerdem die ständige Überwachung und Behandlung jeder
möglichen Komplikation sichergestellt werden.

Die *kontinuierliche epidurale Narkotikagabe* kann die postoperative Pflege
eines Kindes nach größerer Thorax- oder Oberbauchoperation revolutionieren
[16, 45, 49, 50]. Kinder, die eine gut wirkende Epiduralanalgesie erhalten, sind
bereits am Tag der Operation wach und munter, und sie arbeiten voll mit, wenn
sie zu tiefem Atmen und Abhusten angeleitet werden [21]. Sie können
umhergehen und sich in einen Sessel setzen. Die Zeiten sind vorbei, in denen
Kinder in unseren Kliniken noch tagelang in narkotikabedingtem Dämmerzu-
stand waren, der zur Kontrolle des Schmerzes nach größeren Eingriffen
notwendig war. PCA-Pumpen oder kontinuierliche Narkotikainfusionen wären
auch nicht so effektiv in Situationen, die eine hohe Dosis solcher Mittel
erfordern. Parallel zum Erfolg der epiduralen Narkotika bei großen Thorax-
und Baucheingriffen beobachten wir, daß der Einsatz der intravenösen Narkotika oder der PCA-Pumpen in dieser besonderen Gruppe von pädiatrischen
Patienten an Bedeutung verlor. PCA-Pumpen sind weiterhin eine zentrale
Komponente der postoperativen Analgesie in der Orthopädie.

Epidural verabreichte Narkotika stellen auch eine wesentliche Verbesserung
gegenüber epiduralen Anästhetika wie z. B. Bupivacain dar [48]. Diese Lokalanästhetika führten zu motorischer, sensorischer und vegetativer Blockierung [17].
Kinder können relativ schmerzfrei sein, erfahren dabei aber doch Beeinträchti-
gungen im Zusammenhang mit der Nervenblockade. Obwohl epidurale Betäubungsmittel ebenfalls Harnretention, Pruritus, Ileus und möglicherweise leichte
Parese hervorrufen können, ist die Häufigkeit von Komplikationen weit
geringer als die bei Anästhetika [12, 21, 23, 48].

Wir verwenden i. allg. kontinuierliche epidurale Infusion nach einer Bolusinjektion Fentanyl oder eines anderen Lokalanästhetikums bei der Kathetereinlage. Weitere Bolusinjektionen werden im Aufwachraum verabreicht, sobald man
das Wohlbefinden des Patienten gut einschätzen kann. Der Katheter verbleibt
generell 2–3 Tage nach der Operation. Er wird früher entfernt, wenn es zu Fieber
oder Komplikationen kommt. In dieser Zeit werden systemisch keine anderen
Narkotika gegeben. Lokale Analgetika oder Blockaden können in Kombination
mit Epiduralinfusionen verabreicht bzw. durchgeführt werden [10, 40].

Als maximale Rate der kontinuierlichen Fentanyl-Infusion wird allgemein
1 µg/kg · h empfohlen. Die Patienten werden grundsätzlich zunächst engma-
schig im Aufwachraum oder in der Intensivstation überwacht und erst nach der
kritischen Phase von bis zu einem Tag auf Station verlegt. Die Vitalfunktionen
werden in kurzen Abständen kontrolliert – einschließlich des neurologischen
Status mindestens alle 4 h. Pulsoximeter und Monitore zur Atmungskontrolle
sollten vorhanden sein, und ihr Einsatz ist bei diesen Patienten grundsätzlich zu
empfehlen. Naloxon wird wiederum am Krankenbett ständig bereitgehalten, um
Komplikationen zu behandeln. Die kontinuierliche epidurale Infusion von
Narkotika durchbricht den Schmerzzyklus. Hierdurch wird das potentielle
Infektionsrisiko vermindert und die Gefahr durch eine nicht verträgliche andere
Medikation ausgeräumt [10].

Mehr noch als bei der PCA-Pumpe erfordert die Technik der kontinuierlichen Epiduralanalgesie fachliches Können und gründliches Vertrautsein mit der
Infusionsausrüstung. Regionale epidurale Infusionen sind am erfolgreichsten,
wenn sie während der gesamten perioperativen und postoperativen Phase

durchgeführt werden. Wir empfehlen dringend den Gebrauch von PCA-Pumpen oder die zuvor erwähnten Infusionen oder Bolusinjektionen von Morphin, wenn ausreichende spezielle Fertigkeiten bei Arzt und Pflegepersonal im Hinblick auf die gesamte Pflege und Betreuung der epiduralen Infusionen nicht vorhanden sind.

Analgesie bei ambulanten Patienten

Die meisten Kinder verlassen den Aufwachraum unserer Ambulanz mit Acetaminophen oder Acetylsalicylsäure als einzigem Analgetikum für die häusliche Schmerztherapie [57]. Diese erstaunlich gute Erholung basiert auf dem harmonischen Zusammenspiel zwischen Chirurgie, Anästhesie und präoperativer Vorbereitung. Ambulante Eingriffe sind üblicherweise kleine Operationen. Etwas komplexere Fälle machen eine sorgfältige Selektion notwendig, können aber doch in der Ambulanz durchgeführt werden, wenn die unten erläuterten Techniken angewandt werden. Allgemein sollten die Kinder in einem sehr guten Gesundheitszustand sein und der Klassifikation 1 oder 2 der American Society of Anesthesiologists (ASA) entsprechen.

Nur kurz zurückliegende Erkältungen und Infektionen der oberen Atemwege stellen relative Kontraindikationen dar. Kinder im Alter von unter 45 Wochen ab Konzeption werden fast immer nach einer Anästhetikumgabe ins Krankenhaus aufgenommen, da sie viel häufiger postoperativ eine Apnoe im Zusammenhang mit Anästhesie und Analgesie entwickeln. Einige Kliniken nehmen alle Patienten bis zum Alter von 60 Wochen ab Konzeptionstermin stationär auf.

Wenn Kinder für eine ambulante Operation in Frage kommen sollen, müssen die Eltern den Gesamtablauf der Behandlung des Kindes verstehen und die ständige postoperative Betreuung an den folgenden Tagen gewährleisten können. Haben die Eltern dies gut verstanden, ist das Kind gewöhnlich viel besser auf die Operation vorbereitet und wird die Abläufe selbst ebenfalls verstehen. Ist das Kind aber unkooperativ und will sich dem Eingriff nicht unterziehen, können weitere Analgetika erforderlich sein, und es empfiehlt sich dann der stationäre Aufenthalt. Eingriffe, die lang und kompliziert sind oder mehr als eine Drainage erfordern, erzeugen i. allg. zu viele Beschwerden für das Kind. In diesem Falle ist eine mehr als einmalige Gabe eines Narkotikums postoperativ erforderlich. Hier wiederum sollte man die Patienten auf die Station nehmen und möglichst nicht ambulant operieren.

Chirurgen verordnen ambulant versorgten Kindern möglichst keine potenten Analgetika, wenn sie schon frühzeitig nach Hause gehen. Es trifft zu, daß viele Kinder 1–2 h nach einer Operation keinerlei Analgesie mehr benötigen. Anderen Kindern geht es sehr gut, und sie brauchen nur schwache orale Analgetika. Allerdings ist der Schmerz nach einem ambulanten Eingriff identisch mit dem bei stationären Patienten [44, 47]. Es liegt daher in der Verantwortung des Chirurgen und des Anästhesisten, diese Kinder mit der ausreichenden Analgesie zu versorgen.

Um den Einsatz potenter Narkotika zu vermeiden, der die Krankenhausaufnahme erfordert, werden zur perioperativen Schmerzkontrolle immer mehr regionale Nervenblockaden durchgeführt. Neuere Studien haben ausgezeichnete Ergebnisse bei diesen Techniken nachgewiesen [13–15, 20, 25, 28, 31–34, 37,

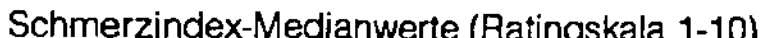

Schmerzindex-Medianwerte (Ratingskala 1-10)

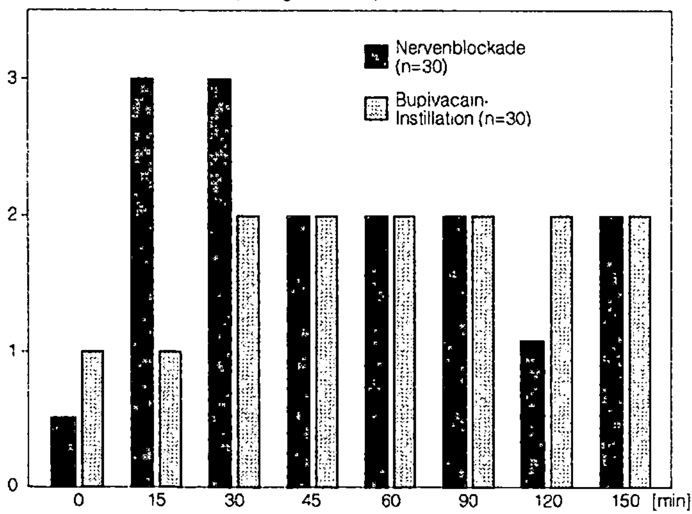

Abb. 6. Bupivacaininstillation vs. Nervenblockade bei Leistenhernienoperation. Beide Methoden ermöglichen eine ausgezeichnete Analgesie in den ersten 2,5 h nach dem Eingriff [15]

47, 60] (Abb. 6). Langwirkende Lokal- oder Regionalanästhetika werden oft schon vor Beginn der Operation angelegt, wodurch die Menge weiterer Anästhetika minimiert und der Übergang zu einer raschen Erholung erleichtert wird [15, 25]. Lokale Blockaden des N. ilioinguinalis oder N. iliohypogastricus werden bei Eingriffen im Unterbauch oder bei Leistenoperationen durchgeführt [15]. Die Blockaden werden durch den Chirurgen oder Anästhesisten gesetzt. Viele Chirurgen infiltrieren dann auch die Haut mit einem langwirkenden Anästhetikum wie Bupivacain [32, 33, 37, 60]. Bei diesen Kindern stellt eine eventuelle verzögerte Wundheilung praktisch kein Problem dar. Penisblockaden [14, 28], medial oder lateral, sind bei einer Zirkumzision weitverbreitet. Kaudale Blockaden als Regionalblockaden bei Operationen unterhalb des Nabels sind ebenfalls außerordentlich hilfreich [13, 34]. Diese Kaudalblockaden können nach Einleitung der Narkose vorgenommen werden [33]. Die durchschnittliche Zeit bis zum vollkommenen Block beträgt bis zu 5 min [28]. Es handelt sich hier generell um Blockaden mittels Einzeldosis.

    Andere Feld- oder Regionalblockaden sind bisher extensiv für die Operationen an den Extremitäten und auch für umschriebene Eingriffe an Kopf und Hals angewandt worden [51].

Präoperative Vorbereitung

Standardisierte Trainingsprogamme können nach Entscheidung des Chirurgen angewandt werden [52, 58]. Diese Programme beschäftigen sich gewöhnlich mit Fragen wie Trennung der Kinder von Eltern, Ängste der Eltern und mangelndes

Vertrautsein mit einer neuen furchterregenden und mit Schmerz verbundenen Umgebung. Das Ziel dieser Programme ist eine Verbesserung der Patientenversorgung, einschließlich der Prophylaxe schwieriger Einleitungen und Komplikationen wie Laryngospasmus, Rhythmusstörungen und psychisches Trauma. Ein gut vorbereitetes Kind ist auch eher kooperativ und benötigt keine Prämedikation. Generell wird bei Patienten, die vor der Narkose eine Sedierung benötigen, eine längere Erholungszeit postoperativ erforderlich, bevor sie das Krankenhaus verlassen können. Von einem entspannten und gut vorbereiteten Kind ist anzunehmen, daß es ungestörter aus der Narkose erwacht und somit die frische Operationswunde und die zuvor gelegten venösen Zugänge keiner Belastung aussetzen wird. Diese Patienten werden weniger Analgetika in der postoperativen Phase benötigen.

Literatur

1. Anand KJS (1986) Hormonal and metabolic functions of neonates and infants undergoing surgery. Curr Opin Cardiol 1:681–689
2. Anand KJS (1990) Neonatal stress response to anesthesia and surgery. Clin Perinatol 17(1):207–214
3. Anand KJS, Phil D, Carr DB (1989) The neuroanatomy, neurophysiology, and neurochemistry of pain, stress and analgesia in newborns and children. Pediatr Clin North Am 36(4):795–822
4. Anand KJS, Phil D, Hansen DD et al (1990) Hormonal-metabolic stress response in neonates undergoing cardiac surgery. Anesthesiology 73:661–670
5. Anand KJS, Phil D, Hickey PR (1987) Pain and its effects in the human neonate and fetus. N Engl J Med 317(21):1321–1329
6. Anand KJS, Sippell WG, Aynsley-Green A (1987) Randomized trial of fentanyl anaesthesia in preterm babies undergoing surgery: Effects on the stress response. Lancet 1:243–247
7. Anand KJS, Sippell WG, Schofield NM et al (1988) Does halothane anaesthesia decrease the metabolic and endocrine stress response of newborn infants undergoing operation? Br Med J 296:668–672
8. Angell M (1982) The quality of mercy. NEJM 306:98–99
9. Bennett RL, Batenhorst RL, Bivins BA et al (1982) Patient-controlled analgesia: A new concept of postoperative pain relief. Ann Surg 195:700–705
10. Berde CB, Anand KJS, Sethna NF (1989) Pediatric pain management. In: Gregory GA (ed) Pediatric anesthesia. Churchill Livingstone, New York, pp 679–727
11. Berde CB, Lehn BM, Yee JD et al (1991) Patient-controlled analgesia in children and adolescents: A randomized, prospective comparison with intramuscular administration of morphine for postoperative analgesia. J Pediatr 118(3):460–466
12. Berde CB, Sethna NF, Levin L et al (1989) Regional analgesia on pediatric medical and surgical wards. Intensive Care Med 15:S40–S43
13. Blaise G, Roy WL (1986) Postoperative pain relief after hypospadias repair in pediatric patients: regional analgesia versus systemic analgesics. Anesthesiology 65(1):84–86
14. Broadman LM, Hannallah RS, Belman AB et al (1987) Post-circumcision analgesia – a prospective evaluation of subcutaneous ring block of the penis. Anesthesiology 67:399–402
15. Casey WF, Rice LJ, Hannallah RS et al (1990) A comparison between bupivacaine instillation versus ilioinguinal/iliohypogastric nerve block for postoperative analgesia following inguinal herniorrhaphy in children. Anesthesiology 72:637–639

16. Cousins MJ, Mather LE (1984) Intrathecal and epidural administration of opioids. Anesthesiology 61:276–310
17. Dalens B, Tanguy A, Haberer J (1986) Lumbar epidural anesthesia for operative and postoperative pain relief in infants and children. Anesth Analg 5:1069–1073
18. Dilworth NM, MacKellar A (1987) Pain relief for the pediatric surgical patient. J Pediatr Surg 22(3):264–266
19. Elphick MC, Wilkinson AW (1981) The effect of starvation and surgical injury on the plasma levels of glucose, free fatty acids, and neutral lipids in newborn babies suffering from various congenital anomalies. Pediatr Res 15:313–318
20. Gauderer MWL, Loring JL, Eastwood DW (1989) Is there a place for parents in the operating room? J Pediatr Surg 24(7):705–707
21. Gaukroger PH (1991) Paediatric analgesia; which drug? which dose? Drugs 41(1):52–59
22. Graves DA, Foster TS, Batenhorst RL et al (1983) Patient controlled analgesia. Ann Intern Med 99:360–366
23. Gunter JB, Watcha MF, Forestner JE et al (1991) Caudal epidural anesthesia in conscious premature and high-risk infants. J Pediatr Surg 26(1):9–14
24. Hannallah RS (1987) Pediatric outpatient anesthesia. Urol Clin North Am 14(1):51–62
25. Hannallah RS, Broadman LM, Belman AB et al (1987) Comparison of caudal and ilioinguinal/iliohypogastric nerve blocks for control of postorchidopexy pain in pediatric ambulatory surgery. Anesthesiology 66:832–834
26. Hendrickson M, Myre L, Johnson DG et al (1990) Postoperative analgesia in children: A prospective study of intermittent intramuscular injection versus continuous intravenous infusion of morphine. J Pediatr Surg 25(2)185–191
27. Hertzka RE, Gauntlett IS, Fisher DM et al (1989) Fentanyl-induced ventilatory depression: effects of age. Anesthesiology 70:213–218
28. Hinkle AJ (1987) Percutaneous inguinal block for the putpatient management of post-herniorrhaphy pain in children. Anesthesiology 67:411–413
29. Keeri-Szanto M, Heman S (1972) Postoperative demand analgesia. Surg Gynecol Obstet 134:647–651
30. Koren G, Butt W, Chinyanga H et al (1985) Postoperative morphine infusion in newborn infants: Assessment of disposition characteristics and safety. J Pediatr 107:963–967
31. Krane EJ, Jacobson LE, Tyler DC (1988) Caudal epidural morphine in children: A comparison of three doses. Anesthesiology 69:A763
32. Langer JC, Shandling B, Rosenberg M (1987) Intraoperative bupivacaine during outpatient hernia repair. J Pediatr Surg 22:267–270
33. Levack ID, Holmes JD, Robertson GS (1986) Abdominal wound perfusion for the relief of postoperative pain. Br J Anaesth 58:615–619
34. Lunn RJ, Berde CB, Sethna NF et al (1989) Stellate ganglion blockade in children and adolescents. Anesthesiology 7:A1023
35. Maunuksela EL, Olkkola KT, Korpela R (1987) Measurement of pain in children with self-reporting and behavorial assessment. Clin Pharm Ther 37:589–596
36. Marks RM, Sachar EJ (1973) Undertreatment of medical inpatients with narcotic analgesics. Ann Intern Med 78:173–181
37. McGown RG (1982) Caudal analgesia in children; five hundred cases for procedures below the diaphragm. Anaesthesia 37:808–819
38. Meyers WC, Branum GD, Farouk M et al (1991) A prospective analysis of 1518 laparoscopic cholecystectomies. N Engl J Med 324:1975–1078
39. Moir CM, Donohue JH, van Heerden JA (1992) Laparoscopic cholecystectomy in children: initial experience and recommendations. J Pediatr Surg 27(8):1066–1070
40. Nicoll JH (1909) The surgery of infancy. Br Med J 2:753–754

41. Obara H, Sugiyama D, Maekawa N et al (1984) Plasma cortisol levels in paediatric anaesthesia. Can Anaesth Soc J 31:24–27
42. Olkkola KT, Maunuksela E-L, Korpela R et al (1988) Kinetics and dynamics of postoperative intravenous morphine in children. Clin Pharmacol Ther 44(2):128–136
43. Pinter A (1973) The metabolic effects of anaesthesia and surgery in the newborn infant: changes in the blood levels of glucose, plasma free fatty acids, alpha amino-nitrogen, plasma amino-acid ratio and lactate in the neonate. Z Kinderchir 12:149–162
44. Rice LJ, Pudimat MA, Hannallah RS (1990) Timing of caudal block placement in relation to surgery does not affect duration of postoperative analgesia in paediatric ambulatory patients. Can J Anaesth 37(4):429–431
45. Rodgers BM, Webb CJ, Stergios D et al (1988) Patient-controlled analgesia in pediatric surgery. J Pediatr Surg 23(3):259–262
46. Roizen MF, Lampe GH, Benefiel DJ et al (1987) Is increased operative stress associated with worse outcome? Anesthesiology (abstr) 67(3A):A1
47. Shandling B, Steward DJ (1980) Regional analgesia for postoperative pain in pediatric outpatient surgery. J Pediatr Surg 15:477–480
48. Shapiro LA, Jadeikin RJ, Shalev D et al (1984) Epidural morphine analgesia in children. Anesthesiology 61:210–212
49. Shulman MS, Brebner J, Sandler A (1983) The effect of epidural morphine on postoperative pain relief and pulmonary function in thoracotomy patients. Anesthesiology 59:A192
50. Stenseth R, Sellevald O, Breivik H (1985) Epidural morphine for postoperative pain relief: experience with 1085 patients. Acta Anaesthesiol Scand 148:148–156
51. Steward DJ (1979) Psychological considerations in the pediatric patient. In: Guerra F, Adrete JA (eds) Emotional and psychological responses to anesthesia and surgery. Grune & Stratton, Orlando/FL
52. Steward DJ (1989) Psychological preparation and premedication. In: Gregory GA (ed) Pediatric anesthesia. Churchill Livingstone, New York, pp 523–527
53. Steward DJ (1989) History of pediatric anesthesia. In: Gregory GA (ed) Pediatric anesthesia. Churchill Livingstone, New York, pp 1–14
54. Tamsen A, Hartvig P, Fagerlund C et al (1982) Patient-controlled analgesic therapy: clinical experience. Acta Anesth Scand Suppl (74) 26:157–160
55. Tobias JD, Deshpande JK, Wetzel RC et al (1990) Postoperative analgesia. Use of intrathecal morphine in children. Clin Pediatr 29(1):44–48
56. Truog R, Anand KJS, Phil D (1989) Management of pain in the postoperative neonate. Clin Perinatol 16(1):61–78
57. Valley RD, Bailey AG (1991) Caudal morphine for postoperative analgesia in infants and children: A report of 18 cases. Anesth Analg 72:120–124
58. Vernon DTA, Schulman JL, Foley JM (1966) Changes in children's behavior after hospitalization: Some dimensions of response and their correlates. Am J Dis Child 111:581
59. Weis OF, Sriwatanakul K, Alloza JL et al (1983) Attitudes of patients, housestaff, and nurses toward postoperative analgesic care. Anesth Analg 62:70–74
60. Wolf AR, Hughes D, Wade A et al (1990) Postoperative analgesia after paediatric orchidopexy: Evaluation of a bupivacaine-morphine mixture. Br J Anaesth 64:430–435
61. Yaksh TL, Rudy TA (1976) Analgesia mediated by a direct spinal action of narcotics. Science 192:1357–1358

*Erfahrungen mit komplett implantierbaren Kathetersystemen
bei immunsupprimierten Kindern –
Ein Weg der systemischen Analgetikaapplikation*

H. Meier

Am Pastorsberg 27, 46499 Brünen

Summary. Fully implantable catheter systems are particularly suitable for use in children
requiring long-term administration of antibiotics, cytostatics or analgesics, as these are
precisely the children who are liable to panic attacks at the idea of injections.
There are various catheter systems that are suitable for children. In children with a
body weight of at least 3 kg a catheter in the internal jugular vein can be used. Children
under 6 years of age must be heavily sedated for the implantation, while older children
can manage with a local anaesthetic.
For full-term and preterm neonates, the Silastic catheters designed by Shaw are
particularly appropriate; these can be inserted with the flow from any peripheral vein by
way of a 19-gauge butterfly cannula.
When full-term and preterm neonates have collapsed veins, e.g. in the presence of
circulatory collapse, there is no way of avoiding a venous section for placement of a
catheter system.
Umbilical vein catheters are suitable only for emergency use in the delivery room
because of the ensuing risk of infection and the risk that portal vein thromboses may
occur.
Percutaneous insertion of central venous catheter systems is an especially good
approach for children undergoing long-term oncological treatments. Hickman and
Broviac catheters are available for this application. Another catheter system that can be
implanted in toto is the Thera-Port system (Baxter). Fully implantable catheter systems
are inserted under a general anaesthetic.
The procedure is as follows:

1. The catheter system is filled with heparinized physiological saline solution.
2. The catheter tip is advanced carefully by way of the superior caval vein while progress
   is monitored on a video display.
3. Once a good position is reached the catheter is fixed in place by means of a vascular
   suture.
4. A subcutaneous pouch is then prepared for implantation of the port.
5. A precise connection must then be made between the distal end of the catheter and the
   outlet tube with the safety ring.
6. Permanent perfusion of the system is not necessary because of the heparin block.

A system of this type can even be implanted in the case of immunosuppressed children or
children with coagulation disorders, providing adequate antibiotic protection or, if
appropriate, thrombocyte substitution is instituted.
To avoid complications, loops and kinks in the tubing must be avoided, adequate
subcutaneous support must be ensured for the port, and the system must be appropriately
looked after by trained staff. Whenever blood is taken, the system must be well flushed
with 0.9% saline solution immediately afterwards to remove any blood components.
The advantages of fully implantable catheter systems lie in the fact that the children do
not need to be constantly connected to an infusion system, so that they can move about

H. Meier R. Kaiser C. R. Moir (Hrsg.)
Schmerz beim Kind
© Springer-Verlag Berlin Heidelberg 1993

freely and they are more easily cared for. In addition, the absence of any part of the catheter outside the body means that the risk of infection is substantially lower with the fully implantable systems, as is the danger of catheter faults (which usually arise in the external part), and these children are not hampered by the presence of a dressing. In chronically ill children the catheter system can also be used for pain therapy and for building up to the dose of analgesic medication needed.

Einleitung

Bei Kindern mit Schmerzen spielt die Form der Verabreichung der Analgetika eine ganz entscheidende Rolle. Intramuskuläre Bolusgaben sind für Kinder nicht geeignet. Kinder haben Angst vor Spritzen. Sie sind eher bereit, eine große Operation zu tolerieren, als bei vollem Bewußtsein einer spitzen Nadel entgegenzusehen. Weiterhin können intramuskuläre Injektionen bei unsachge-

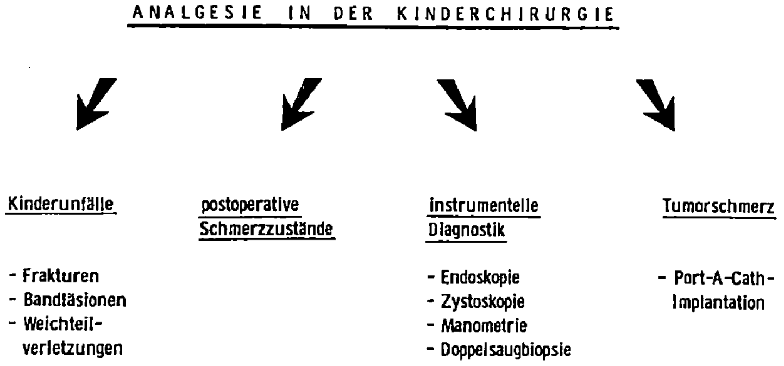

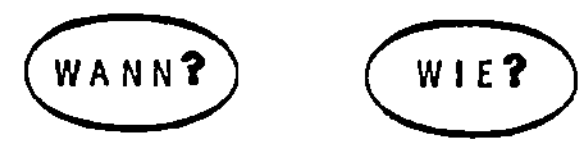

Abb. 1. Überblick über die möglichen Ursachen, die zu Schmerzzuständen in der Kinderchirurgie führen können

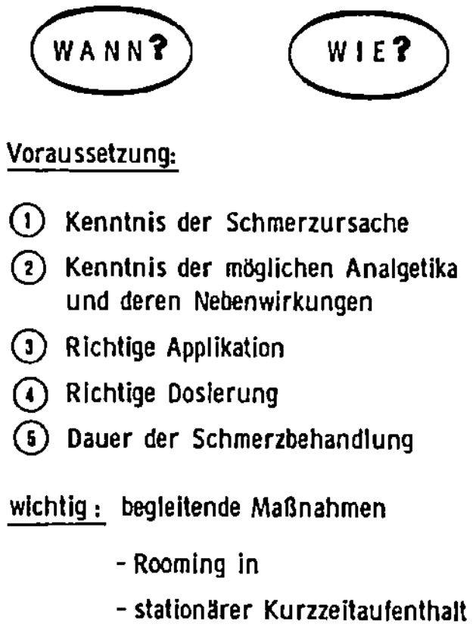

Abb. 2. Zusammenfassung notwendiger Voraussetzungen, die erfüllt sein müssen, um eine konsequente Schmerzbehandlung beim Kind durchführen zu können

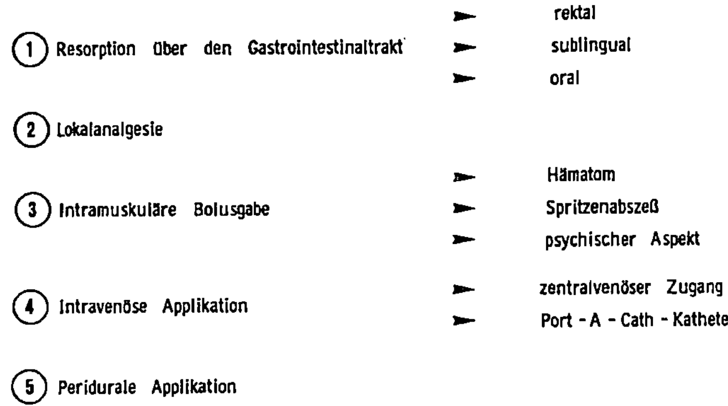

Abb. 3. Überblick über mögliche Applikationsformen bei einer Schmerzbehandlung des Kindes. Hier zeigt sich, daß die intramuskuläre Bolusausgabe beim Kind ungünstig ist

mäßer Applikation zu Komplikationen wie Hämatom- und Abszeßbildungen führen. In der perioperativen Phase nutzen wir den bereits liegenden intravenösen Zugang und applizieren darüber Analgetika. Eine besondere Problemgruppe stellen Kinder mit malignen Tumoren des Bauchraums bzw. des Thoraxraums dar. Hier bestehen intermittierende Schmerzzustände, insbesondere dann, wenn es durch das Tumorwachstum zu Arrosion bzw. Kompression von Nervenenden gekommen ist. Eine weitere Schmerzquelle sind die Applikationsstellen bei peripheren Gaben von Chemotherapeutika. Bei einer Reihe dieser Kinder hat es sich bewährt, die intermittierende Chemotherapie über komplett implantierbare Kathetersysteme zu verabreichen. Damit ist ein Weg zur intravenösen Applikation von Medikamenten und physiologischen Flüssigkeiten beim Kind gegeben. Eine permanente Perfusion ist nicht erforderlich. Vielmehr ist es möglich, durch wiederholten perkutanen Zugang Kurz- oder Langzeitinfusionen durchzuführen. Dieses System hat sich auch bei der notwendigen Analgetikabehandlung schwer- und schwerstkranker Kinder sehr bewährt (Abb. 1–4).

Besonderheiten der Kathetersysteme beim Kind

Nach umfangreichen klinischen Untersuchungen bevorzugen wir folgende zentralen Zugänge:

1. Den *Jugularis-interna-Katheter* als elektiven Katheter bei Kindern mit mindestens 3 kg Körpergewicht. Dieser Katheter wird bei Kindern unterhalb des 6. Lebensjahres in tiefer Sedierung mit einem potenten, kurz wirksamen Hypnotikum gelegt. Bei älteren Kindern, jenseits des 6. Lebensjahres, wird zunächst eine Lokalanästhesie verabreicht und eine genaue Aufklärung des Kindes durchgeführt. Verwendung findet dabei der 16-gg.- und 18-gg.-Cava-Fix-Katheter. Bei Kindern mit einem Körpergewicht unter 5 kg hat sich auch die Seldinger-Technik bewährt. Hierbei wird der Leadercath der Fa. Vygon

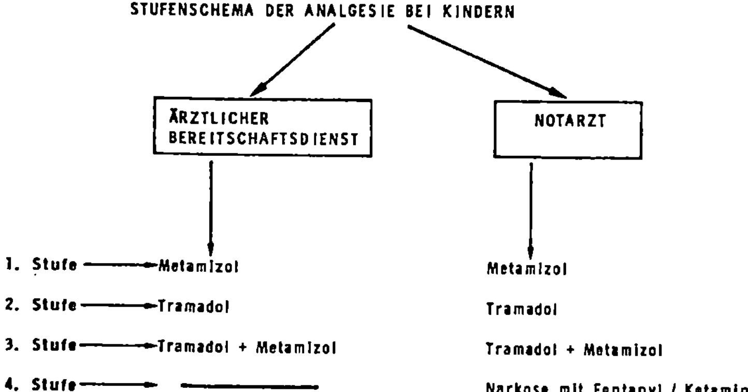

Abb. 4. Zusammenstellung eines Stufenplans der Analgesie bei Kindern. Es gilt, sich an die Schmerzsituation des Kindes heranzutitrieren und in Abhängigkeit von der Ursache der Schmerzentstehung eine bedarfsgerechte Schmerzbehandlung durchzuführen

eingesetzt. Nach Untersuchungen von *Jorch* ist in 95% der Fälle eine erfolgreiche Punktion möglich. Bei Kindern unter 3 kg Körpergewicht wird die Trefferquote geringer und die Komplikationsrate, wie ausgeprägte Hämatome bei Kindern mit schweren Gerinnungsstörungen höher.

2. Einsatz von *Silastic-Kathetern* nach *Shaw* für Neugeborene und Frühgeborene. Bei einem Außendurchmesser von 0,6 mm bietet dieses Kathetersystem einen Innendurchmesser von 0,3 mm, der für die niedrigen Flowraten von 50–500 ml pro Tag in dieser Altersgruppe vollkommen ausreicht. Der Silastic-Katheter wird über eine 19-gg.-Flügelkanüle perkutan in eine beliebige, genügend große periphere Vene eingeführt und mit viel Geduld nach zentral eingeschwemmt.

3. Bei Neugeborenen und Frühgeborenen im Kreislaufschock oder in Notfallsituationen, wo die Venen kollabiert sind, erfolgt die Freilegung der V. basilaris im Rahmen einer *Venae sectio.* Anwendung findet dabei der 18-gg.-Kunststoffkatheter (Venocath 19 der Fa. Abbott). Dabei wird der Katheter mit einem Führungsdraht langsam zentral plaziert. Eine zentrale Lage gelingt in über 95% der Fälle.

4. *Nabelvenenkatheter* als Zugang für einen zentralen Katheter: Wir verwenden den Nabelvenenkatheter lediglich für den Notfall im Kreißsaal bei schwerkranken Neugeborenen in den ersten Lebenstagen und für Austauschtransfusionen. Der Nabelarterienkatheter findet lediglich bei Früh- und Neugeborenen mit einem hohen Risiko Verwendung. Gefürchtet sind dabei Infektionen und Portalvenenthrombosen.
Die zuletzt genannte Komplikation läßt sich weitgehend vermeiden, wenn man nur den Nabelvenenkatheter mit wirklich zentraler Lage akzeptiert.

5. Als zentrale Zugangswege bei onkologischen Langzeittherapien wurden eine Reihe von Verfahren angewandt. Zur Verfügung stehen perkutan eingebrachte zentralvenöse Katheter, die jedoch wegen unvermeidbarer infektiös bedingter Phlebitiden nur kurzzeitig funktionieren. Diese Infektionsgefahr

kann durch einen weit vom Durchtritt in die Vene entfernt liegenden Austrittsort aus der Haut gemindert werden. Nach diesem Prinzip steht der *Hickman-* und der *Broviac-Katheter* aus Silikonkautschuk mit verschiedenen Durchmessern zur Verfügung. Diese Katheter werden in eine zentrale Vene implantiert, wobei das extravasale Segment zunächst subkutan untertunnelt wird, bevor es aus der Haut herausgeleitet wird. Eine Dacronmanschette im Verlauf des extravasalen Segments verleiht dem System durch Einwachsen von Gewebe festen Sitz, so daß der Katheter nicht unbeabsichtigt entfernt werden kann. Neben der chirurgischen Implantation ist auch die Einführung des Katheters mit einem „peel-away introducer" nach Blindpunktion der Vene möglich. Die Infektionsrate konnte durch die Einführung dieser Kathetersysteme auf 15% gesenkt werden. *Evans* wies nach, daß bei nahezu 50% der katheterbedingten Infektionen als Erreger die Staphylokokken in Frage kommen. Folgende Nachteile dieser Kathetersysteme muß man berücksichtigen:

– Der externe Anteil stellt eine permanente potentielle Infektionsgefahr dar.
– Es besteht die Gefahr des Katheterdefekts im Bereich des externen Segments.
– Der erforderliche Verband wird von den Kindern als störend empfunden.

Komplett implantierbare Kathetersysteme

Das Thera-Port-System (Fa. Baxter) stellt ein komplett implantierbares Kathetersystem dar, das zur intravenösen Applikation von Medikamenten und physiologischen Flüssigkeiten beim Kind geeignet ist. Eine permanente Perfusion ist nicht erforderlich. Vielmehr ist es möglich, durch wiederholten perkutanen Zugang Kurz- oder Langzeitinfusionen durchzuführen (Abb. 5).

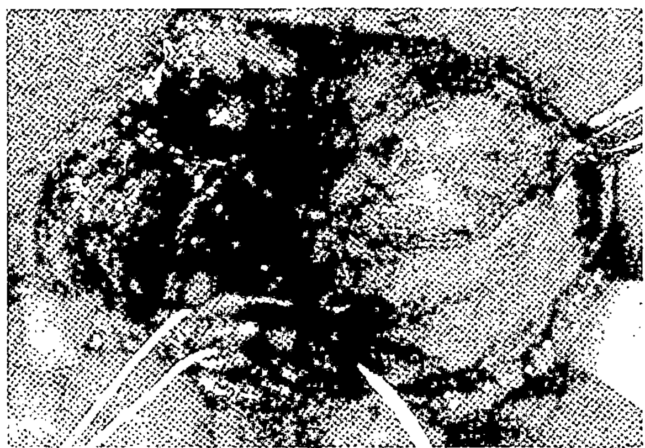

Abb. 5. Intraoperativer Situs eines 4 Monate alten Säuglings mit einem großen Wilms-Tumor, der die V. cava inferior okkludiert. Der Operationssitus zeigt den bereits mobilisierten Tumor. Die V. cava ist angezügelt

Durch dieses Prinzip werden folgende Vorteile für das Kind geschaffen:

1. Durch die subkutane Plazierung des Ports ist die Infektionsgefahr auf ein Minimum reduziert.
2. Das Kind braucht nicht permanent an ein Infusionssystem angeschlossen zu werden.
3. Die Bewegungsfreiheit und die tägliche Pflege der Kinder werden nicht beeinträchtigt.

Das Thera-Port-System setzt sich aus 3 Hauptkomponenten zusammen.

1. Subkutaner Injektionsport, der aus einem Titanring und einer Kunststoffmembran besteht. Der Port hat insgesamt eine Höhe von 11,5 mm und eine Breite von 27 mm. Für die Fixierung des Ports sind 4 Ösen angebracht. Das Volumen der Portkammer beträgt 0,35 ml. Das Gewicht des Ports insgesamt beträgt 8,5 g.
2. Silastic-Katheter. Der venöse Katheter, der zentral in die V. cava superior implantiert wird, weist einen Innendurchmesser von 1,0 mm und einen Außendurchmesser von 2,8 mm auf.
3. Sicherungsring. Ein kleiner Metallring ist für eine stabile Konnektion von Katheter und Port verantwortlich. Diese exakte Konnektion ist die Voraussetzung dafür, daß auch bei größeren Infusionsdrucken eine Diskonnektion des Portsystems und des Kathetersystems nicht möglich ist.

Die separat konstruierten Teile Port, Katheter und Sicherungsring erlauben den Einsatz verschiedener Kathetertypen und erleichtern wesentlich den Implantationsvorgang. Weitere Vorteile sind darin zu sehen, daß ein direkter Zugang zum Katheterlumen sowie ein sicherer Anschluß am Port gewährleistet sind. Durch Anreicherung mit Bariumsulfat ist die gesamte Katheterlänge röntgenpositiv, so daß intraoperativ die exakte Plazierung des Katheters mit Hilfe der Bildwandlerkontrolle verfolgt werden kann.

Die Häufigkeit des Auftretens von Thrombosen hängt ganz entscheidend von der Beschaffenheit der Katheterspitze ab. Rauhigkeiten an der Katheterspitze lassen sich rasterelektronenmikroskopisch nachweisen und scheinen die Thrombenentstehung zu begünstigen. Ein signifikanter Unterschied zwischen Kathetern, die mit einem Port kombiniert sind oder Kathetern, die transkutan plaziert sind, ist hier zunächst nicht zu erwarten.

Eine neue Generation komplett implantierbarer Kathetersysteme sind Thera-Ports mit geglätteter Spitze.

Hier zeigen rasterelektronenmikroskopische Untersuchungen, daß die speziell präparierten Katheterspitzen eine nahezu glatte Oberfläche darstellen. Wegen der fehlenden Rauhigkeit der Katheteroberfläche des Materials scheint sich weniger thrombotisches Material an der Katheterspitze abzulagern. Wir überblicken gegenwärtig 10 Kinder mit diesem Kathetersystem. Bei keinem der Kinder mußte das Kathetersystem bisher wegen einer Thrombose entfernt werden. Die längste Liegezeit beträgt bisher sechs Monate.

Implantationstechnik

Die Implantation führen wir bei Kindern stets in Allgemeinnarkose durch. Das Kathetersystem wird mit heparinisierter physiologischer Kochsalzlösung gespült und angefüllt (Abb. 6, 7).

Primärer Implantationsort ist die V. jugularis externa. Durch intraoperative Kopftieflagerung wird diese Vene unter der Haut gut sichtbar. Über einen kleinen Hautschnitt wird die V. jugularis externa dargestellt und mit 2 Haltefäden angeschlungen. Es ist darauf zu achten, daß bei Kleinkindern infolge der Kleinheit der Gefäße kein zu starker Zug auf die V. jugularis externa ausgeübt wird, um Irritationen der Gefäßwand zu vermeiden.

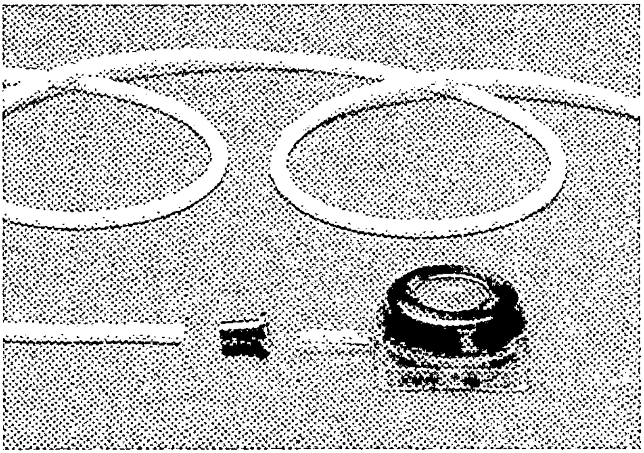

Abb. 6. Der Thera-Port als komplett implantierbares Kathetersystem besteht aus drei Anteilen, dem Port, dem Katheter und dem Konnektor

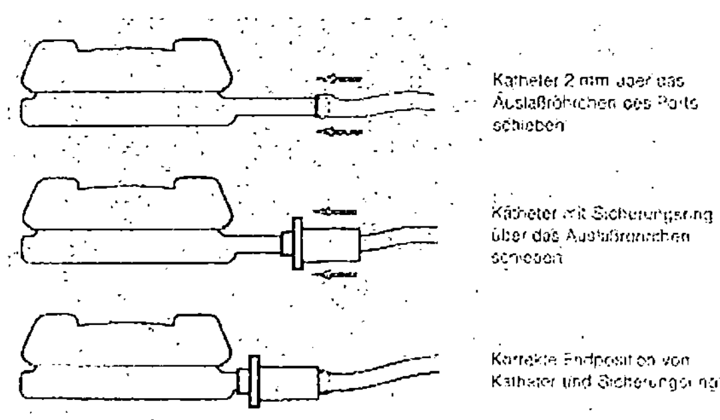

Abb. 7. Schematische Darstellung der korrekten Verbindung des Katheters mit dem Port. Entscheidend ist hier die exakte Positionierung des Sicherungsrings über das Auslaßröhrchen

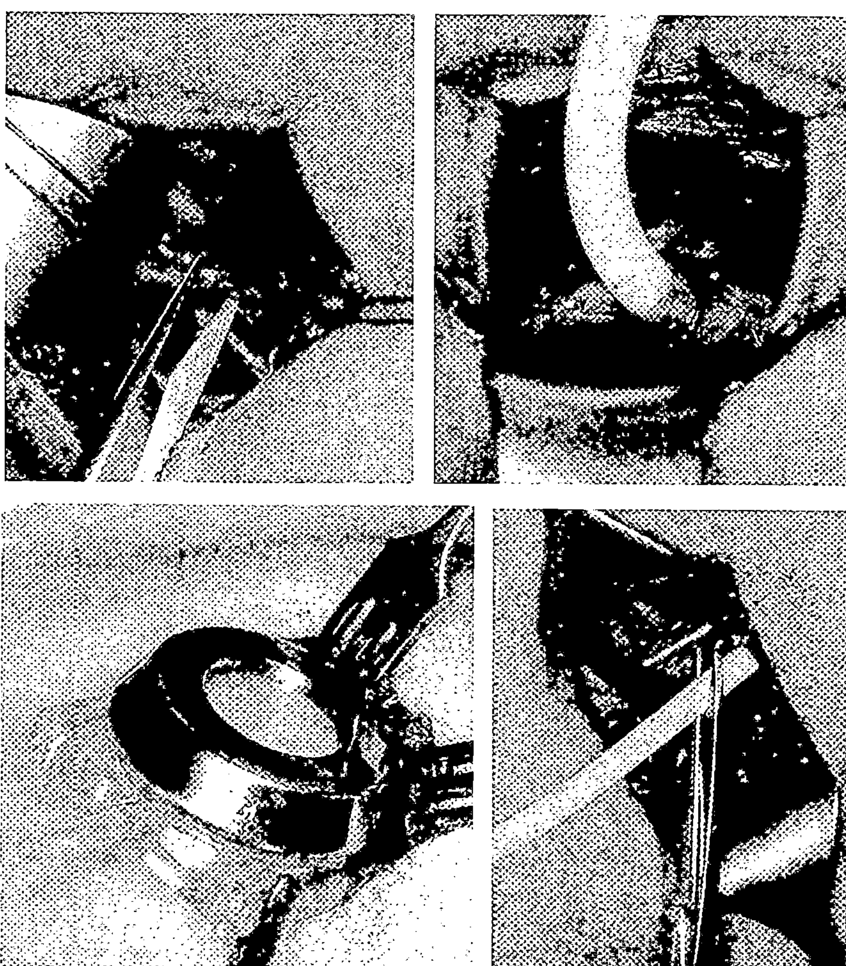

Abb. 8 (*oben links*). Nach Freipräparation der V. jugularis externa wird diese angezügelt und das Gefäßlumen eröffnet

Abb. 9 (*oben rechts*). Nach Plazierung des Katheters wird dieser mit einer Gefäßnaht fixiert, um ein Herausgleiten aus dem Gefäß zuverlässig zu vermeiden

Abb. 10 (*unten links*). Bei der Implantation des Ports ist darauf zu achten, daß ein ausreichendes Weichteilpolster über dem Port zu liegen kommt. Der nächste Schritt ist die Fixierung des Ports an den vier dafür vorgesehenen Ösen

Abb. 11 (*unten rechts*). Nach subkutaner Tunnelung wird der Katheter plaziert und die erforderliche Länge exakt zur Lage des implantierten Ports angepaßt

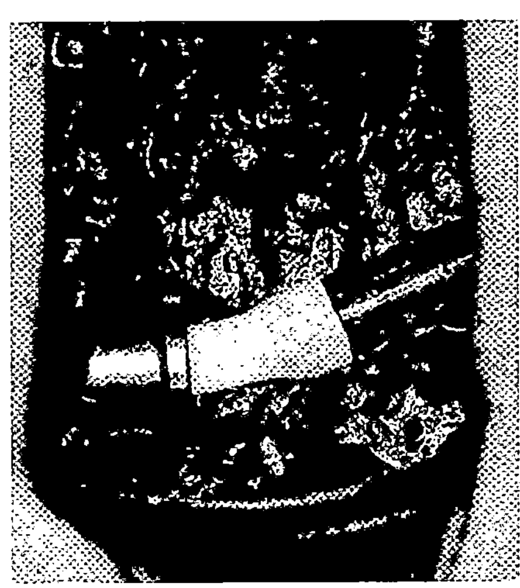

Abb. 12. Das Auslaßstück des Ports wird mit dem Katheter vereinigt. Der nächste Schritt ist die Plazierung des Sicherungsrings, damit eine zuverlässige Verbindung zwischen Port und Katheter besteht

Der nächste Schritt ist die Vasotomie mit Hilfe einer Potts-Schere. Vom Assistenten werden die Haltefäden vorsichtig angespannt, um einen Blutverlust zu vermeiden.

In völliger Blutfreiheit erfolgt dann die Implantation der Katheterspitze. Unter Bildwandlerkontrolle wird die Katheterspitze vorsichtig in die obere Hohlvene vorgeschoben. Nach exakter Plazierung der Katheterspitze erfolgt die Fixierung mit Hilfe einer Gefäßnaht. Damit wird eine sichere Fixierung des Katheters geschaffen, so daß die Lage des Katheters nicht mehr verschoben werden kann. Dann erfolgt die Präparation einer subkutanen Tasche für die Implantation des Ports. Wichtig ist dabei, daß der Port neben der Inzision zu liegen kommt, damit bei der späteren Punktion die Infusionsstelle nicht gefährdet wird (Abb. 8–14).

Bewährt hat sich dabei eine Längsinzision entlang der vorderen Axillarlinie beim Mädchen bzw. eine transversale Inzision im Bereich der vorderen oberen Thoraxwand beim Jungen. Dann erfolgt die subkutane Untertunnelung von der subkutanen Tasche aus in Richtung der Inzision über der V. jugularis externa.

Mit Hilfe eines Klemmchens wird der Katheter subkutan plaziert. Es ist darauf zu achten, daß der Katheter spannungsfrei im Zervikalbereich zu liegen kommt. Ein zu großer Zug kann bei Drehbewegungen im Zervikalbereich die Gefäße abknicken und damit die Perfusion gefährden. Dann wird die exakte Länge des subkutanen Katheters bemessen und in Höhe des Auslaßröhrchens des Ports mit einer geraden Schere abgeschnitten.

Die nächste Maßnahme ist die exakte Konnektierung des distalen Katheterendes auf das Auslaßröhrchen mit Hilfe des Sicherungsringes. Zunächst wird das Katheterende 2 mm über das Auslaßröhrchen des Ports plaziert. Dann wird der Katheter zusammen mit dem Sicherungsring vorsichtig über das Auslaßröhrchen geschoben.

Durch diese Maßnahme schiebt sich der Katheter zusammen mit dem Sicherungsring bis zur korrekten Endposition vor. Abschließend steht das

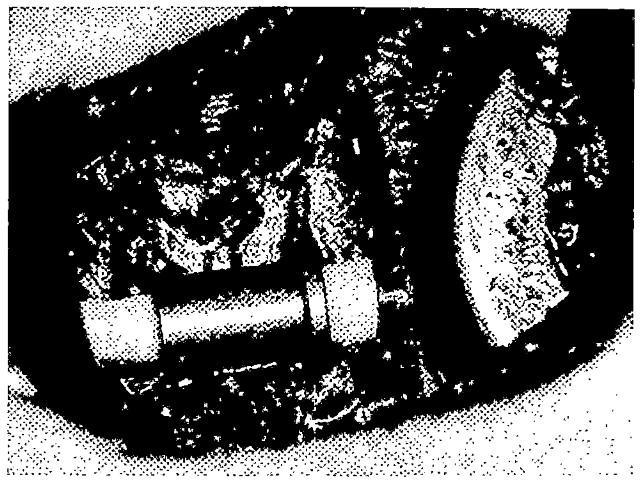

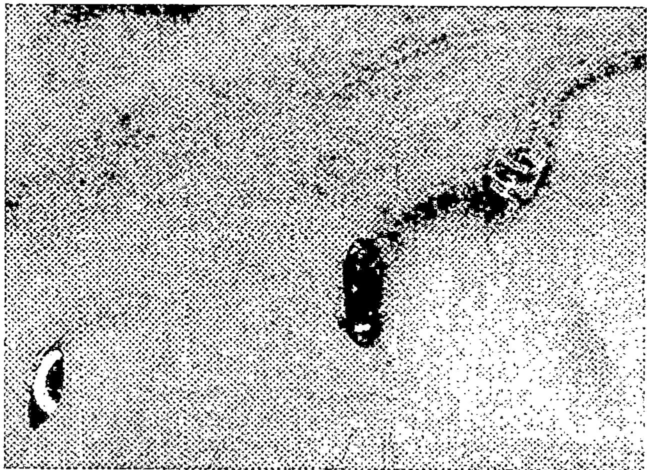

Abb. 13 (*oben*). Der intraoperative Situs zeigt die exakte Lage des Sicherungsrings. Der Katheter ist zuverlässig mit dem Port verbunden

Abb. 14 (*unten*). Bereits am Operationstisch wird der Port mit einer Huber-Nadel punktiert und das Kathetersystem in Betrieb genommen. Die Abbildung zeigt die beiden kleinen Inzisionsstellen am Hals und im Bereich der Thoraxwand, über die das Kathetersystem implantiert wird

Katheterende etwa um 2 mm dem planen Ende des Sicherungsrings über. Damit ist eine korrekte Verbindung von Katheter und Port geschaffen. Der nächste Schritt ist der subkutane Verschluß beider Hautinzisionen und die Anlage einer intrakutan fortlaufenden Hautnaht.

Bereits am Operationstisch wird mit Hilfe einer Huber-Nadel der Thera-Port punktiert und die Infusion angehängt.

Vermeidung von Fehlerquellen

Die Implantation komplett implantierbarer Kathetersysteme ist ein technisch nicht sehr aufwendiger Eingriff. Dennoch gibt es eine Reihe von Fehlerquellen, die man kennen muß, um ein langzeitiges Funktionieren des Kathetersystems zu gewährleisten:

1. Beachtung wichtiger präoperativer Maßnahmen: In den allermeisten Fällen handelt es sich um Kinder, die wegen der Schwere ihrer Grunderkrankung bereits Blutgerinnungsstörungen oder Defizite im Immunsystem aufweisen. Diese Kinder stellen keine Kontraindikation für die Implantation komplett implantierbarer Kathetersysteme dar. Notwendige Voraussetzung ist jedoch, präoperativ genau abzuklären, welche Defizite vorliegen. Bei einer Thrombozytopenie von weniger als 50000 und einer Blutungszeit von mehr als 5 min ist eine präoperative Substitution eines Thrombozytenkonzentrats unerläßlich. Besteht eine Granulozytopenie mit Segmentkernigen weniger als 1000 pro µl, erfolgt die Katheterimplantation immer unter Antibiotikaschutz. Lassen sich präoperativ plasmatische Gerinnungsstörungen nachweisen, substituieren wir präoperativ Frischplasma.
2. Fachgerechtes Zusammensetzen des Kathetersystems und Anfüllen des Ports und des Katheterschlauchs präoperativ mit heparinisierter physiologischer Kochsalzlösung, um einer Thrombosierung vorzubeugen.
3. Vermeidung von Schleifen- und Knickbildungen unmittelbar am Abgang des Ports. Bei der Plazierung des Katheters in den subkutanen Tunnel ist darauf zu achten, daß am Übergang des stabilen Ports zum flexiblen Katheter keine Knickbildung auftritt. Kommt es zu einem mechanischen Stopp, ist das Funktionieren des Katheters infrage gestellt. Es ist notwendig, bereits am Operationstisch mit Hilfe der Bildwandlerkontrolle die exakte Lage des Kathetersystems zu kontrollieren. Damit erspart man sich Zweiteingriffe.
4. Mit Hilfe des Bildwandlers ist es unerläßlich, eine intraoperative Röntgenkontrolle der Katheterspitze vorzunehmen. Fehlplazierungen, wie die Lage in der V. axillaris oder die Lage im rechten Vorhof lassen sich dadurch intraoperativ beheben.
5. Der Versuch, beim Säugling den venösen Katheterschlauch in die V. jugularis externa zu plazieren, wird nicht immer gelingen, da ein Mißverhältnis zwischen der Kleinheit des Gefäßlumens und Größe des Katheterschlauchs besteht. Hier ist es notwendig, den Katheter direkt in die V. jugularis interna zu plazieren.
6. Um Läsionen der Haut über dem Port zu vermeiden, muß ein ausreichend subkutanes Polster geschaffen werden. Wichtig ist, daß der Katheter zuverlässig an allen 4 Seiten fixiert wird. Die Inzisionsstelle zur Schaffung der subkutanen Tasche muß so gelegt sein, daß man ohne großen Aufwand direkt Zugang zum Auslaßröhrchen und zum Sicherungsring hat.
7. Die Beachtung wichtiger Pflegemaßnahmen ist nur dann gewährleistet, wenn postoperativ eine ganz exakte Katheterpflege durchgeführt wird. Dabei hat sich bewährt, daß nur geschultes Pflegepersonal den Infusionswechsel vornimmt. Es ist notwendig, daß mit sterilen Handschuhen gearbeitet wird und die Einstichstelle über dem Port mit Betaisodonasalbe desinfiziert wird. Aufgrund unserer Erfahrungen hat es sich bewährt, die Portnadel nicht

länger als eine Woche liegen zu lassen. Wichtig ist, daß nach Abschluß des Infusionszyklus ein Heparinblock gesetzt wird. Dabei wird abschließend der Port und das Kathetersystem mit 10 ml Kochsalzlösung, versetzt mit 1000 i. E. Heparin, gespült. Bei allen Blutentnahmen ist im Anschluß ein ausreichendes Spülen mit 0,9 %iger Kochsalzlösung notwendig, um Ablagerungen von Blutbestandteilen im Kathetersystem und im Portsystem weitgehend zu vermeiden. Bei Blutabnahmen werden gleichzeitig Blutkulturen mit angelegt, um rechtzeitig Sepsiszustände zu erkennen.

Langzeitergebnisse

Wir überblicken gegenwärtig 78 Kinder mit implantierten Kathetersystemen. Das System hat sich insbesondere bewährt bei intermittierenden Chemotherapien, wo in genauen Zeitabständen eine Infusionsbehandlung notwendig wurde.

Hier hat sich dieses Behandlungsprinzip deshalb bewährt, weil den Kindern eine permanente Infusionsbehandlung erspart werden konnte. Andererseits war es nicht notwendig, beim jeweiligen Zytostatikazyklus einen erneuten Zugang zu legen. Wir haben insgesamt bei 78 Kindern und Jugendlichen dieses Verfahren angewandt. In 22% der Fälle handelte es sich um Kinder mit einem Sarkom, in weiteren 22% um eine akute myeloische Leukämie. In 20,5% war die Indikation ein Rezidiv einer akuten lymphatischen Leukämie. In jeweils 9% der Fälle handelte es sich um ein Lymphom, um komplette parenterale Ernährung bei Kurzdarmsyndrom und um seltene Blutkrankheiten.

Fortgeschrittene Tumoren, die eine postoperative Zytostatikatherapie erforderlich machten, lagen in 7,5% der Fälle vor. In 1% handelte es sich um eine akute undifferenzierte Leukämie. Die Altersverteilung zeigt, daß in 40% der Fälle Kleinkinder mit dem System versorgt wurden; das belegt, daß in dieser Altersgruppe eben doch eine panische Angst vor Infusionen und vor dem Anlegen von Infusionen besteht. Die Geschlechtsverteilung war nahezu ausgeglichen.

Anhand der Sammelstatistik von weiteren acht medizinischen Zentren, die seit 1983 Erfahrungen mit diesen Kathetersystemen aufwiesen, läßt sich ablesen, daß die durchschnittliche Liegedauer der Systeme von 3 bis maximal 350 Tagen dauerte. Der Untersuchung lagen insgesamt 174 Patienten zugrunde.

Die durchschnittliche Liegedauer der Implantate unserer 78 Kinder und Jugendlichen betrug 6 Monate. Bei einem Kind betrug die Liegedauer 17 Monate, bei einem weiteren Kind 19 Monate.

Über das Kathetersystem erfolgte die notwendige Analgesie der Kinder und Jugendlichen. Dabei wurde die intravenöse Schmerztherapie bedarfsadaptiert verabreicht und in Abhängigkeit vom klinischen Befund gesteuert. Ein gesonderter Zugang war damit nicht erforderlich.

Komplikationen

Komplikationen von seiten des zentralen Venenkatheters sind zweifelsohne das größte Problem bei Kindern mit einer zytostatischen Therapie bzw. bei einer parenteralen Ernährung.

Eine Kathetersepsis sowie eine Thrombose der V. cava superior sind für den Patienten lebensbedrohlich. Eine primäre Katheterinfektion entsteht entweder durch Keimverschleppung bei der Implantation oder über das Katheterlumen durch unsterile Handhabung des Katheterinfusionssystems. Ein weiterer Infektionsweg ist die Kontamination der Nährlösung während ihrer Herstellung. Der Katheter kann auch sekundär während jeder Art von Bakteriämie durch Keime besiedelt werden und anschließend selbst zur Infektionsquelle werden. Gerade bei Kindern mit einer Verminderung der körpereigenen Abwehr als Folge einer Operation oder einer bereits durchgeführten Zytostatikatherapie oder einer Radiotherapie sind hier besonders gefährdet.

Daraus folgt, daß eine sorgfältige aseptische Pflege des Katheterinfusionssystems in einem keimarmen Milieu durch speziell geschulte Pflegekräfte erforderlich ist.

Eine wichtige Komplikation ist die Katheterokklusion. Zum partiellen oder totalen Verschluß des Katheters kann es entweder durch in den Katheter eingedrungenes Blut oder durch Ablagerungen von Bestandteilen der Nährlösung kommen.

Wir mußten bei 4 Kindern den Katheter wegen einer kompletten Okklusion entfernen. Konsequente Lysebehandlung schlug bei diesen Kindern fehl, so daß man als Ursache des Verschlusses die Ablagerungen von Bestandteilen der Nährlösungen für am wahrscheinlichsten halten muß.

Bei weiteren 4 Kindern war es zu einer Infektion gekommen. Hier war es nicht möglich nachzuweisen, ob die Infektion primär über den Katheter gesetzt war oder ob wegen der stark herabgesetzten Körperabwehr andere Eintrittspforten zu dieser septischen Krankheitslage geführt haben. Bei allen Kindern konnte nach Entfernung des Kathetersystems und unter konsequenter Antibiotikatherapie die Sepsis beherrscht werden. Berücksichtigt man, daß 85% der Kinder, bei denen ein komplett implantierbares Kathetersystem eingesetzt wurde, Gerinnungsstörungen und Immundefizite aufwiesen, ist eine Infektionsrate von ca. 5% als gering anzusehen.

Licht- und elektronenmikroskopische Untersuchungen

Für die licht- und elektronenmikroskopischen Untersuchungen standen Silikonmembranen und Katheterenden von 10 explantierten Port-A-Cath-Systemen und einem Thera-Port-System zur Verfügung. Diese Untersuchungen wurden von Prof. Lehmann vom Anatomischen Institut der Universität Münster durchgeführt (Abb. 15, 16).

Zusammenfassend ergab die Auswertung folgende Ergebnisse: Sowohl die innere Oberfläche der Membran als auch die Innenfläche des Katheters waren nach Explantation häufig nicht frei von Belägen unterschiedlicher Ausdehnung. Das Ziel dieser Untersuchung war es, die strukturelle Zusammensetzung dieser Beläge licht- und elektronenmikroskopisch zu analysieren. Die Membranbeläge traten in 3 morphologisch unterschiedlichen Formen auf, in denen jeweils einzelne charakteristische Strukturelemente überwogen. Im Typ 1 dominierten ringförmige Strukturen, die aus degenerierenden Erythrozyten entstanden. Für den Typ 2 waren granulierte Strukturelemente, die ein aufgelockertes Netzwerk bilden, charakteristisch. Der Typ 3 bestand überwiegend aus vakuolisierten,

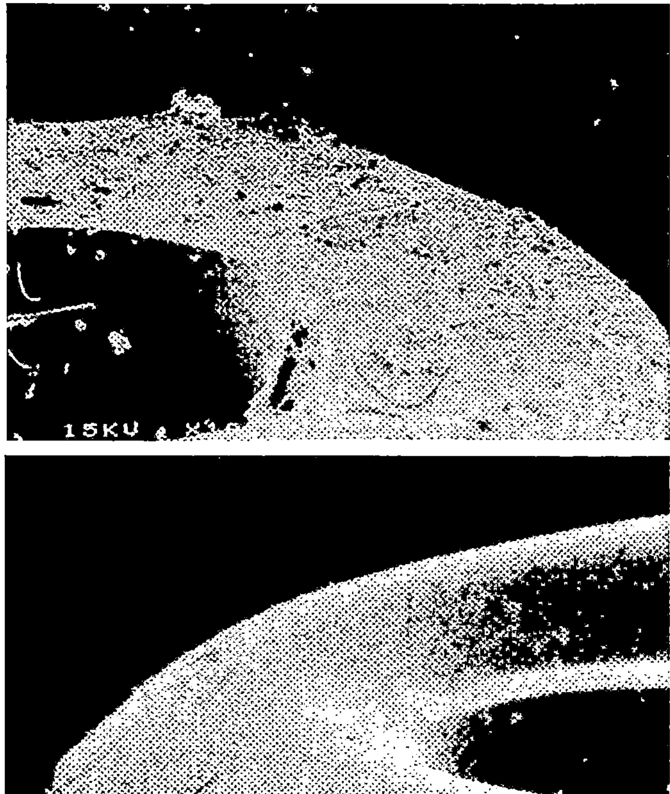

Abb. 15 (*oben*). Rasterelektronenmikroskopische Aufnahme des herkömmlichen Katheters. Hier zeigen sich eine Reihe von Rauhheiten und Unebenheiten, die die Thrombenbildungen begünstigen können

Abb. 16 (*unten*). Rasterelektronenmikroskopische Aufnahme eines speziell geglätteten Katheterschlauchs. Hier sind die Unebenheiten deutlich geglättet, so daß die Gefahr der Thrombenbildung signifikant reduziert wird

lipidhaltigen Strukturen. Der Katheterbelag konnte ebenfalls 3 Typen zugeordnet werden. Dabei überwogen im Typ 1 ebenfalls ringförmige Strukturen.

Der Typ 2 war hauptsächlich aus Erythrozyten und anderen Blutbestandteilen zusammengesetzt. Für den Typ 3 waren lipidhaltige Strukturen charakteristisch. Die Stärke der Beläge reichte von einem hauchdünnen Film bis zu einer relativ dicken Schicht, die das Katheterlumen nicht nur erheblich einengten, sondern auch verschließen konnten. In einem Fall waren im Membran- und Katheterbelag Bakterien erkennbar. Aus dem Vorhandensein von Belägen unterschiedlicher Struktur und Ausdehnung in der Mehrzahl der hier untersuchten Systeme kann geschlossen werden, daß die inneren Silikonoberflächen der

Membranen und Katheter ein geeignetes Substrat für solche Ablagerungen darstellen.

Aufgrund dieser geschilderten umfassenden Untersuchungen sind komplett implantierbare Kathetersysteme überall dort notwendig, wo eine längerdauernde chemotherapeutische Behandlung, bzw. eine komplette parenterale Ernährung langzeitig notwendig ist.

Komplett implantierbare Kathetersysteme zeichnen sich aus durch ein Minimum an Infektionsrisiko, die Kinder brauchen nicht permanent an ein Infusionssystem angeschlossen zu werden, und die Bewegungsfreiheit und die tägliche Pflege der Kinder ist nicht beeinträchtigt. Unter Berücksichtigung notwendiger präoperativer Substitutionsmaßnahmen bei Kindern mit Thrombopenie, Agranulozytose und plasmatischen Gerinnungsstörungen und Berücksichtigung einer standardisierten Operationstechnik ist das Infektionsrisiko gering. Komplett implantierbare Kathetersysteme haben sich bewährt bei chronisch kranken Kindern, bei Kindern nach Tumoroperationen und bei Kindern mit Tumorschmerz. Hier besteht durch den zentralen Zugang die Möglichkeit, über den Port eine notwendige Analgetikatherapie vorzunehmen. Damit werden die Kinder möglichst wenig in ihrem allgemeinen Lebensgefühl beeinträchtigt. Es besteht die Möglichkeit, sich über die Katheter an die Schmerzzustände heranzutitrieren.

Literatur

Bode U, Soetadji S, Weber U, Hansen H (1986) Dauerhafter zentralvenöser Zugang bei chronisch kranken Kindern. Klin Pädiatr 189:21

Bottino J, McCredite KB, Groschel DH (1979) Long-term intravenous therapy with peripherally inerted silicone elastomer central venous catheters in patients with malignant diseases. Cancer (Philad) 43:1937

Brenner U, Müller UM, Walter M, Holzmüller W, Keller HW, Thul P (1987) Katheterkomplikationen bei Langzeitinfusionsbehandlung. In: Meier H (Hrsg) Port-A-Cath. Der zentrale Zugang bei Erwachsenen und Kindern – Indikation, Technik, Ergebnisse. Acron, Berlin New York, S 86–99

Broviac JW, Cole JJ, Scribner BH (1973) A silicone rubber atrial catheter for prolonged parenteral nutrition. Surg Gynecol Obstet 136:602

Burri C, Ahnefeld FW (1977) Cava-Katheter. Springer, Berlin Heidelberg New York

Dahl HD, Hengstmann JH, Bode U, Hansen H (1986) Klinische Anwendung eines vollständig implantierbaren Kathetersystems. Dtsch Med Wochenschr 111:88

Dudrick SJ, Steiger E, Long JM, Ruberg LM, Allen TR, Vars HM, Rhoads JE (1972) General principles and techniques of intravenous hyperalimentation. In: Cowan Jr, Scheetz (eds) Intravenous hyperalimentation. Lea Febiger, Philadelphia

Evans RW (1983) Indications for home TPN. Nutr Supp Services 3:33

Ghussen F, Rister M, Schöning A (1985) Vollimplantierbare zentralvenöse Katheter bei Kindern. Klinik J 13:11

Hager J, Margreiter R, Ausserer B (1987) Erfahrungen mit dem Port-A-Cath-System, einem vollständig implantierbaren zentralvenösen Zugangssystems, bei Kindern. Z Kinderchir 42:36

Henneberg U, Schröder M (1965) Zur Problematik der Vena cava-Katheter. Chirurg 36:180

Hickmann RO, Buckner D, Clift RA, Sanders JE, Stewart R, Thomas ED (1979) A modified right atrial catheter access to the venous system in marrow transplant recipients. Surg Gynecol Obstet 148:871

Hofmann-Preiss K, Oel HJ, Kolb S (1989) Thromboserisiko zentraler Venenkatheter. In: Sailer D, Kolb S, Neff H (Hrsg) Künstliche Ernährung zu Hause. Karger, Basel München Paris

Keller HW, Müller JM, Pichlmaier H (1983) „Peel-Away-Introducer" – Eine neue Technik zur Implantation des Langzeitkatheters zur ambulanten parenteralen Ernährung. Infusionstherapie 10:79

Kolb S, Grätsch A, Sailer D, Burmester G (1985) Implantierbare Ports. Fortschr Med 103:1046

Kolb S (1987) Intermittierende Zytostatikatherapie bei Erwachsenen – Zugangswege, Langzeitergebnisse. In: Meier H (Hrsg) Port-A-Cath. Der zentrale Zugang bei Erwachsenen und Kindern – Indikation, Technik, Ergebnisse. Acron, Berlin New York, S 74–88

Krul EJ, Van Leeuwen EF, Vos A et al (1986) Continuous venous access in children for long-term chemotherapy by means of an implantable system. J Pediatr Surg 21:689

Lazarus HM, Lowder JN, Herzig RH (1983) Occlusion and infection in Broviac catheters during intensive cancer therapy. Cancer 52:2342

Leeuwen EF, Langeveld NE, Krul EJ, Voute PA (1984) Prolonged venous access for long-term chemotherapy in children by means of the Port-A-Cath. Abstract SIOP XVI. Annual Congress

Lehmann RR (1990) Licht- und elektronenmikroskopische Spätergebnisse nach Implantation komplett implantierbarer Kathetersysteme. In: Meier H (Hrsg) Infusionsbehandlung beim chirurgisch kranken Kind. Thieme, Stuttgart New York

McGovern B, Solenberger R, Reed K (1985) A totally implantable venous access system for long-term chemotherapy in children. J Pediatr Surg 20:725

Meier H (1986) Der zentrale Zugang bei Erwachsenen und Kindern – Indikation, Technik, Ergebnisse. Acron, Berlin New York

Meier H (1985) Indikation und Technik der Port-A-Cath-Katheterimplantation beim Kind. Med Klin 80:712

Meier H (1986) Port-A-Cath-Kathetersysteme beim Kind – die klinischen Erfahrungen sind gut. Klinikarzt 9:703

Müller JM, Keller HW, Brenner U, Walter M (1984) Katheterkomplikationen bei langfristig oder ambulanter parenteraler Ernährung. Dtsch Med Wochenschr 109:1053

Pollack PF, Kadden M, Byrne WJ, Fonkalsrud EW, Ament ME (1981) 100 patients year's experience with the Broviac silastic catheter for central venous nutrition. JPEN 5:32

Solassol C, Joveux H, Etco J, Pujol H, Romieu C (1974) New techniques for long-term intravenous feeding: an artificial gut in 74 patients. Ann Surg 179:519

Soucy P (1987) Experiences with the Port-A-Cath in children. J Pediatr Surg 22:767

Van der Staak F, Bäkkerink J, Lippens R et al (1986) Totally implantable systems for intravenous drug delivery. Experiences in children with cancer. Z Kinderchir 41:39

Wallace J, Zeitzer PM (1987) Benefits, complications and care of implantable infusions devices in 31 children with cancer. J Pediatr Surg 22:833

Die perkutane Anästhesie im Kindesalter – Möglichkeiten und Grenzen der Methode bei Verwendung einer Lidocain-Prilocain-Creme (EMLA-Creme 5%)

G. Wagner

Hautklinik, Zentralkrankenhaus Reinkenheide, Postbrookstraße, 27574 Bremerhaven

Summary. Dermatological surgery requires complete anaesthesia in the area being treated. To achieve this, local anaesthesia is generally applied in operative dermatology. Local anaesthetic agents cannot, however, be injected without causing pain to the patient, as the needles have to puncture the skin and the injection solutions have an acid pH value. The pain connected with the injections is thus not well tolerated, particularly by younger children. This has implications for daily practice, since it can make even quite small interventions, e.g. curettage for surgical removal of the soft tumours of molluscum contageiosum, impossible. In situations of this kind it has so far been quite common for general anaesthesia to be induced – with all the risks involved – rather than removing the tumours completely without the benefit of any analgesia at all, to remain with the same example. With the development of a new lidocaine/prilocaine cream (EMLA cream, 5%), an effective alternative has now become available for the first time, in the form of percutaneous anaesthesia. It is now possible to achieve a analgesia that is adequate for various types of dermatological surgery by topical application of this cream. In addition, the efficacy of the cream has also been demonstrated in other situations, e.g. for the treatment of painful dermatoses and when transcutaneous puncture is necessary.

Einführung

Die Durchführung dermatochirurgischer Eingriffe setzt eine vollständige Analgesie im Operationsgebiet voraus. Um dies zu erreichen, bedient man sich in der operativen Dermatologie üblicherweise der Lokalanästhesie. Die Injektion von Lokalanästhetika ist jedoch schmerzfrei nicht möglich, was auf den Einstich der Nadel und den sauren pH-Wert der Injektionslösungen zurückzuführen ist. Die mit der Injektion verbundenen Schmerzen werden daher besonders von jüngeren Kindern nicht toleriert. Dies kann in der täglichen Praxis Konsequenzen haben, da auch kleinere Eingriffe, wie z. B. die Kürettage von Mollusca contagiosa, undurchführbar werden können. In einer solchen Situation ist es bisher durchaus möglich gewesen, daß man sich zu einer Vollnarkose mit allen damit verbundenen Risiken entschließen mußte, wollte man nicht, um bei dem Beispiel der Mollusken zu bleiben, vollständig auf Analgesie bei deren Entfernung verzichten. Die perkutane Anästhesie mit einer neu entwickelten Lidocain-Prilocain-Creme (ELMA-Creme 5%) stellt hier nun eine erstmals wirksame Alternative dar. Durch topische Applikation der Creme ist eine für verschiedene dermatochirurgische Eingriffe ausreichende Analgesie möglich geworden. Darüber hinaus ist die Wirksamkeit der Creme auch bei anderen Indikationen nachgewiesen worden, so z. B. bei der Behandlung schmerzhafter Dermatosen oder bei transkutanen Punktionen.

H. Meier R. Kaiser C. R. Moir (Hrsg.)
Schmerz beim Kind
© Springer-Verlag Berlin Heidelberg 1993

Pharmakologie

Die perkutane Anästhesie kann als Sonderform der Lokalanästhesie verstanden werden. Die Voraussetzung für die Wirksamkeit der perkutanen Anästhesie ist die ausreichende Diffusion der Lokalanästhetika durch die intakte, nicht verletzte Epidermis. Die Diffusion wiederum ist von verschiedenen Faktoren abhängig, wobei der Konzentration der basisch vorliegenden Moleküle der Lokalanästhetika die entscheidende Bedeutung zukommt. Nur eine hohe Basenkonzentration ermöglicht eine ausreichende Diffusion. Verschiedene Lokalanästhetika sind in diesem Zusammenhang auf ihre klinische Wirksamkeit getestet worden. Dabei wurden unterschiedliche Konzentrationen und unterschiedliche Grundlagen gewählt, ohne daß eine klinisch nutzbare Zubereitung gefunden werden konnte [3]. Auch der Versuch, die Diffusion der Lokalanästhetika durch Zusatz von DMSO zu steigern, schlug fehl [1, 14, 19].

Erst durch die Entwicklung einer Lidocain-Prilocain-Zubereitung konnte das Problem der ausreichenden Diffusion durch die unverletzte Epidermis gelöst werden. EMLA-Creme 5% ist eine Mischung aus 2,5% Lidocain und 2,5% Prilocain in einer Öl-in-Wasser-Emulsion. Während der Schmelzpunkt für Lidocain bei 67°C und für Prilocain bei 37°C liegt, sinkt er in der Mischung der beiden Substanzen auf 18°C. Die Folge ist eine eutektische Mischung. Die Abkürzung „EMLA" steht dabei für den Begriff „eutectic mixture of local anesthetics".

In der Kombination liegen die Lokalanästhetika zu 80% in der Basenkonfiguration vor. Stellt man hingegen getrennte, jeweils 5% Lidocain- und Prilocain-Zubereitungen her, so beträgt die Basenkonzentration jeweils nur 20%. Die Mischung der Lokalanästhetika und die damit verbundene hohe Basenkonzentration ist somit die entscheidende Voraussetzung für die Wirksamkeit des Präparats [2, 6, 15].

Darüber hinaus wird die Diffusion durch Anwendung einer Okklusionsfolie noch gesteigert, wobei die Applikationszeit von der Indikation abhängig ist und zwischen 30 min und mehreren Stunden variieren kann.

Toxizität, Nebenwirkungen

Die Absorption der beiden Lokalanästhetika in den Organismus ist u. a. abhängig von der aufgetragenen Menge der Creme, der Lokalisation und der Applikationszeit. Evers et al. konnten bei Erwachsenen nachweisen, daß bei Verwendung von 20 g EMLA-Creme und einer Applikationszeit der Folie von 60 min die im Plasma gemessenen Konzentrationen von Lidocain und Prilocain weit unter den als toxisch angesehenen Grenzen lagen [6]. Zu vergleichbaren pharmakologischen Ergebnissen kamen auch Ohlsen et al. [16]. Diese Autorengruppe konnte darüber hinaus klinisch keinerlei resorptiv bedingte Kreislaufveränderungen bei ihren Patienten registrieren.

Engberg et al. führten pharmakologische Untersuchungen bei 22 Kindern im Alter von 3–12 Monaten durch, bei denen 2 g EMLA-Creme 5% für jeweils 2 oder 4 h appliziert worden waren. Auch bei dieser Studie lagen die gemessenen Werte weit unter den toxischen Konzentrationen [5]. Jacobsen u. Nilsson beobachteten bei einem 3 Monaten alten Kind eine Methämoglobinämie bei Anwendung von EMLA-Creme 5% und gleichzeitiger Therapie mit Trimethoprin-Sulfamethoxazol. Da sowohl Prilocain als auch die Sulfonamide Methämoglobinämien auslösen können, vermuteten die Autoren bei dem Kind einen Summationseffekt [11]. In diesem Zusammenhang ist die bereits zitierte Arbeit von Engberg et al. interessant, da in dieser Studie die Methämoglobinwerte der Kinder bestimmt worden sind. Ein signifikanter Anstieg konnte bei keinem Kind festgestellt werden [5].

Lokale Nebenwirkungen finden sich in der Reihenfolge ihrer Häufigkeit als Blässe, Erythem oder selten Infiltration [16]. Die Blässe ist dabei Ausdruck einer Vasokonstriktion. Die lokalen Nebenwirkungen sind abhängig von der Applikationszeit der Folie und beschränken sich im übrigen auf das Applikationsfeld. Eine klinische Relevanz besitzen diese lokalen Nebenwirkungen offensichtlich nicht.

Klinische Anwendung

EMLA-Creme 5% wird mit einem Stieltupfer auf die zu entfernende Läsion aufgebracht. Anschließend erfolgt ein Okklusionsverband durch Applikation

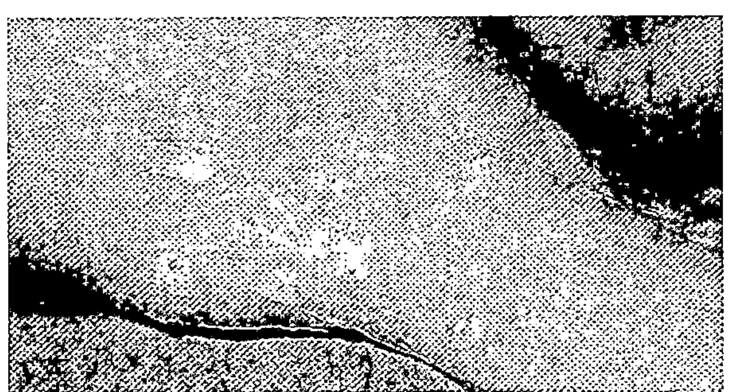

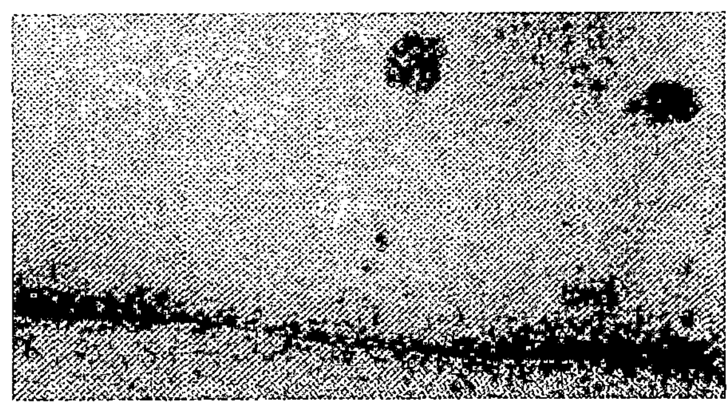

Abb. 1 (*oben*). Zahlreiche Mollusken bei 5jährigem Kind. EMLA-Creme 5% unter Okklusionsfolien

Abb. 2 (*unten*). Detailaufnahme nach Kürettage

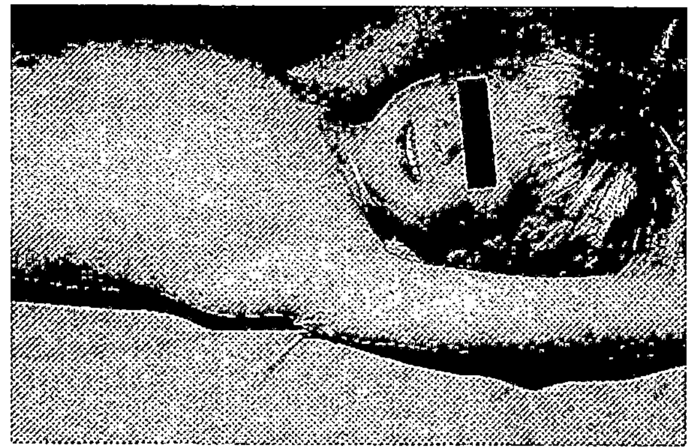

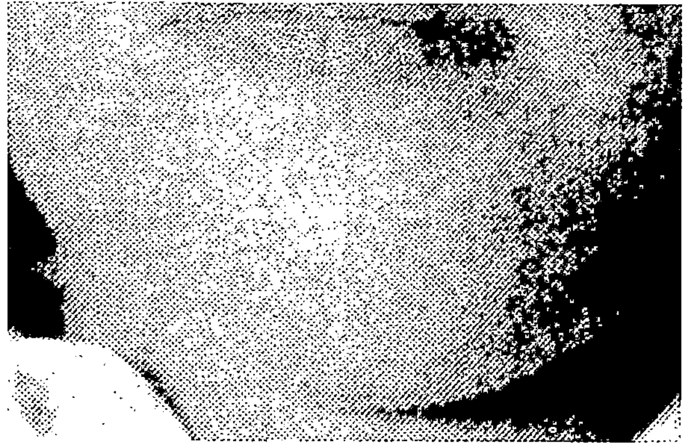

Abb. 3 (*oben*). Patient nach der schmerzlosen Kürettage der Mollusken

Abb. 4 (*unten*). Juvenile Warzen perioral bei 14jährigem Mädchen

einer dem Präparat beiliegenden, selbstklebenden Folie (Tēgaderm). Die Applikationszeit der Folie ist abhängig von der Indikation. Für die Kürettage von Mollusca contagiosa oder planen juvenilen Warzen sind 30 min ausreichend (Abb. 1–6). Überlicherweise entfernen wir bis zu 20 Mollusken in einer Sitzung, wofür 2–3 g EMLA-Creme 5% benötigt werden [18, 21]. Bei den Mollusca contagiosa sollte darauf geachtet werden, daß diese nicht bakteriell superinfiziert sind, da die zu erreichende Analgesie dann häufig nicht ausreicht. In diesen Fällen ist eine Vorbehandlung mit einer antibiotikahaltigen Creme notwendig. Bei der Entfernung von Schmutztätowierungen nach Knallkörperverletzungen hat sich nach unseren Erfahrungen eine Verweildauer der Folie von 90 min bewährt. Anschließend lassen sich die Schmutzpartikel mit einer Bürste entfernen. Diese Therapie kann ggf. wiederholt werden.

Für tiefe, bis in die Subkutis reichende Exzision oder Probebiopsien ist die analgetische Wirkung nicht ausreichend [22]. Es besteht jedoch die Möglichkeit, die perkutane Anästhesie mit der Injektion von Lokalanästhetika zu kombinieren. Eine typische Indikation stellen dabei klinisch suspekte Naevuszellnaevi

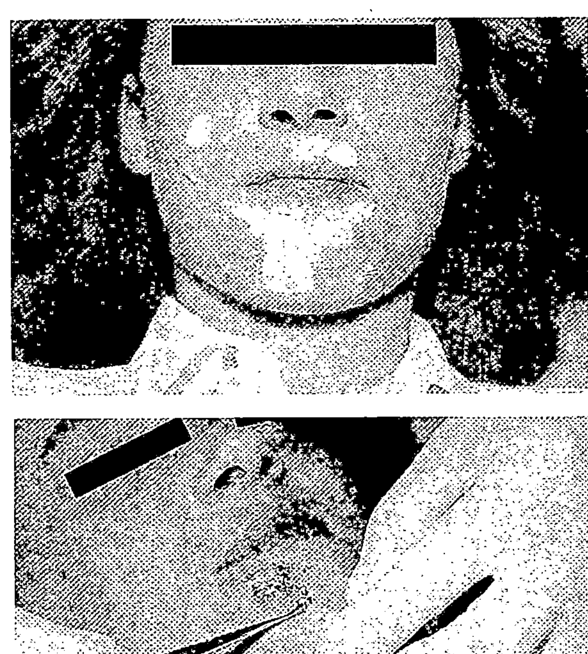

Abb. 5 (*oben*). EMLA-Creme 5% unter Okklusionsfolien

Abb. 6 (*unten*). Schmerzlose Kürettage

im Kindesalter dar. Auch hierbei verbleibt die Folie für 90 min. Anschließend erfolgt eine oberflächliche, schmerzlose Injektion, wobei wir Scandicain 1% verwenden (Abb. 7–9). Auf diese Weise konnten wir schon bei 2jährigen Kindern suspekte Naevuszellnaevi entfernen, ohne daß eine Vollnarkose durchgeführt werden mußte.

Bei der Punktion von venösen Blutgefäßen im Kindesalter finden sich in der Literatur unterschiedliche Empfehlungen zur Applikationsdauer der Folie. Die Zeitangaben variieren dabei zwischen 20 und 60 min [4, 7, 8, 10]. Auch zur Schmerzreduktion der Shuntpunktion bei Dialysepatienten ist das Präparat geeignet [17]. Unabhängig von den geschilderten Verwendungsmöglichkeiten speziell bei Kindern hat sich die perkutane Anästhesie auch bei anderen Indikationen bewährt. Im Bereich der operativen Dermatologie sind die Dermabrasio, die Lasertherapie und die Entnahme von Freihauttransplantaten zu nennen [12, 13, 16]. Darüber hinaus ist EMLA-Creme 5% zur Reduktion der Schmerzen bei postzosterischen Neuralgien und bei Ulcera crurum erfolgreich verwendet worden [9, 20].

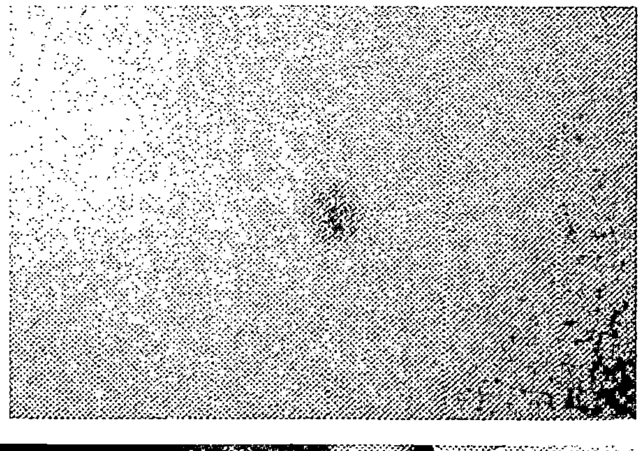

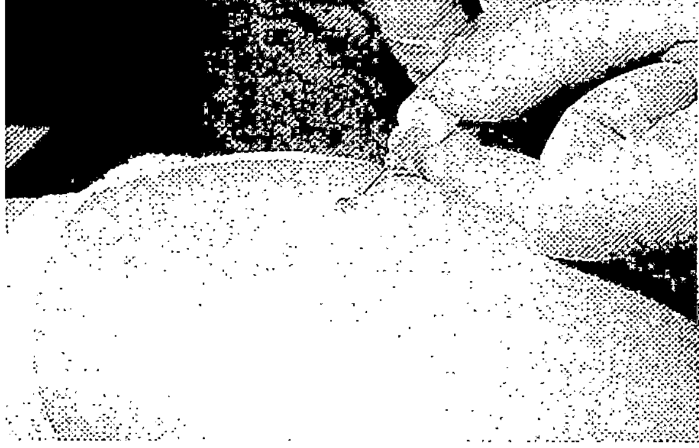

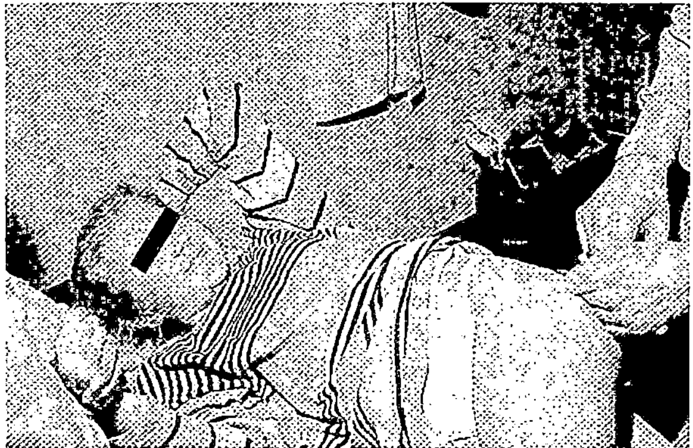

Abb. 7 (*oben*). Naevuszellnaevus nach perkutaner Anästhesie (Verweildauer der Folie 90 min)

Abb. 8 (*Mitte*). Schmerzlose Injektion im Anschluß an die perkutane Anästhesie

Abb. 9 (*unten*). 12jährige Patientin während der Injektion

Literatur

1. Brechner UL, Cohen DD, Pretsky I (1967) Dermal anesthesia by the topical application of tetracaine based dissolved in dimethyl sulfoxide. Ann N Y Acad Sci 141:524–531
2. Brodin A, Nyquist-Mayer A, Wadsten T, Forslund B, Broberg F (1984) Phase diagram and aqueous solubility of the lidocaine-prilocaine binary system. J Pharmacol Sci 73:481–484
3. Dalili H, Adriani J (1971) The efficacy of local anesthetics in blocking the sensations of itch, burning, and pain in normal and sunburned skin. Clin Pharmacol Ther 12:913–919
4. Dohlwitz A, Uppfeldt A (1985) Schmerzlinderung bei Venenpunktion. Anaesthesist 34:355–358
5. Engberg G, Danielson K, Henneberg S, Nilsson A (1987) Plasma concentrations of prilocaine and lidocaine and methaemoglobin formation in infants after epicutaneous application of 5% lidocaine-prilocaine cream (EMLA). Acta Anaesthesiol Scand 31:624–628
6. Evers H, Dardel OV, Juhlin L, Ohlsen L, Vinnars E (1985) Dermal effects of compositions based on the eutectic mixture of lignocaine and prilocaine (EMLA). Br J Anaesth 57:997–1005
7. Hallen B, Olsson GL, Uppfeldt A (1984) Pain-free venepuncture. Anaesthesia 39:969–972
8. Halperin DL et al (1989) Topical skin anesthesia for venous, subcutaneous drug reservoir and lumbar punctures in children. Pediatrics 84:281–284
9. Holm J, Andren B, Grafford K (1987) Cleansing of leg ulcers in surface anaesthesia. In: Orfanos CE, Gollnick H, Stadler R (eds) 17th CMD-abstract, part II. Braun, Karlsruhe
10. Hopkins CS, Buckley CJ, Bush GH (1988) Pain-free injection in infants. Anaesthesia 43:198–201
11. Jacobson B, Nilsson A (1985) Methemoglobinemia associated with a prilocaine-lidocaine cream and trimetroprim-sulphamethoxazole. A case report. Acta Anaesthesiol Scand 29:453–455
12. Juhlin L, Evers H, Broberg F (1980) A lidocaine-prilocaine-cream for superficial skin surgery and painfull lesions. Acta Derm Venerol (Stockh) 60:543–546
13. Katalinic D (1987) Percutaneous anaesthesia for the laser application. In: Orfanos CE, Gollnick H, Stadler H (eds). 17th CMD-abstract, part II. Braun Karlsruhe
14. Klingman AM (1965) Topical pharmacology and toxicology of dimethyl sulfoxide, part I. J A M A 193:140–148
15. Nyquist-Mayer AA, Brodin AF, Frank SG (1985) Phase distribution studies on an oil-water emulsion based on a eutectic mixture of lidocaine and prilocaine as the dispersed phase. J Pharma Sci 74:1192–1195
16. Ohlsen L, Engelsson S, Evers H (1985) An anaesthetic lidocaine/prilocaine cream for epicutaneous application tested for cutting split skin grafts. Scand J Plast Reconstr Surg 19:201–209
17. Piazolo P, Breck W, Bissinger KR, Hailer D, Hardt D (1988) EMLA-Creme verhindert den Shunt-Punktionsschmerz bei Haemodialyse-Patienten im Doppelbild-Vergleich zu Placebo. Nieren Hochdruckkr 17:236–240
18. Rosdahl I, Edman B, Gisslen H, Nordin P, Lillieborg S (1988) Curettage of molluscum contagiosum in children: analgesia by topical application of a lidocaine/prilocaine cream (EMLA). Acta Derm Venerol (Stockh) 68:149–153
19. Rubin LF (1975) Toxicity of dimethyl sulfoxide, alone and in combination. Ann N Y Acad Sci 243:98–103

20. Stow PJ, Glynn CJ, Minor B (1989) EMLA cream in the treatment of post-herpetic neuralgia. Efficacy and pharmacokinetic profile. Pain 30:301–305
21. Wagner G, Mensing H (1989) Perkutane Anästhesie durch Anwendung einer Lidocain-Prilocain-Creme (EMLA-Creme 5%)-Erfahrungen bei der Therapie multipler Mollusca contagiosa im Kindesalter. Akt Dermatol 15:44–46
22. Wagner G, Mensing H (1989) Erfahrungen mit der perkutanen Anästhesie bei Verwendung einer Lidocain-Prilocain-Creme (EMLA-Creme 5%). Z Hauterkr 64:688–693

Schmerztherapie beim kindlichen Trauma

H.-G. Brauser

Klinik für Kinderchirurgie, Evangelisches Krankenhaus Oberhausen,
Virchowstraße 20, 46047 Oberhausen

Summary. Treatment of pain following an accident must be administered continuously at every stage of the rescue operation and the medical care of the injured child; suitable and adequate treatment must begin directly at the scene of the accident.

The administration of analgesics following blunt abdominal injury and craniocerebral trauma is still subject to controversy. Figure 1 shows a ruptured spleen discovered intraoperatively. Children with such injuries should also receive sufficiently powerful analgesics at the scene of the accident and during transfer to the hospital and into the operating theatre: in this age of high-resolution ultrasonography and other diagnostic procedures the much-cited danger of masking the source of pain by relieving it no longer exists. In addition, pain therapy is always one aspect of treatment for shock. In the case of craniocerebral trauma (Fig. 2) assessment of the stage of consciousness is of vital importance, and for this reason preference should be given to analgesics with a short duration of action.

What analgesics can, then, be used for trauma in children? The step-by-step plan in this paper is modelled on Blumenberg's and is an attempt at a guide taking account both of different types of injuries and of various treatment stages.

We differentiate:

1. Substances with a peripheral action, the main one being metimazol. Dosed at 10–20 mg/kg body weight, it yields an analgesia rate of 40–50%. A repeat dose can be given after 4–6 h. If the condition of the veins is poor drops can be given as they are quickly resorbed following administration by mouth; 1 ml of the solution contains 500 mg metimazol. As a peripherally acting substance, metimazol (Novalgin) does not have any central or cardiovascular side-effects, but it can precipitate anaphylactic shock in occasional cases.
   Paracetamol at 10–15 mg/kg body weight in syrup, tablet or suppository form is the analgesic that has the fewest and mildest side-effects in children, but it is often not sufficiently powerful in the case of more severe injuries.
2. The second step of analgesic treatment involves centrally acting hypnoanalgesics. The most important of these is Tramadol. In the Federal Republic of Germany it is the only opioid whose use is not governed by the narcotics act, which makes it especially suitable for administration at the scene of an accident. When it is given at a dose of 1–1.5 mg/kg body weight the analgesia rate is 70–80%. Besides the intravenous route, the intramuscular and subcutaneous routes of administration can be used, and administration as drops is also possible. Tramadol also has no negative effects on respiration or circulation; only very occasionally are nausea and vomiting observed. Alternatives are tilidine, piritramide and pethidine; we use peritramide much more frequently in children over the age of 3 years (dose 0,1–0,3 mg/kg body weight).
3. If single-agent treatment does not lead to satisfactory pain relief it is possible to combine peripherally and centrally acting preparations. In this way, by combining Tramadol and metamizol, the analgesia rate can be raised to 90–95%. In children, it

H. Meier R. Kaiser C. R. Moir (Hrsg.)
Schmerz beim Kind
© Springer-Verlag Berlin Heidelberg 1993

has proved helpful to give sedation in addition, the benzodiazepine derivative midazolam (Dormicum) being the agent of choice for combination with an analgesic agent. Dormicum has a purely anxiolytic effect and has no analgesic effect of its own. It is given in a dosage of 0.1 mg/kg body weight by the intravenous route or 0.2 mg/kg body weight by the intramuscular route. Nasal administration has recently been recommended as an alternative: 0.2 mg/kg body weight is taken from a commercially available ampoule of Dormicum solution (concentration of active ingredient 5.0 mg/ml) and administered to the child as nose drops. If the patient's body weight is less than 25 kg the volume of fluid to be administered is less than 1 ml and tolerance of the preparation is good. Perceptible sedation is achieved after 10 min.

4. The fourth level of analgesic therapy demands the use of narcotics, but the only one of these that has any significance in paediatric traumatology is ketamine. It has both sedative and analgesic effects, while the protective reflexes are preserved. In the analgesic dosage of 0.25–0.5 mg/kg body weight by the intravenous route ketamine gives effective pain relief for 20–30 min, after which a further injection with half the dose can be administered. In this dosage ketamine does not have any respiratory depressant effect. In view of the possibility of hypersalivation and the rare complication of asystole, atropine should be given before the administration of ketamine. This means that ketamine should not be used at the scene of the accident unless resuscitation and ventilation are possible. Ketamine increases the intracranial pressure and also leads to a rise in blood pressure. Its use is therefore advisable in a traumatized patient in shock. In the presence of craniocerebral trauma, however, it should be used with caution. To check the well-known psychomimetic effect of ketamine a benzodiazepine derivative should be added for older children, preferably midazolam (Dormicum). Diazepam is less suitable because of its long half-life.

Kinderunfälle sind allgegenwärtig und beschäftigen den Kinderchirurgen an jedem Tag seines Berufslebens.

Ob es sich um banale oberflächliche Verletzungen handelt oder um schwer mehrfach traumatisierte Patienten, die Dringlichkeit des ärztlichen Vorgehens wird durch den Schmerz mitbestimmt, unter dem der Patient leidet und der Folge der traumatisierenden Gewalteinwirkung ist.

Der Schmerz hat nicht nur eine sensorische, sondern auch eine emotionale Komponente. Beim Kind ist der Circulus vitiosus von Schmerz und Angst geradezu ein Charakteristikum. Deshalb muß in die Schmerzbehandlung des traumatisierten Kindes die gezielte Anxiolyse immer mit einfließen, und zwar nicht nur medikamentös. Kinderunfälle ereignen sich in allen Lebensbereichen.

Kinderunfälle ereignen sich:
- beim Schulsport,
- auf dem Spielplatz,
- im Straßenverkehr,
- in Haus und Wohnung.

Verletzungsmuster bei Kinderunfällen:
- Frakturen/Luxationen,
- Kontusionen/Weichteilverletzungen,
- Distorsionen/Kapsel-Band-Läsionen,
- Schädel-Hirn-Trauma,
- stumpfes Thorax- und/oder Bauchtrauma,
- Verbrühungen/Verbrennungen,
- Polytrauma/Mehrfachtrauma.

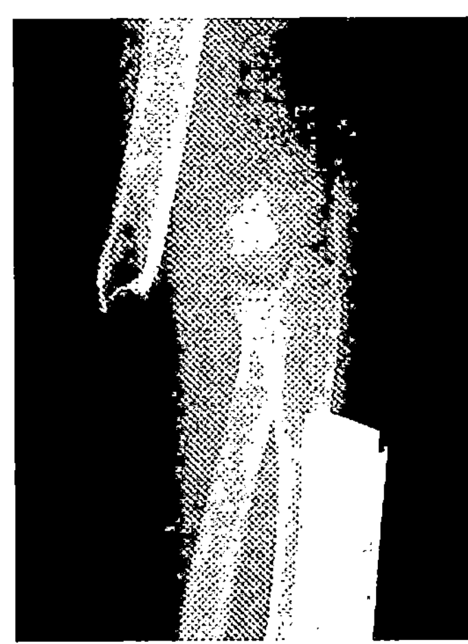

Abb. 1. Drittgradig offene suprakondyläre Humerusfraktur mit Zerreißung der A. brachialis

Die Schmerzbehandlung muß kontinuierlich auf jeder Etappe der Bergung und medizinischen Versorgung des verunglückten Kindes erfolgen, und sie muß in geeigneter und v. a. ausreichender Form *bereits am Unfallort beginnen.*

Sie setzt sich fort:
- bei Einlieferung des Kindes in das Krankenhaus,
- zur Vorbereitung diagnostischer Maßnahmen,
- als perioperative Schmerz-/Angstbehandlung,
- in der postoperativen Nachsorge.

Jeder Patient – auch das Kind – hat im Verletzungsfall Anspruch auf die gesamte Palette schmerzlindernder Maßnahmen.

Die psychische Einflußnahme auf das verletzte Kind ist ein schwieriges Thema und kann hier nur angedeutet werden.

Die in Abb. 1 dargestellte suprakondyläre Humerusfraktur bei einem 5jährigen Mädchen war mit einer Zerreißung der A. brachialis und einer Alteration der großen Nerven der Hand verbunden. Dadurch war der Schmerz teilweise ausgeschaltet. Das Unfallereignis (Pferdesturz) und der Anblick der drittgradig offenen Fraktur hatte dennoch einen Schockzustand verursacht. Eine schonende und zügige Erstversorgung durch geschultes Personal des Rettungsdienstes wirkt beruhigend auf das Kind und verbessert den Allgemeinzustand. Trotzdem darf auf die medikamentöse Analgesie und Sedierung nicht verzichtet werden.

Immer noch kontrovers wird der Einsatz von Analgetika beim stumpfen Bauchtrauma und beim Schädel-Hirn-Trauma beurteilt; Abb. 2 zeigt den intraoperativen Befund einer Milzruptur.

Auch solche Kinder sollten am Unfallort und auf dem weiteren Weg bis in den Operationssaal ausreichend potente Analgetika erhalten, denn im Zeitalter hochauflösender Sonographiegeräte und anderer diagnostischer Verfahren ist die vielbeschworene Verschleierungsgefahr durch Schmerzlinderung nicht mehr gegeben.

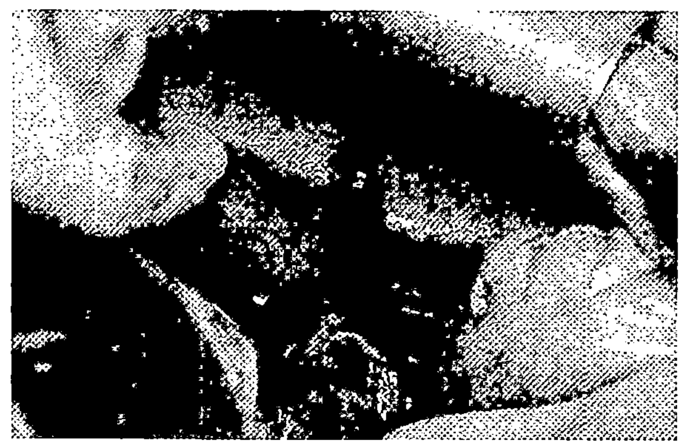

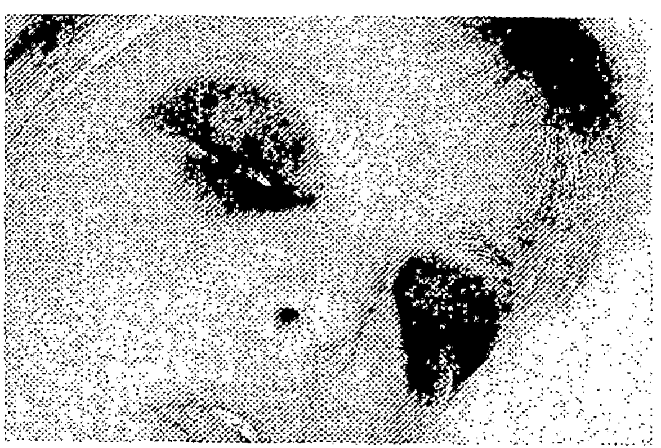

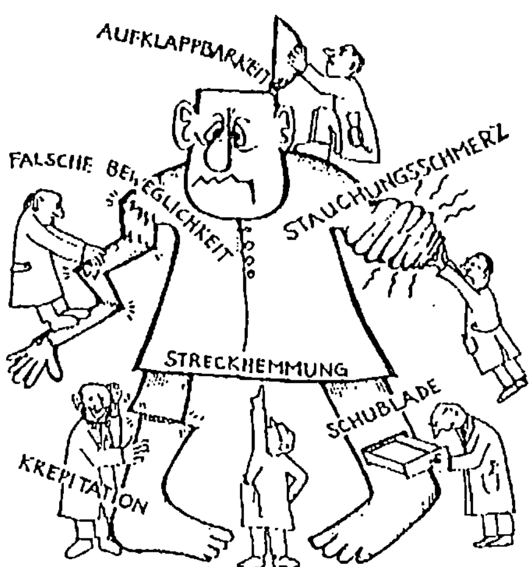

▲

Abb. 2 (*oben*). Teilruptur der Milzkonvexität (Aus: Willital [6])

Abb. 3 (*unten*). Schädelbasisfraktur bei einem 10jährigen Jungen mit typischer Hämatomausbreitung

◄

Abb. 4. Unsachgemäße Diagnostik führt zu unnötigen Schmerzen. (Aus: von Laer [5])

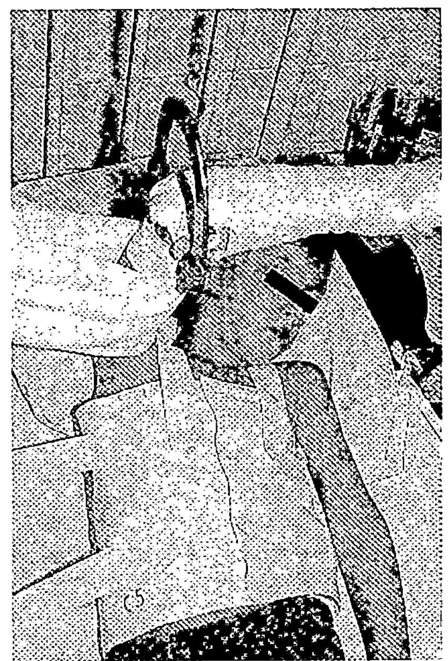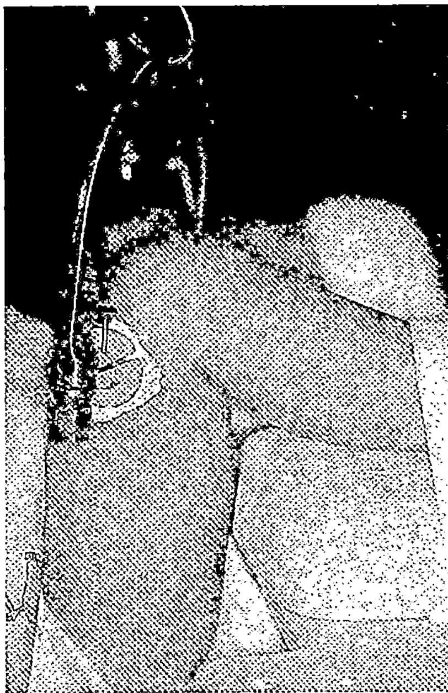

Abb. 5 (*links*). Baumann-Extension bei schwer dislozierter suprakondylärer Humerusfraktur (7jähriger Junge)

Abb. 6 (*rechts*). Weber-Extension einer Femurschaftfraktur beim 2jährigen Kind

Außerdem ist Schmerztherapie immer gleichzeitig Schocktherapie. Beim Schädel-Hirn-Trauma (Abb. 3) kommt es auf die Beurteilung der Bewußtseinslage an, deshalb sollten Analgetika mit kurzer Wirkungsdauer bevorzugt werden.

Die Erhebung der Anamnese und die klinische Untersuchung verunfallter Kinder bei Krankenhauseinlieferung müssen zügig und rationell vonstatten gehen, um durch unnötige Wartezeiten und unsachgemäßes Vorgehen nicht zusätzlich Schmerzen und Angst zu verursachen [1] (Abb. 4).

Die Behandlung gelenknaher (suprakondylärer) Humerusfrakturen und die Therapie der Femurschaftfrakturen des Kindes ist vom Vorgehen im Erwachsenenalter prinzipiell verschieden (Abb. 5, 6).

Besonders in den ersten 2–3 Tagen nach Anlegen der Extension werden kontinuierlich Analgetika eingesetzt. Im weiteren Verlauf tolerieren die Kinder die Behandlung erstaunlich gut.

Über einen wesentlich längeren Zeitraum ist die Analgesierung und Sedierung thermisch geschädigter Kinder vonnöten. Hier kommen Fragen der gewöhnnungsabhängigen Dosissteigerung hinzu (Abb. 7).

Welche Analgetika können beim kindlichen Trauma eingesetzt werden? Der hier in Anlehnung an Blumenberg [2] aufgestellte Stufenplan ist der Versuch

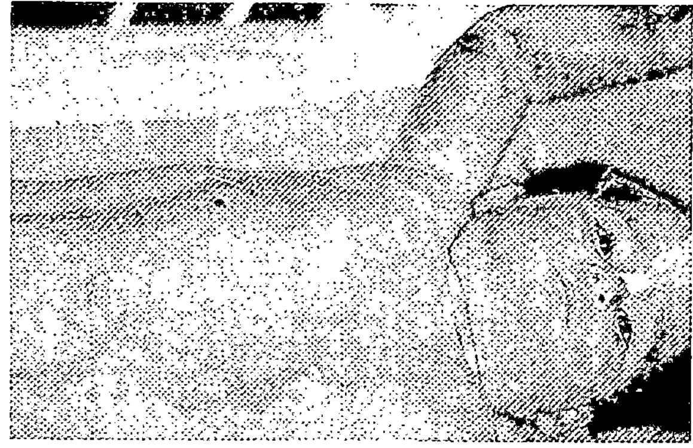

Abb. 7. Verbrühung
von 30% der Körper-
oberfläche bei einem
1jährigen Kind

eines Leitfadens, der sowohl verschiedene Verletzungsformen als auch Behand-
lungsetappen berücksichtigt.

Wir unterscheiden (s. auch die nachfolgende Übersicht):

1. Peripher wirkende Substanzen, und hier als Hauptvertreter das Metamizol.
   Mit einer Dosierung von 10–20 mg/kg Körpergewicht wird eine Analgesierate von 40–50% erreicht. Die Wiederholungsdosis ist nach 4–6 h möglich. Bei
   schlechter Venensituation kann auf die Gabe von Tropfen ausgewichen
   werden, die auf bukkalem Wege schnell zur Resorption gelangen. 1 ml
   Tropflösung entspricht 500 mg Metamizol.
   Metamizol (Novalgin) führt als periphere Substanz nicht zu zentralen oder
   kardiozirkulatorischen Nebenwirkungen, kann aber in seltenen Fällen einen
   anaphylaktischen Schock auslösen.
   Paracetamol ist in einer Dosierung von 10–15 mg/kg Körpergewicht als Saft,
   Tablette oder Suppositorium das nebenwirkungsärmste Analgetikum für
   Kinder, in seiner analgetischen Potenz bei schwereren Traumata jedoch oft
   unzureichend.
2. Die 2. Stufe der Analgetikatherapie beinhaltet zentral wirkende Hypnoanal-
   getika. Wichtigster Vertreter ist Tramadol. Es ist das einzige Opioid, welches
   nicht dem BTM-Gesetz unterliegt und deshalb besonders für die Versorgung
   der Patienten am Unfallort geeignet. In einer Dosierung von 1–1,5 mg/kg
   Körpergewicht beträgt die Analgesierate 70–80%.
   Neben der intravenösen Gabe ist die intramuskuläre oder subkutane
   Applikation sowie die Darreichung in Tropfenform möglich.
   Auch Tramadol wirkt nicht negativ auf Atmung und Kreislauf, nur
   gelegentlich werden Übelkeit und Erbrechen beobachtet.
   Alternativen sind. z. B. Tilidin, Piritramid und Pethidin, wobei wir Piritramid
   ab dem Vorschulalter durchaus häufiger anwenden (Dosierung 0,1–0,3 mg/
   kg Körpergewicht).
3. Sollte durch die Gabe von Einzelsubstanzen keine ausreichende Analgesie
   erreichbar sein, besteht die Möglichekit der Kombination peripher und
   zentral wirkender Präparate. So kann durch die Kombination von Tramadol
   und Metamizol die Analgesierate auf 90–95% erhöht werden. Als günstig hat
   sich beim Kind eine zusätzliche Sedierung erwiesen, wobei das Benzo-

diazepinderivat Midazolam (Dormicum) das Mittel der 1. Wahl für die Kombination mit einem Analgetikum ist.

Dormicum bewirkt eine reine Anxiolyse und ist nicht analgetisch wirksam. Die Dosierung beträgt 0,1 mg/kg Körpergewicht intravenös oder 0,2 mg/kg Körpergewicht intramuskulär. Neuerdings wird die nasale Applikation als Alternative empfohlen [3]:

0,2 mg/kg Körpergewicht werden aus einer handelsüblichen Dormicumampullenlösung (Wirkstoffkonzentration 5,0 mg/ml) entnommen und dem Kind als Nasentropfen verabreicht. Unterhalb 25 kg Körpergewicht des Patienten bleibt das zu applizierende Flüssigkeitsvolumen unter 1 ml und wird gut toleriert. Schon nach 10 min tritt ein merklicher Sedierungseffekt ein.

4. Auf der 4. Stufe der Analgetikatherapie stehen die Narkotika, wobei für die Kindertraumatologie eigentlich nur das Ketamin von Bedeutung ist. Es wirkt analgetisch und sedierend, die Schutzreflexe bleiben erhalten [4].

In der analgetischen Dosierung von 0,25–0,5 mg/kg Körpergewicht intravenös wird eine wirksame Analgesie für 20–30 min erreicht, dann kann die halbe Dosis noch einmal nachinjiziert werden. In dieser Dosierung wirkt Ketamin nicht atemdepressiv. Wegen möglicher Hypersalivation und der seltenen Komplikation einer Asystolie sollte vor der Ketaminanwendung Atropin gegeben werden. Daraus ergibt sich, daß Ketamin am Unfallort nur angewendet werden sollte, wenn die Möglichkeit der Reanimation und Beatmung besteht.

Ketamin wirkt hirndrucksteigernd und führt auch zu einer Blutdruckerhöhung. Deshalb ist es empfehlenswert beim traumatisierten Patienten im Schock. Beim Schädel-Hirn-Trauma dagegen ist Vorsicht geboten.

Zur Kupierung der bekannten psychomimetischen Wirkung von Ketamin sollte bei älteren Kindern ein Benzodiazepinderivat zugesetzt werden, am besten Midazolam (Dormicum). Diazepam ist wegen der langen Halbwertszeit weniger geeignet.

Vierstufenplan der Analgetikatherapie

Stufe 1:	Peripher wirkende Substanzen Metamizol (z. B. Novalgin) → Analgesierate 40–50%, Paracetamol (z. B. ben-u-ron);
Stufe 2:	Zentral wirkende Substanzen (Hypnoanalgetika) Tramadol (z. B. Tramal) → Analgesierate 70–80%, Tilidin/Naloxan (Valoron N), Piritramid (Dipidolor), Pethidin (Dolantin);
Stufe 3:	Kombination von Tramadol und Metamizol → Analgesierate 90–95%, evtl. zusätzliche Sedierung mit – Benzodiazepinen (z. B. Midazolam, Diazepam), – Barbituraten (z. B. Luminal), – Phenothiazinen (z. B. Atosil);
Stufe 4:	Narkosemittel Ketamin + Benzodiazepin (Midazolam), Fentanyl (cave: Atemdepression)

Zusammenfassend ist festzuhalten:

1. Schon am Unfallort müssen ausreichend Schmerzmittel eingesetzt werden;
2. Verschleierungsgefahr besteht nur beim Schädel-Hirn-Trauma, nicht beim stumpfen Bauchtrauma;
3. die Kombination Tramadol/Metamizol gewährleistet bei Kindern eine weitgehende Schmerzlinderung ohne wesentliche Nebenwirkungen. Sedativa wirken unterstützend (v. a. Midazolam);
4. Alternativen zu 3. sind Pritramid (BTM!) und Ketamin (Intubationsbereitschaft!)

Literatur

1. Berenskötter H (1987) Schmerzbehandlung bei Frakturen, Distorsionen und Bandläsionen im Kindesalter. In: Meier H (Hrsg) Analgesie bei Kindern. Perimed, Erlangen, S 93–100
2. Blumenberg D (1987) Notfallkoffer für Kinder – welche Schmerzmittel, welche Applikationsformen, welche Dosierung? In: Meier H (Hrsg) Analgesie bei Kindern. Perimed, Erlangen, S 133–137
3. Bünz R, Gossler M (1991) Die intranasale Prämedikation bei Kleinkindern mit Midazolam (Dormicum). Anaesthesiol Intensivmed Notfallmed Schmerzther 26:76–78
4. Dick W, Gervais H (1986) Analgesie und Anaesthesie bei Notfallpatienten. Anaesth Intensivmed 27:1–8
5. von Laer L (1986) Frakturen und Luxationen im Wachstumsalter. Thieme, Stuttgart New York
6. Willital GH (1988) Chirurgische Erkrankungen im Kindesalter. Schwer, Stuttgart

Postoperative Schmerztherapie bei Säuglingen

D. C. Tyler

Multidisciplinary Pain Program, Children's Hospital & Medical Center,
University of Washington School of Medicine, Seattle, WA 98105, USA

Summary. Three lines of evidence support the idea that infants are capable of pain perception similar to that in adults.

It has been shown that the neural substrate necessary for pain perception is already present in a newborn infant. The human nervous system has the capacity to transmit nociceptive information to the brain and the brain has the capacity to process this information by the time of birth and perhaps for some time before birth.

Various physiological responses to painful stimuli, such as variations in heart rate and blood pressure, sweating and cutaneous flexor responses, and changes in the so-called stress hormones, were found and investigated in newborn and even preterm infants. Some of these data suggest that the threshold for pain perception may be lower in newborn than in older babies.

Infants show characteristic facial expressions as a response to pain, indicating that reaction to pain involves higher centres of the nervous system.

Thus there is reasonable evidence that infants receive pain and have adverse physiological consequences from pain. Pain treatment in newborn infants is therefore important for both humanitarian and medical reasons.

Recognition and measurement of pain and evaluation of pain therapy are difficult tasks, and mostly we are left with estimating pain intensity from physiological variables or observation of patient's behaviour.

There are several differences in pharmacokinetics and pharmacology of opioids in neonates compared to babies older than 3 months. It is our clinical impression that this leads to respiratory complications more frequently in newborn babies than in older infants and adults.

When opioids are used in newborn infants, the starting dose should be about half the dose given to older children (on a mg/kg body weight basis), and infants so treated should be monitored for apnea and if possible hypoxaemia.

Die Schmerzbehandlung bei Neugeborenen ist sowohl aus humanitären als auch medizinischen Gründen bedeutsam, doch herrscht derzeit noch keine Übereinstimmung, wie man eine solche Schmerzbehandlung durchführen soll.

Schmerzwahrnehmung bei Säuglingen

Schmerz ist eine ganz persönliche Empfindung, und es gibt keine physiologischen Meßgrößen, die das Vorhandensein oder das Fehlen von Schmerz anzeigen können. Wir als Beobachter müssen den Patienten fragen, ob er Schmerzen spürt und, wenn dies der Fall ist, wie intensiv der Schmerz ist. Bei

H. Meier R. Kaiser C. R. Moir (Hrsg.)
Schmerz beim Kind
© Springer-Verlag Berlin Heidelberg 1993

Säuglingen ergibt sich das Problem, daß sie sich nicht verbal äußern können, und wir müssen auf andere Weise herausfinden, ob das Kind Schmerzen hat oder nicht. Die Auffassung, daß Säuglinge in der Lage sind, Schmerzen wahrzunehmen und ihre Schmerzempfindung derjenigen des Erwachsenen vergleichbar ist, ergibt sich aus anatomischen Gesichtspunkten, physiologischen Reaktionen und Beobachtungen des Verhaltens.

Anatomische Aspekte

Das neurale Substrat, das für die Schmerzempfindung notwendig ist, liegt auch beim Neugeborenen vor. Wir verweisen auf einen für diese Frage wichtigen Beitrag von Anand [2]. Danach sind primäre Afferenzen im gesamten Körper um die 20. Woche der Schwangerschaft vorhanden, das Hinterhorn ist um die 30. Woche ausgebildet, die Rückenmarksbahnen sind um die 30. Woche an ihrem endgültigen Platz. Verbindungen zwischen Thalamus und Hirnrinde findet man um die 24., und die Entwicklung des Kortex erfolgt um die 20. Woche. Der Nachweis kortikaler Aktivität erfolgt im EEG [21, 41], in PET-Scans, die eine Aktivität zeigen [9], sowie mit Hilfe somatosensorischer evozierter Potentiale, die auch schon bei Frühgeborenen vorhanden sind [29].

Neben der morphologischen und physiologischen Entwicklung der Nerven und Rezeptoren ist es wichtig, auch die der Neurotransmitter und der Modulatoren der Nervenleitung zu verstehen. Charnay [7] berichtet, daß Enkephalin im fetalen Rückenmark des Menschen schon in der 10. Woche erscheint. Zum Zeitpunkt der Geburt ist die Substantia gelatinosa gut mit Enkephalin versorgt. Zhang u. Pasternak [37, 48] untersuchten die Opioidbindung an Rezeptoren bei der Ratte und fanden 2 eigenständige Rezeptorengruppen, die als Rezeptoren hoher und niedriger Affinität bezeichnet wurden. Die Bindung an die Rezeptoren geringer Affinität lag bis etwa zum Tag 14 auf einem konstanten Level, dann wies sie einen signifikanten Anstieg auf, während die Bindung an solche hoher Affinität stetig von Tag 3 an zunahm. Die Analgesie scheint mit den Bindungsstellen hoher Affinität, die Atemdepression mit den Stellen niedriger Affinität assoziiert zu sein. Diese Resultate weisen darauf hin, daß die an sich zu erwartenden Opioideffekte nach der Gabe an junge Ratten (und möglicherweise auch beim Menschen) nicht auftreten und das Wirkungsspektrum der Opioide vom Entwicklungsstand der Opioidrezeptoren abhängen könnte. Die Entwicklung beim Menschen scheint bereits vor der Geburt zu beginnen, wie sich durch die Bindung von Naloxon an Opioidrezeptoren nachweisen läßt [27].

Beim Menschen erscheint die Substanz P in einem Schwangerschaftsalter von 5 Wochen [33] erstmalig im Rückenmark und wird dann während der gesamten Schwangerschaft im Rückenmark und in den Ganglien der dorsalen Nervenwurzeln gefunden [8].

Insgesamt sprechen diese Daten dafür, daß das menschliche Nervensystem die Fähigkeit besitzt, nozizeptive Informationen zum Gehirn weiterzugeben, und daß das Gehirn zum Zeitpunkt der Geburt – und vielleicht schon eine gewisse Zeit davor – in der Lage ist, solche Informationen zu verarbeiten.

Die deszendierende Schmerzinhibition ist eine wichtige Funktionskomponente des reifen wie auch des unreifen Nervensystems. Fitzgerald [12] untersuchte die Funktion des Funiculus dorsolateralis (FDL), von dem man annimmt, daß er ein deszendierendes inhibitorisches System mit Ursprung in der Medulla oblongata darstellt. Anatomisch existiert bei der Ratte [31] dieser Nervenstrang bei der Geburt schon, und funktional betrachtet, werden bei jungen Ratten bereits kurz vor der Geburt periphere nozizeptive Impulse durch die Stimulation des FDL gehemmt [12]. Bei Ratten eines Gestationsalters unter 19 Tage führte FDL-Stimulation zu einer geringeren Inhibition, während die Effekte der peripheren Stimulation unterschiedlich sind. Im Gestationsalter von 9 Tagen fand sich keine Inhibition, obwohl man anatomisch einen intakten FDL nachweisen konnte. Diese Daten lassen vermuten, daß sich die deszendierende Inhibition bei der Ratte ziemlich langsam entwickelt.

Physiologische Reaktionen auf Schmerzreize

Sind Nervenbahnen vorhanden, lautet die nächste wichtige Frage, ob sie auch Funktionen ausüben, d. h. ob sie nozizeptive Informationen an das Gehirn weiterleiten. Das läßt sich am besten durch die Reaktion auf schädigende Stimuli überprüfen.

Nach einem Lanzettenstich in die Ferse oder anderen kurzen, spitzen Schmerzreizen steigt beim Neugeborenen die Herzfrequenz an [10, 11, 26, 36], wenn auch mit einer gewissen Latenz. Auch in Studien der Reaktion auf eine Zirkumzision fand man, daß die Herzfrequenz als Reaktion auf einen Schmerzreiz ansteigt [46].

Schwitzen ist ein weiterer physiologischer Vorgang, den man zur Quantifizierung von Schmerz herangezogen hat. Die Schweißsekretion an den Handflächen ist eine Antwort auf emotionale Faktoren, und die Fähigkeit hierzu erscheint bei den Feten in der 17. Schwangerschaftswoche [20]. Das Schwitzen der Handflächen verstärkt sich beim Aufwecken eines Säuglings sowie als Reaktion auf einen Lanzettenstich in die Ferse [19, 20].

Die meisten Erwachsenen würden die Auffassung vertreten, daß die Reaktion eines Säuglings auf Schmerz in Schreien besteht, auch gibt es Hinweise darauf, daß es eine besondere Art des Schreiens gibt, die für die Schmerzempfindung charakteristisch ist [17, 18, 42]. Dieses charakteristische Schreien ist von Bedeutung, da die Fähigkeit, das Schreien je nach Art des Reizes zu variieren, vermuten läßt, daß das Schreien durch übergeordnete Hirnzentren vermittelt wird.

Eine andere Reaktion auf Schmerzreize sind Beugereflexe, die man zur physikalischen Messung des Schmerzes herangezogen hat. Ein schädigender Reiz an der Haut führt zum Wegziehen der betreffenden Extremität. Beim Erwachsenen erfolgt dieser Reflex parallel zu der Schmerzempfindung [25, 44, 47].

Eine Studie zu Beugereflexen an isolierten Extremitäten von 8–15 Tage alten Ratten zeigt, daß der Anteil des Reflexes, der den C-Fasern zugeschrieben wird, durch die Behandlung der Präparate mit Morphin supprimiert wurde und liefert damit weitere Anhaltspunkte dafür, daß der Reflex in Beziehung zur Schmerzreaktion steht [23].

Fitzgerald et al. [15] untersuchten die Beugereflexe als Reaktion auf Stimulation bei reifen und frühgeborenen Kindern. Man benutzte „Vonfrey hairs", um Reize ansteigender Intensität zu erzeugen, bis das Bein schließlich

weggezogen wird. Neugeborene Ratten wurden ebenfalls untersucht. Beim
Menschen lag die Reizschwelle bei Feten unter 29,5 Wochen Gestationsalter
sehr niedrig und stieg dann mit der weiteren Entwicklung bis zum Geburtszeit-
punkt an. Ähnliche Befunde sieht man bei Ratten. Die niedrige Schwelle ist
möglicherweise bedingt durch einen relativen Mangel an deszendierender
Inhibition innerhalb der Reflexbahn.

Es wurde gleichfalls gezeigt, daß die Reaktion als Folge einer Vorschädigung
sensibler wird. Die Beugereflexe wurden an geschädigter und intakter Haut
überprüft [13, 14]. Bei einer Gruppe von Frühgeborenen nahm man Blut nur
von einer Ferse ab. Wenn man nun die Reizschwelle für die Beugereflexe auf der
gestochenen Seite mit der unverletzten Seite verglich, so war diese Schwelle
niedriger auf der gestochenen Seite, und die Änderung der Reizschwelle wurde
durch Auftrag einer lokalanästhesierenden Creme wieder aufgehoben. Klinisch
bedeuten diese Ergebnisse, daß die Schmerzschwelle bei Neugeborenen niedriger liegt als bei älteren Säuglingen, und sie lassen vermuten, daß Neugeborene
stärker auf Schmerzreize reagieren als ältere Kinder.

Nach Operationen kommt es zu einem Anstieg bestimmter kataboler und zu
einem Abfall einiger anaboler Hormone. Veränderungen dieser sog. Streßhormone spiegeln die Tatsache wieder, daß ein Schmerzreiz bei einem Säugling zu
Streß führt. Wird bei einem Säugling ohne anästhetische Versorgung eine
Zirkumzision durchgeführt, so steigt der Cortisolspiegel im Blut an [16, 40],
doch sieht man einen Cortisolanstieg auch mit Narkose [45]. Veränderungen
treten auch im Verhalten des Säuglings auf, indem er aus der Ruhe heraus zu
schreien beginnt [4]. Durch dorsale Penisblockade vor der Zirkumzision wird
der Cortisolanstieg minimiert und das Schreien während des Eingriffs abgeschwächt [28, 39]. Eingriffe unter sehr oberflächlicher Anästhesie führen bei
Säuglingen zu einer übermäßig starken Streßreaktion [3], die Streßreaktion ist
signifikant stärker als bei tiefer Narkose [1].

Beim Menschen entwickeln sich bestimmte Ausdrucksformen des Gesichts
als Zeichen der emotionalen Reaktion, und es gibt einen typischen mit Schmerz
assoziierten Gesichtsausdruck. Da das Gesicht den Gefühlszustand wiederspie-
gelt, nimmt man an, daß die Entwicklung des mimischen Ausdrucks als
Reaktion auf Schmerz höhere Zentren des Nervensystems einschließt. Säuglinge
zeigen einen charakteristischen Gesichtsausdruck als Reaktion auf einen
Lanzettenstich in die Ferse [17, 18, 24]. Dieser Befund wird als Hinweis darauf
angesehen, daß die Schmerzreaktion höhere Zentren des Nervensystems
einbezieht und sie damit für den Säugling wesentlich bedeutsamer ist als ein
einfacher spinaler Reflex.

Psychologische Aspekte

Anand [2] bringt mehrere Argumente dafür vor, daß beim Neugeborenen als
Folge der Nozizeption höhere Funktionen gestört werden und liefert damit
einen weiteren Beweis für die Hypothese, daß die Nozizeption auf Ebenen
oberhalb des Rückenmarks integriert wird. Zu den erwähnten Reaktionen
zählen die Beugereflexe (s. oben), der Gesichtsausdruck und das Schreien (s.
oben) sowie Verhaltensänderungen des Säuglings, darunter auch Veränderungen des Schlafes [10].

Eine häufige Begründung dafür, bei Säuglingen den Schmerz nicht zu behandeln, lautet, daß sich Säuglinge, auch wenn sie nozizeptive Reize wahrnehmen, nicht daran erinnern können. Die genaue Untersuchung des Gedächtnisses bei Säuglingen stellt uns vor enorme Probleme, doch sieht Anand [2] Verhaltensänderungen als Hinweis auf eine Form des Gedächtnisses an. Zusätzlich wird die Tatsache, daß Säuglinge erlernte Reaktionen, wie etwa die operante Konditionierung [32], entwickeln können, als Beweis für eine Form von Gedächtnis gewertet.

Es gibt also erstzunehmende anatomische Beweise, daß das Nervensystem zum Zeitpunkt der Geburt ausreichend entwickelt ist, um Schmerz wahrzunehmen, außerdem Hinweise darauf, daß Schmerz auf höheren Ebenen des Nervensystems wahrgenommen wird und daß der Säugling möglicherweise schädigende Auswirkungen des Schmerzes erfährt.

Probleme bei der Schmerztherapie

Vor einer Schmerztherapie beim Säugling lautet die erste Frage: Ist die Schmerzintensität so groß, daß der Nutzen einer Schmerztherapie das Risiko einer solchen Behandlung rechtfertigt? Leider ist es beim Säugling sehr schwierig, die Schmerzstärke zu ermitteln. Bei Erwachsenen ist die beste Methode die direkte Befragung des Patienten. Ein solches Vorgehen ist beim Säugling nicht möglich. Wir sind daher darauf angewiesen, die Schmerzintensität aus psysiologischen Variablen oder aus der Beobachtung des Verhaltens abzuleiten.

Unglücklicherweise sind aber bei den meisten Säuglingen Herzfrequenz und Blutdruck nur unzuverlässige Parameter des Schmerzes, da sie von zu vielen anderen physiologischen Veränderungen beeinflußt werden. Beispielsweise können die Grunderkrankung des Patienten, Analgetika wie Morphin, andere Medikamente und schließlich auch Streß und psychische Vorgänge Herzfrequenz und Blutdruck verändern. Darüber hinaus passen sich diese Variablen rasch dem Vorhandensein oder Fehlen von Schmerz an [6]. Schwitzen als Reaktion auf einen Lanzettenstich in die Ferse ist beschrieben, doch liegen keine Ergebnisse über die Bewertung des Schwitzens als klinisch sinnvolle Meßgröße für die Schmerzintensität in der postoperativen Phase vor. Während die Streßhormone in experimentellen Studien nützliche Parameter darstellen, sind sie doch wenig hilfreich bei der Betreuung der Patienten in der Klinik. Der Hauptgrund dafür ist, daß die Ergebnisse nicht unmittelbar vorliegen, denn solche Tests erfordern einige Zeit. Zusätzlich beeinflussen andere Faktoren, darunter die Narkosetechnik, die Gabe von Dextroseinfusionen und, ob der Patient nüchtern ist oder nicht, die hormonelle Streßreaktion. Endorphine sind ebenfalls nicht schnell genug verfügbar für den klinischen Einsatz, und eine Reihe von Fragen zu deren Bedeutung müssen noch geklärt werden. Die Charakteristik des Schreiens bei einem Säugling kann klinisch von gewissem Nutzen sein, aber das Schreien variiert mit der physiologischen Situation des Kindes, und auch Faktoren wie Alter und Unterschied zwischen den einzelnen Säuglingen müssen bei der Analyse des Schreiens mit in Betracht gezogen werden [11, 17, 18, 36]. Zur objektiven Analyse benötigt man eine komplizierte Ausrüstung [17, 18, 42].

Die Verhaltensbeobachtung ist die übliche klinische Methode zur Bestimmung der Schmerzintensität bei Säuglingen in der postoperativen Phase, doch ist diese Methode ebenfalls mit Schwierigkeiten behaftet. Das Verhaltensrepertoire eines Neugeborenen ist begrenzt, und man muß zwischen Schmerzverhalten und Verhalten, das andere Ursachen von Unbehagen, wie Frieren, Hunger usw. anzeigt, unterscheiden. Alle diese Faktoren führen zu ähnlichen Verhaltensweisen. Es gibt einige spezielle Skalen zur Verhaltensbeurteilung für Säuglinge [5], doch werden sie nicht sehr häufig benutzt, und es gibt noch wenig Erfahrung über ihre Validität.

Empfindlichkeit gegenüber Opioiden

Opioidtherapie bei Säuglingen kann zu lebensbedrohenden Komplikationen führen. Unser Eindruck (der nicht auf wissenschaftlicher Beobachtung basiert), ist, daß bei Neugeborenen die intraoperative und postoperative Opioidgabe häufiger zu postoperativen, respiratorischen Komplikationen, insbesondere zur Apnoe, führt als bei älteren Kindern und Erwachsenen. Einige Studien bestätigen unseren klinischen Eindruck. Purcell-Jones et al. [38] faßten die Erfahrungen am Hospital for Sick Children, Great Ormond Street, London, im Einsatz von Opioiden bei Neugeborenen zusammen. Sie beobachteten von 1980 an einen Anstieg des Gebrauchs von Opioiden bei Säuglingen unter 1 Jahr. In dieser Zeit lag bei nicht beatmeten Kindern die Inzidenz von Atemdepressionen in Form einer nicht durch medizinische oder chirurgische Befunde erklärbaren Apnoe oder eines Mißlingen der Entwöhnung von der mechanischen Beatmung bei 13,5%.

Es gibt einige Besonderheiten des Metabolismus und der Verteilung von Opioiden bei Säuglingen, die für die höhere Inzidenzrate respiratorischer Komplikationen verantwortlich sein könnten. Die Opioidclearance ist vermindert [34], die Proteinbindung geringer [35], der Spiegel der freien, physiologisch wirksamen Substanz im Blut ist potentiell erhöht, und möglicherweise durchdringen mehr Opioide die Blut-Hirn-Schranke, wodurch sie zentral Nebenwirkungen hervorrufen können [30]. Kupferberg u. Way [30] fanden höhere Morphinspiegel im Gehirn unreifer Ratten im Vergleich zu älteren Tieren und vermuten, daß dieser Unterschied die Morphinempfindlichkeit jüngerer Ratten erklären könnte.

Bei Säuglingen fand man, daß $\frac{1}{3}$ der Opioiddosen für Erwachsene zu einer vergleichbaren Atemdepression (gemessen als Atemantwort auf CO_2) führt und daß Morphin (0,05 mg/kg KG i.m.) eine stärkere Atemdrepression erzeugte als Meperidin (0,5 mg/kg KG i.m.) [43]. Diese offensichtliche Empfindlichkeit scheint mit 3 Monaten zu verschwinden, denn für Fentanyl konnte mittels transkutaner pCO_2-Messung gezeigt werden, daß es bei über 3 Monate alten Säuglingen nicht mehr stärker atemdepressiv wirkt als bei älteren Patienten [22].

Bewertung des Therapieerfolges

Das zweite wichtige Problem in der Schmerztherapie bei Säuglingen tritt auf, wenn man die Therapie begonnen hat. Unsere Erfahrung bei allen Patienten ist, daß die Schmerztherapie auf jeden einzelnen Patienten zugeschnitten werden muß. Diese individuelle Einstellung der Dosis erfolgt, indem man sie nach Therapiebeginn entsprechend der Reaktion des Patienten anpaßt. Aufgrund der Empfindlichkeit der Säuglinge gegenüber Opioiden empfehlen wir, mit niedrigen Opioiddosen zu beginnen und anschließend die Reaktion darauf zu bewerten. Allerdings bereitet die Schmerzmessung fast unüberwindbare Probleme. Auch wenn man subtile Verhaltensparameter zu Beginn einer Schmerztherapie heranzieht, ist es sehr schwierig zu erkennen, wie man die Therapie auf den einzelnen Patienten einstellen kann und wann man die nächste Dosis verabreichen sollte.

Therapieempfehlungen

Unser klinischer Therapieansatz bei diesem schwierigen Problem besteht deshalb in einer Analgesie in mehreren Stufen. Wird ein Säugling künstlich beatmet, läßt sich das Problem leicht lösen. Das Baby erhält eine genügende Opioiddosis, um eine gute Schmerzlinderung zu erzielen, und Opioide und Beatmung werden wieder abgesetzt, wenn dies klinisch vertretbar erscheint. Bei Kindern ohne künstliche Beatmung geben wir zunächst Acetaminophen rektal. Wenn regionalanästhetische Erfahrungen in Frage kommen, werden sie genutzt, doch wenden wir Opioide nicht routinemäßig epidural an, da die Reaktion der Säuglinge darauf noch nicht geklärt sind. Derzeit läuft eine Studie zu dieser Fragestellung. Sind die genannten Maßnahmen nicht wirksam, geben wir kleine Opioiddosen, wobei wir mit etwa der Hälfte der Normaldosierung bei älteren Kindern beginnen. Wenn Opioide bei Säuglingen eingesetzt werden, müssen diese Patienten sorgfältig im Hinblick auf eine Apnoe oder andere Manifestationen einer Atemdepression überwacht werden.

Auch wenn die Atemdepression häufig durch die Bestimmung der Atemantwort auf CO_2 untersucht wird, halte ich Veränderungen im Atemrhythmus in Form periodischen Atmens, von Apnoe oder kurzzeitiger Atemwegsobstruktion für klinisch bedeutsamer. Hyperkapnie ist gewöhnlich kein Problem, eher schon Hypoxie, wahrscheinlich infolge der Apnoe. Stimulation mittels ansteigender inspiratorischer CO_2-Konzentration über Maske eignet sich wahrscheinlich nicht zur Beurteilung des Apnoerisikos. Deswegen ist es Aufgabe der Überwachung, Apnoeepisoden, insbesondere solche mit Hypoxämie, rechtzeitig zu erkennen. Am besten eignet sich für diesen Zweck die kontinuierliche Pulsoximetrie.

Literatur

1. Anand KJS, Hickey PR (1992) Halothane-morphine compared with highdose sufentanil for anesthesia and postoperative analgesia in neonatal cardiac surgery. N Engl J Med 326:1–9
2. Anand KJS, Hickey PR (1987) Pain and its effects in the human neonate and fetus. N Engl J Med 317:1321–1329
3. Anand KJS, Sippell WG, Aynsley-Green A (1987) Randomised trial of fentanyl anaesthesia in preterm babies undergoing surgery: effects on the stress response. Lancet 1:243–248

4. Anders TF, Sachar EJ, Kream J, Roffwarg HP, Hellman L (1970) Behavioral state and plasma cortisol response in the human newborn. Pediatrics 46:532–537
5. Attia J, Amiel-Tison C, Mayer MN, Shnider SM, Barrier G (1987) Measurement of postoperative pain and narcotic administration in infants using a new clinical scoring system. Anesthesiology 67:A532
6. Chapman CR, Casey KL, Dubner R, Foley KM, Gracely RH, Reading AE (1985) Pain measurement: An overview. Pain 22:1–31
7. Charnay Y, Paulin C, Dray F, Dubois P-M (1984) Distribution of enkephalin in human fetus and infant spinal cord: An immunofluorescence study. J Comp Neurol 223:415–423
8. Charnay Y, Paulin C, Chayvialle J-A, DuBois PM (1983) Distribution of substance p-like immunoreactivity in the spinal cord and dorsal root ganglia of the human foetus and infant. Neuroscience 10:41–55
9. Chugani HT, Phelps ME (1986) Maturational changes in cerebral function in infants determined by [18]FDG positron emission tomography. Science 231:840–843
10. Field T, Goldson E (1984) Pacifying effects of nonnutritive sucking on term and preterm neonates during heelstick procedures. Pediatrics 74:1012–1015
11. Fisichelli VR, Karelitz S, Fisichelli RM, Cooper J (1974) The course of induced crying activity in the first year of life. Pediatr Res 8:921–928
12. Fitzgerald M, Gibson S (1984) The postnatal physiological and neurochemical development of peripheral sensory C fibres. Neuroscience 13:933–944
13. Fitzgerald M, Millard C, McIntosh N (1989) Cutaneous hypersensitivity following peripheral tissue damage in newborn infants and its reversal with topical anaesthesia. Pain 39:31–36
14. Fitzgerald M, Millard C, MacIntosh N (1988) Hyperalgesia in premature infants. Lancet 1:292
15. Fitzgerald M, Shaw A, MacIntosh N (1988) Postnatal development of the cutaneous flexor reflex: Comparative study of preterm infants and newborn rat pups. Dev Med Child Neurol 30:520–526
16. Gunnar MR, Fisch RO, Malone S (1984) The effects of a pacifying stimulus on behavorial and adrenocortical responses to circumcision in the newborn. J Am Acad Child Adolesc Psychiatry 23:34–38
17. Grunau RVE, Johnston CC, Craig KD (1990) Neonatal facial and cry responses to invasive and non-invasive procedures. Pain 42:295–305
18. Grunau RVE, Craig KD (1987) Pain expression in neonates: facial action and cry. Pain 28:395–410
19. Harpin VA, Rutter N (1983) Making heel pricks less painful. Arch Dis Child 58:226–228
20. Harpin VA, Rutter J (1982) Development of emotional sweating in the newborn infant. Arch Dis Child 57:691–695
21. Henderson-Smart DJ, Pettigrew AG, Campbell DJ (1983) Clinical apnea and brain-stem neural function in preterm infants. N Engl J Med 308:353–357
22. Hertzka RE, Gauntlett IS, Fisher DM, Spellman MJ (1989) Fentanyl-induces ventilatory depression: Effects of age. Anesthesiology 70:213–218
23. Hori Y, Watanabe S (1987) Morphine-sensitive late components of the flexion reflex in the neonatal rat. Neurosci Lett 78:91–96
24. Izard CE, Hembree EA, Dougherty LM, Spizzirri CC (1983) Changes in facial expressions of 2- to 19-months-old infants following acute pain. Dev Psychobiol 19:418–426
25. Janko M, Trontelj JV (1983) Flexion withdrawal reflex as recorded from single human biceps femoris motor neurones. Pain 15:167–176
26. Johnston CC, Strada ME (1986) Acute pain response in infants: A multidimensional description. Pain 24:373–382

27. Kinney HC, Ottoson CK, White WF (1990) Three-dimensional distribution of ^{3}H-naloxone binding to opiate receptors in the human fetal and infant brainstem. J Comp Neurol 291:55–78
28. Kirya C, Werthmann MW (1978) Neonatal circumcision and penile dorsal nerve block – a painless procedure. J Pediatr 92:998–1000
29. Klimach VJ, Cooke RWI (1988) Maturation of the neonatal somatosensory evoked response in preterm infants. Dev Med Child Neurol 30:208–214
30. Kupferberg HJ, Way EL (1963) Pharmacologic basis for the increased sensitivity of the newborn rat to morphine. J Pharmacol Exper Ther 141:105–112
31. Leong SK, Shieh JY, Wong WC (1984) Localizing spinal-cord-projecting neurons in neonatal and immature albino rats. J Comp Neurol 228
32. Lipsitt LP (1977) The study of sensory and learning processes of the newborn. Clin Perinatol 4:163–186
33. Luo CB, Zheng DR, Guan YL, Yew DT (1988) Localization of substance P and enkephalin by immunohistochemistry in the spinal cord of human fetus. Neuroscience 27:989–993
34. Lynn AM, Slattery JT (1987) Morphine pharmacokinetics in early infancy. Anesthesiology 66:136–139
35. Meistelman C, Benhamou D, Barre J, Levron J-C, Mahe V, Mazoit X, Ecoffey C. Effects of age on plasma protein binding of sufentanil. Anesthesiology 72:470–473
36. Owens ME, Todt EH (1984) Pain in infancy: neonatal reaction to a heel lance. Pain 20:77–86
37. Pasternak GW, Zhang AZ, Tecott L (1980) Developmental differences between high and low affinity binding sites: their relationship to analgesia and respiratory depression. Life Sci 27:1185–1190
38. Purcell-Jones G, Dormon F, Sumner E (1987) The use of opioids in neonates. A retrospective study of 933 cases. Anaesthesia 42:1316–1320
39. Stang HJ, Gunnar MR, Snellman L, Condon LM, Kestenbaum R (1988) Local anesthesia for neonatal circumcision: Effect on distress and cortisol response. JAMA 259:1507–1511
40. Talbert LM, Kraybill EN, Potter HD (1976) Adrenal cortical response to circumcision in the neonate. Obstet Gynecol 48:208–210
41. Torres F, Anderson C (1985) The normal EEG of the human newborn. J Clin Neurophysiol 2:89–103
42. Wasz-Höckert O, Lind J, Vourenkoski V, Partanen T, Valanne E (1968) The infant cry. A spectrographic and auditory analysis. Clin Dev Med 29:8–42
43. Way WL, Costley EC, Way EL (1965) Respiratory sensitivity of the newborn infant to meperidine and morphine. Clin Pharmacol Ther 6:454–461
44. Willer JC (1977) Comparative study of perceived pain and nociceptive flexion reflex in man. Pain 3:69–80
45. Williamson PS, Evans ND (1986) Neonatal cortisol response to circumcision with anesthesia. Clin Pediatr 25:412–415
46. Williamson PS, Williamson ML (1983) Physiologic stress reduction by a local anesthetic during newborn circumcision. Pediatrics 71:36–40
47. Woolf CJ (1985) Functional plasticity of the flexor withdrawal reflex in the rat following peripheral tissue injury. In: Fields, Dubner, Cervero (ed) Advances in Pain Research and Therapy. Raven, New York, pp 193–201
48. Zhang AZ, Pasternak GW (1981) Ontogeny of opioid pharmacology and receptors: high and low affinity site differences. Eur J Pharmacol 73:29–40

Postoperative Schmerzbehandlung im Kindesalter

J. Zander

Pantaleonplatz 6B, 48161 Münster

Summary. The author discusses postoperative pain therapy in neonates, infants, toddlers and older children where no regional or local anaesthesia has been used to complement the general anaesthesia. These are mostly methods of postoperative treatment following urological interventions and herniotomies. At present, opioids are used for postoperative pain relief in 49.8% of cases and non-narcotic analgesics in 16.7%. The author stresses the conspicuous hesitancy in treating postoperative pain, although he regards adequate postoperative treatment as essential precisely in the pediatric age group. A non-narcotic analgesic should generally be started as baseline therapy. The preparation of choice for this purpose is paracetamol, given in suppository form immediately after the induction of anaesthesia in a dose of 2+mg/kg body weight. The use of novamine sulphone and of non-steroidal anti-inflammatory agents such as acetylsalicylic acid is of only secondary importance in postoperative pain therapy. Abdominal, orthopaedic and chest surgery in particular require the postoperative administration of opioids. The particular pharmaco-kinetic features of infants and young children should be borne in mind. In view of the varying rate of maturation of receptors, respiratory depression can follow the administration of opioids to children. During postoperative monitoring, pulsoxymetry is therefore regarded as the most important aid of all. The author comes to the conclusion that adequate postoperative analgesia is no less necessary for children than for adults. Major operations require the administration of an opioid, and the dosage must be dictated by the effect. Optimal monitoring should be guaranteed during the postoperative period of analgesic administration.

Doctors and nurses should be trained in awareness of the necessity for adequate postoperative analgesia, so that children are not left with unpleasant memories of a surgical intervention because of postoperative pain.

Im Aufwachraum schreiende, unruhige Kinder sind ein Bild, das leider allen Anästhesisten aus ihrer täglichen Arbeit wohl bekannt ist. Die postoperative Schmerztherapie ist nicht nur bei Kindern ein Problem, das seit Jahren sowohl von Anästhesisten als auch von Operateuren diskutiert wird, das aber immer noch nicht zur Zufriedenheit der Patienten und der Behandelnden gelöst ist. Es liegen zwar verschiedenste Lösungsvorschläge vor; diese scheitern jedoch oft an Unzulänglichkeiten in der Organisation, in der personellen Ausstattung und leider auch nicht zuletzt an Unkenntnis.

In diesem Artikel soll die postoperative Schmerztherapie bei den Säuglingen, Kleinkindern und Kindern beschrieben werden, bei denen nicht ein Verfahren der Regional- oder Lokalanästhesie zusätzlich zur Allgemeinanästhesie angewendet werden kann, das postoperativ eine lange anhaltende Schmerzfreiheit ermöglicht. Solche Verfahren werden vornehmlich bei urologischen Operatio-

H. Meier R. Kaiser C. R. Moir (Hrsg.)
Schmerz beim Kind
© Springer-Verlag Berlin Heidelberg 1993

nen und bei der Operation von Hernien durchgeführt. Bei orthopädischen Eingriffen oder bei Eingriffen am Thorax jedoch sind diese Methoden für Kinder nicht immer geeignet. Auch hier liegen zwar Berichte über die Durchführung von Regionalanästhesieverfahren bei Kleinkindern vor; sie bleiben jedoch meist auf wenige Zentren beschränkt, die über ausreichende Erfahrung auf diesem Gebiet verfügen.

Eine Umfrage von Lehmann aus dem Jahre 1987 an Krankenhäusern in der BRD zeigte, daß postoperativ nur in etwa 50% aller Fälle Opioide und in 17% periphere Analgetika eingesetzt werden [9]:

– *Opioide*	*49,8%*		– *periphere Analgetika*	*16,7%*
– Piritramid	27,5%,		– Metamizol	44,9%,
– Buprenorphin	24,0%,		– Acetylsalicylsäure	24,1%,
– Pentazocin	20,3%,		– Paracetamol	18,6%,
– Pethidin	12,5%,		– Kombinationen	4,8%,
– Tramadol	9,9%,		– Diclofenac	3,4%,
– Morphin	2,8%,		– Indomethacin	1,4%.
– Fentanyl	1,4%;			

Hierbei wurde außerdem eine Vielzahl verschiedener Medikamente eingesetzt. Der Grund hierfür liegt entweder darin, daß es kein ideales Medikament gibt, oder, daß eine große Unsicherheit über die Anwendung dieser Medikamente besteht.

Im Gegensatz zu der Untersuchung von Lehmann stehen die Anforderungen von Analgetika im postoperativen Verlauf durch Patienten, wie eine Untersuchung von Hempel et al. aus dem Jahre 1986 ergab [7]. Diese Untersuchung zeigt auch, daß offensichtlich eine unterschiedliche Schmerzintensität nach verschiedenen operativen Eingriffen vorliegt.

Beide zitierten Arbeiten beziehen sich auf Erwachsene. Man kann mit gewissem Recht annehmen, daß die Situation bei Kindern eher schlechter aussieht.

Während des Kongresses der American Society of Anesthesiologists im Jahre 1991 zitierte Untersuchungen zeigen, welche Fehler generell bei der postoperativen Analgetikatherapie gemacht werden [1, 3, 4, 11, 12]:

- Das Nichtbemerken des Schmerzes durch die Behandelnden,
- die falsche Wahl des Analgetikums,
- das primäre Unterdosieren des Analgetikums,
- eine rein schematische Verordnung des Analgetikums ohne Überprüfung der Wirksamkeit.

Hierzu paßt eine Untersuchung von Zenz, die feststellt, daß der Verbrauch an Opioiden in der Bundesrepublik gegenüber anderen Industrieländern verschwindend gering ist. In diesen Zahlen ist zwar auch die Anwendung von Opioiden im Rahmen der Schmerztherapie des chronischen Schmerzes enthalten; dies ändert jedoch nicht die Tatsache, daß vor allen Dingen Opioide in Deutschland nur zurückhaltend angewendet werden.

Die Folgen von Schmerzen sind in zahlreichen Untersuchungen gut belegt: Streß, Katecholaminausschüttung, Verstärkung des Postaggressionssyndroms, Störungen der Spontanatmung, ja sogar die Auslösung einer Fettembolie.

Trotz der offensichtlichen Nachteile und Risiken von Schmerzen für den Patienten werden in einer postoperativen Situation von den Behandelnden häufig Gründe angeführt, eine Schmerztherapie nicht durchzuführen:

- Die Patienten sind wacher und atmen besser als Patienten, die keine Schmerzen haben.
  Dieser für den Patienten oft sogar unerträgliche Zustand hat den oberflächlich gesehenen Vorteil der Möglichkeit einer schnellen Verlegung auf die periphere Station, ohne Komplikationen einer analgetischen Therapie auf die Respiration befürchten zu müssen.
- Ein weiteres Argument ist, die Schmerztherapie könne ja auf dieser peripheren Station durchgeführt werden, „die haben eher Zeit dafür als wir, und dann kann das Kind jetzt aus dem Aufwachraum verlegt werden". Dies ist erfahrungsgemäß nicht so.

Wie wir aus einer Befragung von Kindern an unserer Klinik wissen, registrieren auch kleine Kinder diesen Konflikt sehr genau:

So berichtet ein 5jähriger: „Ich bin schön eingeschlafen, es war gar nicht schlimm. Als ich wach wurde, lag ich in einem Bett. Da tat mein Popo ganz weh, und ich habe etwas geweint. Die Schwester hat gesagt, meine Mama käme gleich, dann wären die Schmerzen weg. Ich habe ihr das noch mal gesagt, daß ich Schmerzen habe, aber sie hat nicht gehört. Dann hat sie mich einfach auf den Flur geschoben. Die wollten mich nur schnell los werden. Auf der Station war eine ganz liebe Schwester. Die hat was in den Schlauch gespritzt und plötzlich habe ich noch etwas geschlafen. Da tat mein Popo nicht mehr weh."

Dies straft alle Argumente gegen eine Schmerztherapie bei Kindern lügen, wie sie hier auch von Burokas zusammengestellt worden sind [2]:

- Weil das Nervensysten noch nicht vollständig gereift ist, spüren Kinder nicht so starke Schmerzen wie Erwachsene;
- Kinder erinnern sich nicht an Schmerzen;
- Kinder, die keine Schmerzen zeigen, haben auch keine;
- es ist gefährlich, Kindern Opioide zu geben, da sie süchtig werden können;
- Opioide hemmen in jedem Fall die Spontanatmung;
- Kinder können nicht sagen, was schmerzt;
- das Pflegepersonal kann besser als das Kind beurteilen, ob es Schmerzen hat;
- das Kind soll Erfahrungen mit dem Schmerz machen.

Andere Untersuchungen zeigen, daß auch ausgebildetes Fachpersonal, das täglich mit dem Problem konfrontiert wird, nicht immer über den Schmerz ausreichend informiert ist.

Noch 1976 erschien ein Artikel, in dem die Anwendung von Anästhetika oder Analgetika bei der Operation eines offenen Ductus Botalli als unnötig angesehen wurde, da die Kinder dabei keinerlei Schmerzen empfänden [10]. 1987 stellte Gauntlett in einer Umfrage unter Anästhesisten fest, daß nur 85% der Befragten glaubten, daß Neugeborene Schmerzen empfinden können [6]. Eine Befragung von Schwestern auf Kinderintensivstationen zeigte, daß nur 59% glaubten, daß Kinder Schmerzen in der Weise wie Erwachsene empfinden, 77% jedoch glaubten, daß zu wenig Analgetika bei diesen Kindern angewendet würden [3].

Es muß ausdrücklich betont werden, daß auch Neonaten Schmerzen empfinden, und diesem auch Ausdruck geben können. Neugeborene besitzen eine *voll ausgebildete Nozizeption*, grimassieren bei Schmerzempfindungen und zeigen vegetative Reaktionen (Tachykardie, Hypertension, palmares Schwitzen etc.). Hierbei kommt die Tachykardie nicht immer gut zum Tragen, da schon physiologisch eine Tachykardie besteht.

Wie kann der Schmerz bei Säuglingen und Kleinkindern objektiviert werden? Es gibt eine Reihe von klinischen Symptomen (nach Burokas [2]), die das Pflegepersonal zur Gabe eines Analgetikums veranlassen: Auch hier stehen die vegetativen Symptome weit im Vordergrund. Wichtig für das Pflegepersonal war auch die Art des operativen Eingriffs, was sich mit den zitierten Erfahrungen von Hempel deckt [7].

- Änderungen der Respiration,
- Anziehen der Knie,
- Anstieg von Blutdruck und Herzfrequenz,
- Ruhelosigkeit,
- Änderungen des Gesichtsausdrucks,
- Anstieg des Tonus der Muskulatur,
- u. U. Bradykardien,
- Weinen.

Bei kooperativen Erwachsenen kann man nicht nur feststellen, daß sie Schmerzen haben, sondern man kann den Schmerz sogar quantifizieren, z. B. mit visuellen Analogskalen. Es gibt auch solche speziell für Kinder, die jedoch verständlicherweise nicht immer anzuwenden sind [13]. Ich möchte jedoch hier nochmals daran erinnern, daß oft Schmerzen erst auf direktes Befragen angegeben werden. Bei Schulkindern ist eine Kooperation in den meisten Fällen gegeben. Bei Säuglingen und Kleinkindern dagegen muß auf spezifische Zeichen von Schmerz geachtet werden, die hier in der Übersicht von Burokas angegeben sind. Hinzu kommt das bereits erwähnte Schwitzen in den Handflächen, das oft zu beobachten ist.

„Periphere" Analgetika

Die postoperative Schmerztherapie sollte in der Regel ein peripheres Analgetikum als Basis aufweisen. Periphere Analgetika greifen in die Synthese von Schmerzmediatoren ein; vor allen Dingen wird hierdurch die Synthese von Prostaglandinen gehemmt.

Die Substanz der ersten Wahl ist hier das Paracetamol, das nicht nur peripher, sondern auch im Zentralnervensystem wirkt.

Um eine rechtzeitige Wirkung zu erzielen, applizieren wir unmittelbar nach der Narkoseeinleitung ein Suppositorium mit 20 mg/kg KG Paracetamol. Auch nach kurzen Eingriffen ist so eine ausreichende analgetische Basis gewährleistet. Eine Überdosierung sollte jedoch auf jeden Fall wegen der möglichen Lebertoxizität vermieden werden. Kommt es doch versehentlich dazu, dann kann die Substanz durch Acetylcystein (Fluimucil) antagonisiert werden.

An vielen Kliniken wird auch Novaminsulfon eingesetzt. Seine Wirkstärke liegt deutlich über der von Paracetamol. Akute schwere Kreislaufreaktionen sind nur bei einer schnellen i.v.-Gabe zu befürchten, nicht jedoch bei langsamer i.v.-Gabe oder bei einer Kurzinfusion oder oralen Gabe. Die Gefahr der Agranulozytose ist ein Risiko, das mit in die Indikationsstellung einbezogen werden muß, jedoch extrem selten auftritt. Auf Grund seiner speziellen Eigenschaften ist jedoch Novaminsulfon nicht in jedem Fall durch ein anderes Analgetikum zu ersetzen. Bei der Anwendung von Acetylsalicylsäure muß als seltene Komplikation an das Reye-Syndrom gedacht werden.

Bei der Anwendung nichtsteroidaler Antiphlogistika sollte das Verhältnis zwischen analgetischen Effekten und Nebenwirkungen jeweils exakt überprüft werden, weil häufig die antiphlogistischen Eigenschaften und die Nebenwirkungen deutlich höher sind als die analgetische Potenz.

Opioide

Es gibt jedoch eine Reihe von Situationen, in denen auf den Einsatz von Opioiden nicht verzichtet werden kann. Hierzu gehören große abdominelle, orthopädische und thoraxchirurgische Eingriffe.

– Piritramid	Dipidolor	0,1 mg/kg i.m.	4- bis 6stündlich;
		0,05 mg/kg i.v.	
– Pethidin	Dolantin	0,5 mg/kg i.v.	2- bis 4stündlich;
		1 mg/kg i.m.	
– Tramadol	Tramal	0,75–1 mg/kg i.m.	4- bis 6stündlich;
– Pentazocin	Fortral	0,5 mg/kg i.m.	4- bis 6stündlich;
		0,3 mg/kg i.v.	
– Buprenorphin	Temgesic	0,003 mg/kg i.v.	6stündlich;
– Morphin		0,1–0,2 mg/kg i.m.	

Die Wirkung der Opioide ist über eine unterschiedliche Pharmakokinetik und eine unterschiedliche intrinsische Aktivität an den Opioidrezeptoren zu erklären.

Rezeptor	*Wirkung*
μ	Analgesie, Atemdepression, Euphorie, Suchtpotential;
$\varkappa$	Sedierung, Analgesie;
σ	Dysphorie, Tachykardie, Hypertension, Halluzination;
δ und ε	Analgesie.

Hierbei ist zu beachten, daß bei Säuglingen und Kleinkindern nicht nur pharmakokinetische Unterschiede im Vergleich zum Erwachsenenalter bestehen. Es findet offenbar in den ersten Wochen auch eine Änderung der Rezeptorverfügbarkeit statt. Die Analgesie wird vor allen Dingen über eine Stimulation der μ-Rezeptoren bewirkt. Hierbei muß man unterscheiden zwischen einen μ_1- und einem μ_2-Rezeptor. Der μ_1-Rezeptor vermittelt vor allen Dingen die Analgesie, während über den μ_2-Rezeptor vor allen Dingen Nebenwirkungen induziert werden, also die zentrale Atemdepression und die Erzeugung einer Abhängigkeit bei langfristiger Anwendung. Die Ausbildung der Rezeptoren erfolgt in den ersten Lebenswochen nicht gleichzeitig, sondern die μ_2-Rezeptoren scheinen früher ausgereift zu sein. Damit tritt eine Atemdepression früher ein als im späteren Lebensalter. Der Grund für das Auftreten dieser Nebenwirkung liegt also nicht in der Unreife der Blut-Hirn-Schranke, sondern ist auch rezeptorbedingt [8, 15, 17].

Die Verwendung von kompletten Morphinagonisten in der postoperativen Schmerztherapie hat eine Reihe von Vorteilen. Während in den USA oft noch Morphin als der „golden standard" der Analgesie angesehen wird, ist dies in Europa nicht so. Morphin hat eine geringere analgetische Aktivität als andere Agonisten und außerdem eine Reihe von Nebenwirkungen, die problematisch sein können: die Tendenz zur Kumulation, die Möglichkeit einer Histaminliberation und die Bildung von nicht toxischen Metaboliten. Deshalb bleibt die Anwendung von Morphin in den meisten Kliniken auf spezielle Patienten beschränkt, typischerweise für die Tumortherapie.

Ein exaktes Dosierungsschema kann für die Opioidtherapie nicht angegeben werden, da die notwendigen Dosierungen sehr von der Schmerzintensität und von individuellen Faktoren abhängen. Alle Opioide müssen deshalb titriert werden. Aus diesem Grunde ist auch eine i.m.-Applikation in der Regel abzulehnen. Eine Reihe von Patienten leiden auch nach der Applikation eines Opioids noch unter Schmerzen, ohne daß sie dies äußern. Aus diesem Grunde ist das „Wohlfühlen" der Endpunkt der Titration.

Im Vordergrund der Nebenwirkungen steht die Hemmung der Respiration. Auch die anderen Nebenwirkungen, die in niedriger Inzidenz auftreten, können erheblich sein und müssen als solche registriert werden:

- respiratorische Depression
  - Monitoring!
  - Titrieren der Analgesie im AWR! (Naloxon, Theophyllin, Doxapram);
- Nachlassen der Vigilanz
  - klinisches Monitoring;
- Übelkeit, Erbrechen
  - Magensonde?
  - Metoclopramid, Scopolamin;
- Harnretention
  - Naloxon,
  - Urinkatheter;
- Juckreiz
  - Naloxon, Diphenhydramin, Wechsel des Analgetikums.

Deshalb ist ein engmaschiges Monitoring notwendig, wie es normalerweise nur im Aufwachraum durchgeführt werden kann:

– Überwachung der Atmung
  • klinisch,
  • Pulsoximetrie,
  • transkutane CO_2- und O_2-Messung,
  • EKG-Monitor?
  • Atemsensor?
– Überwachung der Vigilanz
  • Kind muß erweckbar sein.

Im Vordergrund steht das Monitoring der Respiration und der Vigilanz. Der beste Monitor hier ist das erfahrene Pflegepersonal. In der Regel ist eine Überdosierung innerhalb von 5–10 min nach i.v.-Gabe zu sehen. Es bleibt aber darauf hinzuweisen, daß bei einer reizarmen Umgebung (die nicht immer im AWR gegeben ist, aber auf der peripheren Station!) eine Verstärkung der respiratorischen Depression durch den physiologischen Schlaf auftreten kann. Die Pulsoximetrie ist als wichtigstes Hilfsinstrument aufzufassen. Sie kann auch bei Kleinstkindern sicher und gefahrlos angewendet werden. Es ist aber darauf zu achten, daß die verwendeten Geräte eine kurze Ansprechzeit haben.

Eine Schmerzskala kann zur Abschätzung der Schmerzintensität herangezogen werden, bei kooperativen Kindern sogar eine visuelle Analogskala [5].

Beispielskala für die Abschätzung der Schmerzintensität und Nebenwirkungen:		
Schmerz	0	schlafend,
	1	wach ohne Schmerzen,
	2	schwacher Schmerz,
	3	mittelgradiger Schmerz,
	4	schwere Schmerzen;
Sedierung	1	völlig wach,
	2	etwas benommen,
	3	stark benommen,
	4	schlafend;
Erbrechen	0	keine Übelkeit, kein Erbrechen,
	1	Übelkeit,
	2	Erbrechen,

Bei kooperativen Kindern wird in einigen Zentren auch eine patientenkontrollierte Analgesie versucht. Die Erfolge dabei scheinen ermutigend zu sein [14, 16]. Wie bei Erwachsenen zeigt es sich, daß in der ersten postoperativen Phase die Analgetika oft unterdosiert werden, während später oft eine zu hohe Dosierung gewählt wird.

Schlußfolgerung

- In jedem Fall muß postoperativ auch bei Kindern eine Analgetikatherapie durchgeführt werden. Sie muß ausreichend sein.
- Nur bei kleinen Eingriffen ist ein peripheres Analgetikum alleine ausreichend. Hier ist z. B. die routinemäßige Applikation eines Paracetamolzäpfchens unmittelbar nach der Einleitung der Narkose von Vorteil.
- Größere Eingriffe (abdominelle Chirurgie, orthopädische Eingriffe, Herz-Thorax-chirurgische Eingriffe) erfordern die postoperative Gabe eines Opioids.
- Die Dosierung des Opioids muß nach Wirkung erfolgen und titriert werden. Die Gabe eines peripheren Analgetikums in Kombination mit einem Opioid kann vorteilhaft sein.
- Eine optimale Schmerztherapie erfordert die kontinuierliche Beobachtung des Kindes.
- Regionalanästhetische Verfahren können bei bestimmten Eingriffen der systemischen Analgesie überlegen sein.
- Bei älteren und kooperativen Kindern kann die PCA („patient controlled analgesia") geeignet sein.

Es kommt bei der postoperativen Analgesie im Kindesalter vor allen Dingen darauf an, das Bewußtsein von Ärzten und Schwestern zu schulen, um eine rechtzeitige und ausreichende Analgesie durchzuführen. Nur so kann erreicht werden, daß bei Kindern nicht auf Grund der postoperativen Schmerzen unangenehme Erinnerungen an den operativen Eingriff zurückbleiben.

Literatur

1. Beyer J, DeGood DE, Ashley LC, Russell GA (1983) Patterns of postoperative analgesic use with adults and children following cardiac surgery. Pain 17:71
2. Burokas L (1985) Factors affecting nurses' decisions to medicate pediatric patients after surgery. Heart Lung 14:373
3. Davis PJ (1991) Opioid use in pediatric patients. In: ASA (ed) 1991 annual refresher course lectures. ASA, San Francisco, p 214
4. Donovan BD (1983) Patient attitudes to postoperative pain relief. Anaesth Intens Care 11:125
5. Gaukroger P (1991) Paediatric analgesia – Which drug? Which dose? Drugs 41:52
6. Gauntlett IS (1987) Analgesia and anaesthesia in newborn babies and infants. Lancet I:1090
7. Hempel V, May R (1986) Postoperative Schmerztherapie. Urban & Schwarzenberg, München
8. Kupferberg HG, Way EL (1963) Pharmacologic basis for the increased sensitivity of the newborn rat to morphine. J Pharmacol Exp Ther 141:109
9. Lehmann KA, Henn C (1987) Zur Lage der postoperativen Schmerztherapie in der Bundesrepublik Deutschland. Anaesthesist 36:400
10. Lippmann N, Nelson RJ, Emmanoulides GC, Diskin J, Thibealut DW (1976) Ligation of patent ductus arteriosus in premature infants. Br J Anaesth 48:365
11. Marks RM, Sachar EJ (1973) Undertreatment of medical inpatients with narcotic analgesics. Ann Intern Med 78:173

12. Mather L, Mackie J (1983) The incidence of postoperative pain in children. Pain 15:271
13. Pain Scale from the Children's Hospital, University of Helsinki
14. Rodgers B, Webb C, Stergios D, Newman B (1988) Patient-controlled analgesia in pediatric surgery. J Pediatr Surg 23:259
15. Way WL, Costley EC, Way EL (1965) Respiratory sensitivity of the newborn infant to meperidine and morphine. Clin Pharmacol Ther 6:454
16. White PF (1988) Use of PCA for management of acute pain. JAMA 259:243
17. Zhang AZ, Pasternak GW (1981) Ontogeny of opioid pharmacology and receptors: High and low affinitiy site differences. Eur J Pharmacol 73:29

Nervenblockaden zur postoperativen Schmerztherapie

H. W. Striebel und H. Kern

Klinik für Anästhesiologie und Operative Intensivmedizin, Universitätsklinikum Steglitz, Freie Universität Berlin, Hindenburgdamm 30, 12200 Berlin

Summary. The procedures that can yield adequate postoperative pain relief in the paediatric age group fall basically into two groups: administration of antipyretic medication or opioids, and various local and regional anaesthetic techniques.

The administration of antipyretic analgesics cannot be expected to lead to any satisfactory pain relief after most surgical operations, while following the administration of opioids the danger of respiratory depression must be borne in mind. Following the performance of a large number of surgical interventions in children, it has become apparent that different forms of local and regional anaesthesia are the best options for postoperative pain control. The local anaesthetic of choice in these circumstances is 0.25 (−0.5)% bupivacaine, which has a long duration of action. The maximum dose is 2 mg/kg body weight. The procedures scheduled for postoperative analgesia normally have to be implemented during the general anaesthesia, because the children cannot realistically be expected to cooperate. If they are instituted before the start of the operation it is possible to work with a shallow level of anaesthesia and the amount of narcotic medication required during the operation can also be reduced.

Some local and regional anaesthetic techniques are particularly successful in the paediatric age group, e.g.:

1. Penile nerve block
2. Block of the ilioinguinal and iliohypogastric nerves
3. Infiltration anaesthesia at the operation wound
4. Surface anaesthesia

Occasionally a block of the axillary plexus is induced. Peridural anaesthesia should be reserved for a narrow range of very rare indications in children.

For a penile nerve block, both dorsal nerves of the penis are blocked, e.g. with the aid of a 24-G or a 22-G cannula, which is inserted at an angle of about 90° to the skin and advanced until contact with the lower edge of the pubic symphysis is perceived, then withdrawn a little way and again advanced a few millimetres further in the caudal direction. Bupivacaine 0.25–0.5%, 1–4 ml, is then injected.

The ilioinguinal and iliohypogastric nerves are blocked, for example, by inserting a 22-G cannula at a point about 1 cm medial and cranial to the superior anterior iliac spine and advancing the needle in a lateral and caudal direction as far as the inner side of the ilium. The needle is then withdrawn slowly while bupivacaine (0.5 mg/kg body weight) is injected. It is subsequently advanced towards the inguinal canal, i.e. in a caudal and medial direction. Following perforation of the aponeurosis of the obliquus external muscle a further 0.5 mg/kg bupivacaine is injected.

A further option for postoperative pain relief is surface anaesthesia, e.g. with a 10% lidocaine spray. Lidocaine can usefully be sprayed onto the wound following circumcision, for example. This gives effective pain relief for 4–5 h. The 5% EMLA (eutectic

H. Meier R. Kaiser C. R. Moir (Hrsg.)
Schmerz beim Kind
© Springer-Verlag Berlin Heidelberg 1993

mixture of local anaesthetics) cream has a special position among the agents available for surface anaesthesia, effecting long-lasting, satisfactory analgesia of the intact skin within 30–60 min.

Axillary plexus block has a high success rate of 93–94% in children, but is seldom applied. For its implementation in a conscious child some degree of insight and co-operation is necessary, which cannot generally be expected in a child under 8 years of age.

Peridural anaesthesia should not be induced in a child unless very strictly defined indications are present. There is a great deal of controversy about the application of this procedure in children.

In summary, it can be said that local and regional anaesthetic procedures allow highly effective preventive pain therapy without involving the risk of respiratory depression. The simple and low-risk techniques in particular, deserve to be widely used.

Schmerztherapie im Kindesalter

Bei Neugeborenen, Säuglingen und Kleinkindern wird die postoperative Schmerztherapie stark vernachlässigt. Mather et al. [22] machten erneut auf dieses Problem aufmerksam. Ihre Studie belegte, daß nur 25% der Kinder am Operationstag keine Schmerzen hatten [22].

Die oft zurückhaltende Verabreichung von Analgetika bei Neugeborenen und Säuglingen ist z. T. durch die Meinung begründet, diese kleinen Patienten hätten keine oder eine wesentlich geringere Schmerzempfindung, bzw. sie könnten sich an Schmerzen nicht mehr erinnern. Daß bereits Früh- und Neugeborene Schmerzen haben, zeigen die typischen endokrinen und metabolischen Streßreaktionen bei Operationen unter ungenügender Analgesie [1, 2, 31, 46]. Die Indikation für schmerztherapeutische Maßnahmen sollte also nicht vom Alter des Patienten, sondern von der Schmerzintensität abhängig gemacht werden.

Die bei Kindern sehr häufig angewandte und leicht durchführbare rektale Verabreichung von z. B. Paracetamolsuppositorien garantiert nach den meisten Operationen keine ausreichende Schmerzlinderung. Häufig wird deshalb eine Opioidgabe notwendig. Das individuelle Schmerzempfinden und damit die notwendige Opioiddosierung kann interindividuell jedoch erheblich variieren [19]. Um eine Opioidüberdosierung mit der Gefahr einer Atemdepression zu vermeiden, ist eine schematische Opioidgabe zu vermeiden. Die Dosierung der möglichst intravenös zu verabreichenden Opioide hat bedarfsadaptiert zu erfolgen. Praktisch sollte so vorgegangen werden, daß kleinere Dosen in 10- bis 15minütigen Abständen so oft repetiert werden, bis der Patient weitgehend schmerzfrei ist.

Ein erhebliches Problem bei der Opioidgabe im Kindesalter stellt jedoch die Beurteilung der Schmerzintensität dar. Während der Erwachsene sein subjektives Schmerzempfinden artikulieren kann, ist das Kind dazu noch nicht in der Lage. Säuglinge und Kleinkinder äußern ihre Schmerzen lediglich durch Mimik, Motorik, Schreien und Weinen. Weinen und Schreien aufgrund von Schmerzen sind jedoch nicht leicht von Unmutsäußerungen wegen Furcht, Hunger oder Durst zu unterscheiden. Dies macht eine bedarfsadaptierte Opioidgabe im Kleinkindesalter sehr schwierig.

Neben einer medikamentösen systemischen Schmerztherapie bieten sich nach vielen kinderchirurgischen Eingriffen auch verschiedene Lokal- und

Regionalanästhesieverfahren an. Mit Regionalanästhesieverfahren ist die effektivste postoperative Schmerzlinderung erreichbar. Darüber hinaus entfällt hierbei die bei Opioiden gefürchtete Atemdepression. Booker betont in seinem Editorial [6] die unzureichende postoperative Schmerztherapie im Kindesalter und plädiert für den vermehrten Einsatz von Lokal- und Regionalanästhesieverfahren.

Die im Kindesalter besonders geeigneten Lokal- und Regionalanästhesieverfahren sollen im Folgenden diskutiert werden.

Lokal- und Regionalanästhesie im Kindesalter

Die Pharmakokinetik der Lokalanästhetika unterscheidet sich im Kindesalter z. T. von der des Erwachsenen. Gründe sind die u. U. noch unreifen Enzymsysteme, Unterschiede in Verteilungsvolumina und Proteinbindung der Lokalanästhetika, das höhere Herzminutenvolumen, die höhere Gewebsdurchblutung, ein prozentual größeres Hirn- und Lebergewicht und ein prozentual geringeres Fett- und Muskelgewebe im Kindesalter.

Aufgrund verschiedener Untersuchungen kann jedoch davon ausgegangen werden, daß Neugeborene, Säuglinge und Kleinkinder nicht empfindlicher auf Lokalanästhetika reagieren als Erwachsene [15, 26]. Bei Kindern sollten dennoch möglichst niedrigprozentige Lokalanästhetikalösungen verwendet werden. Meist sind auch diese in der Lage, die noch kaliberschwachen Nervenfasern zu blockieren. Lokalanästhetikum der Wahl ist das langwirksame, 0,25(−0,5)%ige Bupivacain. Als Maximaldosierung gelten 2 mg/kg KG, aber auch 3 mg/kg KG wurden für Kinder noch als sicher angegeben [15].

Wegen meist mangelnder Einsicht und Kooperation der Kinder müssen die zur postoperativen Analgesie geplanten Lokal- oder Regionalanästhesieverfahren normalerweise noch in Narkose durchgeführt werden. Falls sie bereits vor Operationsbeginn angelegt werden, kann der intraoperative Bedarf an Narkotika deutlich reduziert werden. Hierdurch sind die Nebenwirkungen hoher Anästhetikakonzentrationen vermindert, und aufgrund einer möglichen flachen Narkoseführung ist die Narkoseausleitung verkürzt. Bei den schmerzfreien Kindern gestaltet sich die Aufwachphase sehr ruhig, schmerzbedingtes Strampeln und Schreien und dessen nachteilige Auswirkungen auf die Operationswunde unterbleiben.

Bei kinderchirurgischen Eingriffen
häufig geeignete Lokal- und Regionalanästhesieverfahren

Peniswurzelblock

Nach einer Zirkumzision treten insbesondere in den ersten postoperativen Stunden sehr starke Schmerzen auf und verlangen eine suffiziente Schmerztherapie.

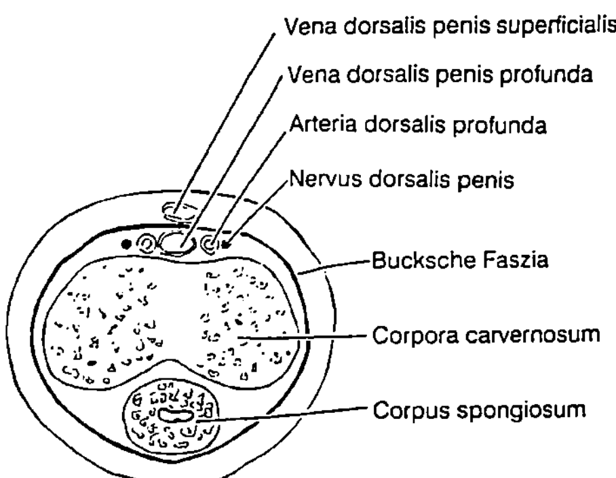

Abb. 1. Querschnitt durch den Penisschaft

Anatomische Vorbemerkungen

Die beiden Corpora cavernosi und das Corpus spongiosum des Penisschaftes werden von der Fascia penis profunda (Buck-Faszie) umgeben. Auf dem Penisschaft liegt mittig unter der Buck-Faszie die V. dorsalis penis profunda zwischen den beiden Aa. dorsalis penis. Flankiert werden diese 3 Gefäße von den beiden Nn. dorsales penis (vgl. Abb. 1). Diese Gefäße und Nerven treten aus dem Becken kommend unmittelbar unterhalb der Symphyse durch das Diaphragma urogenitale und ziehen unter die Buck-Faszie. Die beiden Nn. dorsalis penis sind Endäste der Nn. pudendi (S_2–S_4). Sie innervieren den größten Teil des Penis. Nur die Peniswurzel wird zusätzlich noch durch Ausläufer der Nn. inguinalis (L_1), selten auch noch von Ästen des N. genitofemoralis ($L_{1/2}$) versorgt. Durch eine Blockade der beiden Nn. dorsales penis kann nach Penisoperationen in 96% eine hervorragende Schmerzlinderung erzielt werden [42].

Durchführung

Nach entsprechender Desinfektion wird mit dem Zeige- und Mittelfinger der Unterrand der Symphysis pubis getastet. Eine 24- oder 22-gg-Nadel wird mit ca. 90° zur Haut zwischen den beiden palpierenden Fingern bis zum Knochenkontakt mit dem Unterrand der Symphysis pubis eingestochen. Danach wird die Nadel etwas zurückgezogen und die Nadelrichtung nach kaudal korrigiert und je nach Größe des Kindes wenige Millimeter weiter vorgeschoben, so daß die Nadel an dem Unterrand der Symphyse vorbeigleitet [7]. Die Nadelspitze liegt nun im subpubischen Raum, der oben durch die Symphysis pubis und unten durch die Corpora cavernosi (auf denen die beiden Nn. dorsales penis verlaufen) begrenzt wird (Abb. 2). Die Nadelspitze dringt nicht bis zu den Gefäß- und Nervenstrukturen vor. Die Gefahr einer Arterienverletzung ist daher minimal.

Zur Punktion empfiehlt es sich, zwischen Punktionskanüle und Injektionsspritze einen Verbindungsschlauch zu konnektieren. Damit kann gefühlvoller punktiert werden (Abb. 3). Bei korrekter Kanülenlage injiziert eine Assistenz-

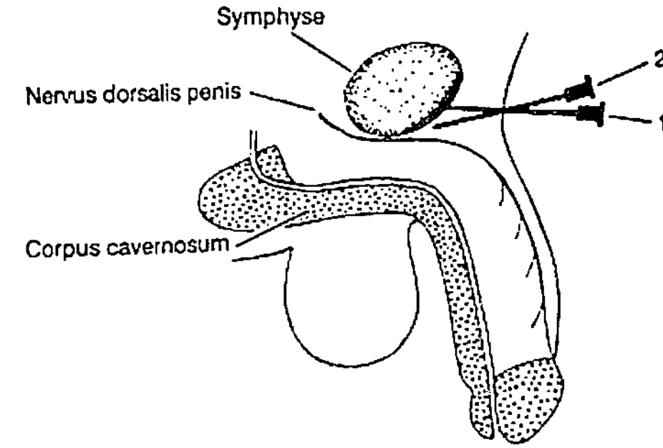

Abb. 2. Nadellage beim Peniswurzelblock

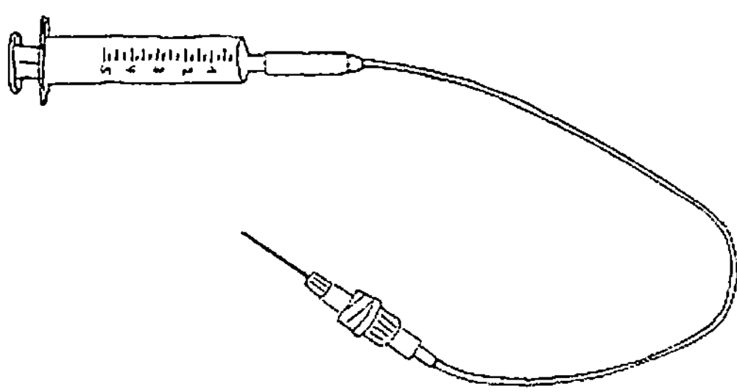

Abb. 3. Immobile Nadel

person – nach negativer Aspiration auf Blut – das Lokalanästhetikum über den Verbindungsschlauch. Die Kanüle läßt sich hierbei gut fixieren, eine Dislokation während der Injektion kann verhindert werden. Bei hohem Injektionswiderstand liegt die Kanülenspitze vermutlich im Periost und die Kanüle muß etwas zurückgezogen werden. Als Dosierung werden bei Kindern 1–4 ml Bupivacain 0,5% empfohlen [4]. Die Autoren verwenden normalerweise hierfür 0,25%iges Bupivacain. Beim Peniswurzelblock darf auf keinen Fall Lokalanästhetikum mit Adrenalinzusatz verwendet werden!

Dosierung von Bupivacain für den Peniswurzelblock. (Nach [4, 44])	
6–12 Monate	1 ml,
1–5 Jahre	3 ml,
6–12 Jahre	4 ml,
(13–40 Jahre	5–7 ml),
(41–90 Jahre	7 ml).

Bei zu tiefem Vorstechen besteht die Gefahr, daß es zu einer Hämatombildung kommt, falls eine der 2 unterhalb der Buck-Faszie verlaufenden Aa. dorsales penis versehentlich punktiert wird. Ein großes Hämatom kann im Extremfall die Durchblutung drosseln und zu einer Durchblutungsstörung führen [36].

Mit dem Peniswurzelblock kann eine ca. 6–8 h dauernde hervorragende Analgesie erreicht werden.

Neben einem Peniswurzelblock bietet sich nach Zirkumzisionen auch eine Oberflächenanästhesie an (s. unten).

Blockade der Nn. ilioinguinalis und iliohypogastricus

Der Schmerz nach Herniotomien ist weniger stark ausgeprägt [41]. Zur postoperativen Analgesie nach Herniotomien und nach Orchidolysen bieten sich ebenfalls Lokal- oder Regionalanästhesieverfahren an.

Anatomische Vorbemerkungen

Der N. iliohypogastricus versorgt die Haut der Leistengegend, der Nervus ilioinguinalis großteils die Haut des Scrotums (vgl. Abb. 4). Durch Blockade dieser aus L_1 kommenden Nerven kann nach Herniotomien und Orchidolysen eine gute, mehrere Stunden andauernde Schmerzfreiheit gewährleistet werden.

Durchführung

Die Blockade der Nn. ilioinguinalis und iliohypogastricus kann z. B. anhand der Empfehlungen von Arthur [3] durchgeführt werden (vgl. Abb. 4). Hierzu wird z. B. eine 22-gg-Kanüle ca. 1 cm medial und kranial der Spina iliaca anterior superior eingestochen und dabei nach lateral und kaudal bis zum Kontakt mit der Innenseite des Os ileum vorgestochen. Unter langsamem Zurückziehen der Nadel werden 0,5 mg/kg KG 0,5%iges Bupivacain injiziert (s. untenstehende Dosierungsformel). Nun wird die Nadel wieder durch denselben Einstichpunkt in Richtung des Leistenkanals nach kaudal und medial vorgeschoben. Das Durchstechen der Aponeurose des M. obliqus externus oder des Muskels selbst kann gut als Widerstandsverlust gefühlt werden. Nun werden wiederum 0,5 mg/

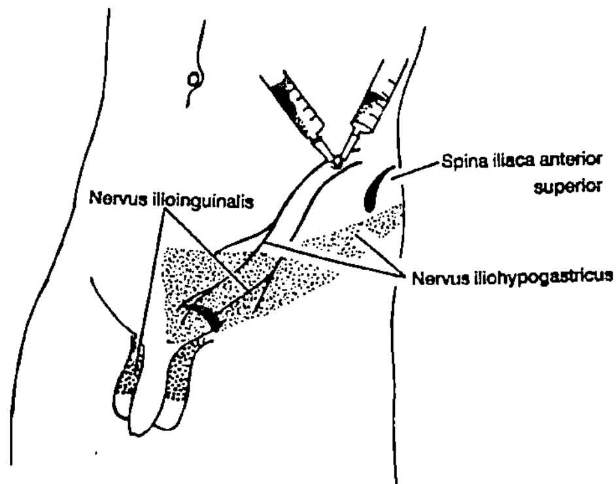

Abb. 4. Blockade der Nn. ilioinguinalis und iliohypogastricus

kg KG 0,5%iges Bupivacain injiziert. Während der Injektion sollte die Nadel einige Millimeter vor- und zurückbewegt werden. Oft wird auch empfohlen, von dem gleichen Einstichpunkt den M. obliqus externus fächerförmig in Richtung Nabel und Leistenkanal zu infiltrieren. Auch für diese Blockadeform bietet es sich wegen der besseren Handhabung an, zwischen Nadel und Spritze ein Schlauchstück einzusetzen. Die Autoren verwenden auch für diesen Block bei Kindern 0,25%iges Bupivacain, erhöhen dafür aber das injizierte Volumen etwas. Die Autoren orientieren sich an folgender Regel: kg KG geteilt durch 3 = ml 0,25%iges Bupivacain pro zu blockierende Seite.

<table>
<tr><td>Dosierung von Bupivacain 0,5% für den Ilioinguinalis- und Iliohypogastrikus-block. (Nach [3])</td></tr>
<tr><td>0,5 mg/kg KG = 0,1 ml/kg KG pro Nerv.</td></tr>
</table>

Als seltene Nebenwirkung eines Ilioinguinalis- und Iliohypogastrikusblocks wurde eine vorübergehende Blockade des N. femoralis mit Gehschwierigkeiten beschrieben [9, 20, 35, 37]. Neben einer Blockade der Nn. ilioinguinalis und iliohypogastricus bietet sich bei Herniotomien und Orchidolysen auch eine Infiltrationsanästhesie an.

Infiltrationsanästhesie

Auch eine Infiltrationsanästhesie eignet sich gut zur postoperativen Schmerz-therapie. Die Infiltration ist vom Operateur vor dem endgültigen Wundver-schluß durchzuführen. Dieses Verfahren ist vergleichsweise einfach und wenig zeitaufwendig. So kann bei einer Herniotomie vom Operateur die Operations-wunde mit 0,25 bis 0,5%igem Bupivacain umspritzt werden, nachdem er die Aponeurose des M. obliquus externus verschlossen hat [33]. Eine Beeinträchti-gung der Wundheilung konnte Fell [16] hierbei nicht beobachten. Bupivacain besitzt sogar eine antibakterielle Wirkung und scheint daher sogar einer Wundinfektion vorzubeugen [34]. Reid [33] verglich nach Herniotomien den Ilioinguinalis- und Iliohypogastrikusblock mit der Wundinfiltration und kommt zu dem Schluß, daß beide Verfahren eine zufriedenstellende Schmerzlin-derung bewirken. Reid [33] ist der Meinung, daß die Wundinfiltration mehr Verbreitung finden sollte.
   Auch bei Erwachsenen liegen inzwischen zahlreiche positive Untersuchun-gen darüber vor, daß bei verschiedenen Operationen durch eine Wundinfiltra-tion eine gute postoperative Schmerzlinderung erzielt werden kann [27, 30, 32].

Oberflächenanästhesie

Nach Zirkumzisionen konnte Tree-Trakarn [43] durch Auftragen von Lidocain auf die Zirkumzisionswunde eine gute Schmerzlinderung erzielen. Hierzu verwandte er 10%igen Lidocainspray (10–20 mg), 5%ige Lidocainsalbe (0,5–

1 ml) oder 2%ige Lidocainpaste (0,5–1 ml). Das jeweilige Präparat wurde am Ende der Operation (noch vor Erwachen des Kindes) auf die Wunde aufgebracht. In 95% erzeugte die lokale Lidocainanwendung eine hochwirksame Analgesie, die mit 4–5 h ähnlich lange anhielt wie eine intramuskuläre Injektion von Morphin [43]. Der Lidocainspray hat den Vorteil, daß er bei Bedarf ohne direkte Wundberührung erneut aufgetragen werden kann.

Nach Herniotomien wurde bei Erwachsenen auch das Einsprühen von Lidocain in die Herniotomiewunde untersucht. Hierdurch konnte für die ersten 24 postoperativen Stunden eine signifikante Schmerzreduktion erzielt werden [40]. Störungen der Wundheilung wurden nicht beobachtet [40].

EMLA

Die übliche galenische Zubereitung von Lokalanästhetika ermöglicht nur eine Wirkungsentfaltung an der Schleimhaut, nicht dagegen an der intakten Kutis. EMLA 5% („eutectic mixture of local anaesthetics") ist eine neuartige Öl-in-Wasser-Emulsion mit gleichen Teilen von Lidocainbase und Prilocainbase (je 25 mg/ml). Diese galenische Zubereitung ermöglicht innerhalb von 30–60 min auch eine gute Analgesie der Haut. EMLA sollte mindestens 30 min vorher aufgetragen werden. Der schmerzlindernde Effekt ist auch nach 300 min noch gleich gut [18]. Nennenswerte Nebenwirkungen wurden nicht gesehen. Hopkins [18] berichtet, daß bei 1- bis 5jährigen Kindern nach Aufbringen von EMLA 5% auf die beabsichtigte Venenpunktionsstelle signifikant geringere Schmerzen bei der Venenpunktion zu beobachten waren. Außerdem wird durch EMLA die Venenpunktion erleichtert [10]. Hopkins [18] und Manner [21] empfehlen, bei Kindern die voraussichtliche Punktionsstelle mit EMLA zu versehen.

Plexus axillaris

Eine Blockade des Plexus axillaris wird in der Kinderanästhesie relativ selten durchgeführt, obwohl z. T. über eine Erfolgsquote bis zu 93% und 94% berichtet wird [14, 29]. Indikationen sind v. a. Notfalloperationen beim nicht nüchternen Kind. Voraussetzung für die Durchführung einer Plexusanästhesie ist die Einsicht und Kooperation des Kindes. Dies ist ab ungefähr dem 8. Lebensjahr der Fall.

Periduralanästhesie

In besonderen Problemfällen, insbesondere bei großen abdominalen, thoraxchirurgischen oder orthopädischen Eingriffen, kann die Single-shot- oder Katheterperiduralanästhesie u. U. eine vorteilhafte Erweiterung des anästhesiologischen Spektrums darstellen [11, 13, 17, 25]. Shapiro [38], Ecoffey [12] und Glenski [9] berichten auch über gute Erfolge einer periduralen Opioidgabe bei Kindern. Die Indikationsstellung zu diesem Verfahren sollte jedoch sehr streng gehandhabt werden. Die Notwendigkeit, die Periduralanästhesie wegen mangelnder Einsicht und Kooperation zumeist am narkotisierten Kind durchführen zu müssen [17], stellt sicherlich ein zusätzliches Risiko dar und hatte bereits heftigste Diskussionen ausgelöst [8, 18, 45].

Sonstige Formen der Regionalanästhesie

Zur postoperativen Schmerztherapie im Kindesalter sind auch andere Formen der Regionalanästhesie möglich. Eine Blockade des N. femoralis und N. cutaneus femoralis lateralis [24] bietet sich bei Femurschaftfrakturen oder Operationen am Femur an [5, 24]. Die Blockade des N. femoralis ist die am häufigsten durchgeführte Blockadeform an der unteren Extremität bei Kindern. Selten wird nach Thorakotomien auch ein intrapleuraler Katheter [23] eingelegt. Außerdem wurde die Interkostalblockade zur postoperativen Schmerztherapie nach Oberbaucheingriffen und Thorakotomien im Kindesalter propagiert [39].

Literatur

1. Anand KJS, Brown MJ, Causon RC, Christofides ND, Bloom SR, Aynsley-Green A (1985) Can the human neonate mount an endocrine and metabolic response to surgery? J Pediat Surg 20:41–49
2. Anand KJS, Sippell WG, Aynsley-Green A (1987) Randomised trial of fentanyl anaesthesia in preterm babies undergoing surgery: effects on the stress response. Lancet I:243–247
3. Arthur DS, McNicol LR (1986) Local anaesthetic techniques in paediatric surgery. Br J Anaesth 58:760–778
4. Bacon AK (1977) An alternative block for post circumcision analgesia. Anaesth Intens Care 5:63–64
5. Berry FR (1977) Analgesia in patients with fractured shaft of femur. Anesthesia 32:576–577
6. Booker PD (1987) Postoperative analgesia for neonates? Anaesthesia 42:343–345
7. Brown TCK, Weidner NJ, Bouwmeester J (1989) Dorsal nerve of penis block – anatomical and radiological studies. Anaesth Intens Care 17:34–38
8. Busoni P: Bemerkungen zur Arbeit von Hoffmann P, Franz A (1989) Thorakale Periduralanästhesie im Kindesalter. Regionalanaesthesie 12:134–135
9. Collier CB (1989) Femoral nerve block after inguinal hernia repair. Anaesthesia 44:169
10. Cooper CM, Gerrish SP, Hardwick M, Kay R (1987) EMLA cream reduces pain of venepuncture in children. Eur J Anaesthesiol 4:414–448
11. Desparmet J, Meistelman C, Barre J, Saint-Maurice C (1987) Continuous epidural infusion of bupivacaine for postoperative pain relief in children. Anesthesiology 67:108–110
12. Ecoffey C, Attia J, Samii K (1985) Analgesia and side effects following epidural morphine in children. Anesthesiology 63:A470
13. Ecoffey C, Dubousset AM, Samii K (1986) Lumbar and thoracic epidural anesthesia for urological and upper abdominal surgery in infants and children. Anesthesiology 65:87–90
14. Eriksson E (1965) Axillary brachial plexus anaesthesia in children with citanest. Acta Anaesth Scand [Suppl] XVI:291–296

15. Eyres RL, Bishop W, Oppenheim RC, Brown TCK (1983) Plasma bupivacaine concentrations in children during caudal epidural analgesia. Anaesth Intens Care 11:20–22
16. Fell D, Derrington MC, Taylor E, Wandless JG (1988) Paediatric postoperative analgesia. Anaesthesia 43:107–110
17. Hoffman P, Franz A (1989) Thorakale Periduralanästhesie im Kindesalter. Regional-anaesthesie 12:25–29
18. Hopkins CS, Buckley CJ, Bush GH (1988) Pain-free injection in infants. Use of a lidocaine-prilocaine cream to prevent pain at intravenous induction of general anaesthesia in 1–5-year-old children. Anaesthesia 43:198–201
19. Lehmann KA, Gördes B, Hoeckle W (1985) Postoperative On-demand-Analgesie mit Morphin. Anaesthesist 34:494–501
20. Lewis R, Fell D (1988) A complication of ilio-inguinal block for inguinal hernia repair. Anaesthesia 43:249
21. Manner T, Kanto J, Iisalo E, Lindberg R, Viinamäki O, Scheinin M (1987) Reduction of pain at venous cannulation in children with a eutectic mixture of lidocaine and prilocaine (EMLA[R] cream): comparison with placebo cream and no local premedication. Acta Anaesthesiol Scand 31:735–739
22. Mather L, Mackie J (1983) The incidence of postoperative pain in children. Pain 15:271–282
23. McIlvaine WB, Knox RF, Fennessey PV, Goldstein M (1988) Continuous infusion of bupivacaine via intrapleural catheter for analgesia after thoracotomy in children. Anesthesiology 69:261–264
24. McNicol LR (1986) Lower limb blocks for children. Lateral cutaneous and femoral nerve blocks for postoperative pain relief in paediatric practice. Anaesthesia 41:27–31
25. Meignier M, Souron R, Le Neel JC (1983) Postoperative dorsal epidural analgesia in the child with respiratory disabilities. Anesthesiology 59:473–475
26. Morishima HO, Pedersen H, Finster M, Sakuma K, Bruce SL, Gutsche BB, Stark RI, Covino BG (1981) Toxicity of lidocaine in adult, newborn, and fetal sheep. Anesthesiology 55:57–61
27. Moss G, Regal ME, Lichtig L (1986) Reducing postoperative pain, narcotics, and length of hospitalization. Surgery 99:206–210
28. Murat I (1989) Bemerkungen zur Arbeit von Hoffmann P, Franz A: Thorakale Periduralanaesthesie im Kindesalter. Regionalanaesthesie 1989 12:133–134
29. Niesel HC, Rodriquez P, Wilsmann I (1974) Regionalanästhesie der oberen Extremität bei Kindern. Anästhesist 23:178–180
30. Owen H, Galloway DJ (1984) The effect of incisional infiltration of 0.5% bupivacaine on pain after surgery. Br J Anaesth 56 [Suppl]:1292–1293
31. Owens ME (1984) Pain in infancy: conceptual and methodological issues. Pain 20:213–230
32. Patel JM, Lanzafame RJ, Williams JS, Mullen BV, Hinshaw JR (1983) The effect of incisional infiltration of bupivacaine hydrochloride upon pulmonary functions, atelectasis and narcotic need following elective cholecystectomy. Surg Gynecol Obstet 157:338–340
33. Reid MF, Harris R, Phillips PD, Barker I, Pereira NH, Bennet NR (1987) Day-case herniotomy in children. A comparison of ilio-inguinal nerve block and wound infiltration for postoperative analgesia. Anaesthesia 42:658–661
34. Rosenberg PH, Renkonen OV (1985) Antimicrobial activity of bupivacaine and morphine. Anesthesiology 62:178–179
35. Roy-Shapira A, Amoury RA, Ashcraft KW, Holder TM, Sharp RJ (1985) Transient quadriceps paresis following local inguinal block for postoperative pain control. J Paediatr Surg 20:554–555

36. Sara CA, Lowry CJ (1984) A complication of circumcision and dorsal nerve block of the penis. Anaesth Intens Care 13:79–82
37. Shandling B, Steward DJ (1980) Regional analgesia in postoperative pain in pediatric outpatient surgery. J Pediatr Surg 15:447–80
38. Shapiro LA, Jedeikin RJ, Shalev D, Hoffman S (1984) Epidural morphine analgesia in children. Anesthesiology 61:210–212
39. Shelly MP (1987) Intercostal nerve blockade for children. Anaesthesia 42:541–544
40. Sinclair R, Cassuto J, Högström S, Lindén I, Faxén A, Hedner T, Ekman R (1988) Topical anesthesia with lidocaine aerosol in the control of postoperative pain. Anesthesiology 68:895–901
41. Smith BAC, Jones SEF (1982) Analgesia after herniotomy in a paediatric day unit. Br Med J 285:1466
42. Soliman MG, Tremblay NA (1978) Nerve block of the penis for postoperative pain relief in children. Anesth Analg 57:495–498
43. Tree-Trakarn T, Pirayavaraporn S (1985) Postoperative pain relief for circumcision in children: Comparison among morphine, nerve block, and topical analgesia. Anesthesiology 62:519–522
44. Vater M, Wandless J (1985) Caudal or dorsal nerve block? A comparison of two local anaesthetic techniques for postoperative analgesia following day case circumcision. Acta Anesthesiol Scand 29:175–179
45. Weis KH (1989) Bemerkungen zur Arbeit von Hoffmann P, Franz A: Thorakale Periduralanaesthesie im Kindesalter. Regionalanaesthesie 12:132
46. Wiliamson PS, Williamson ML (1983) Physiologic stress reduction by local anesthetic during newborn circumcision. Pediatrics 71:36–40

Erfahrungen zur Analgosedierung in der pädiatrisch-neonatologischen Intensivmedizin

C. Schlünder[1], F. Houben[1], S. Hartwig[1], B. Roth[1], B. Schmidt[1],
G. Benz-Bohm[2] und M. Theisohn[3]

[1] Kinderklinik, Universität Köln, Joseph-Stelzmann-Straße 9, 50931 Köln
[2] Radiologisches Institut, Universität Köln, Joseph-Stelzmann-Straße 9, 50931 Köln
[3] Pharmakologisches Institut, Universität Köln, Joseph-Stelzmann-Straße 9,
50931 Köln

Summary. As even small premature babies have functional nociceptive systems and can show unwanted, or even dangerous, stress responses, the best possible treatment of pain and best sedation should be guaranteed in paediatric and neonatal intensive care medicine. It has been shown in one study that providing the particular physiological features of children are adequately taken into account, narcotic analgesics can be highly appropriate for this purpose. Children who are adequately treated with analgesics and sedatives make better progress, the hormonal stress reaction is at least attenuated and may not occur at all, and metabolic disasters do not occur to the same extent as is observed when no treatment for relief of pain is given. With respect to the particular features of the physiology in childhood, it must be born in mind that:

1. Resorption can be faster, especially after intramuscular injection.
2. In view of the smaller pool capacity and the higher unbound fraction in the plasma than in the adult, a larger effective fraction must be assumed on distribution of the drugs given.
3. Metabolism in the liver and excretion by the kidneys will proceed with some delay during the first 3–6 months of life.

Care must be taken to see that the circulation is stable and hypovolaemia is not present, as neonates in particular can respond to the administration of sedatives and/or analgesics with a drop in blood pressure.

Morphine and fentanyl are particularly suitable for use for analgo-sedation in artificially ventilated preterm and full-term neonates; owing to its shorter duration of action and good controllability fentanyl has advantages over morphine.

When additional sedation is necessary, pentobarbitone can be given in this group of patients as a short-term infusion, in a single dose of 2–3 mg/kg body weight. When adequate analgo-sedation is achieved with this combination, artificial ventilation of preterm and full-term neonates is well tolerated. The infants' own respiratory impulsion, which can be prejudicial to mechanical respiration, is largely suppressed, and the consumption of other analgesics, sedatives and catecholamines is decisively lower. When infants undergo sedation with barbiturates alone, without analgesic medication, as is quite common, the heart rate and blood pressure are not different from after administration of fentanyl; in the first 3 days of treatment the mean blood pressure is even somewhat with fentanyl. Analgo-sedation with fentanyl also has drawbacks, however: elevation of the bilirubin value and delayed elimination of meconium.

A combination of fentanyl and midazolam is suitable for analgo-sedation in infants being mechanically ventilated. Care must be taken to ensure that when both are infused simultaneously the dose of midazolam is smaller.

In addition to the broad spectrum of pharmacological treatments, it is important that particular attention be given to the provision of a quiet environment and that to minimize fear and stress, contact between the children and their parents be encouraged, which is perfectly well possible even during mechanical ventilation.

H. Meier R. Kaiser C. R. Moir (Hrsg.)
Schmerz beim Kind
© Springer-Verlag Berlin Heidelberg 1993

Einleitung

In der pädiatrisch-neonatologischen Intensivmedizin kann eines der wichtigsten therapeutischen Ziele die Gewährleistung einer optimalen Analgesie und Sedierung des Patienten sein [7, 9]. Im Gegensatz zu noch vor wenigen Jahren besteht heute Einigkeit darüber, daß bereits kleine Frühgeborene funktionsfähige nozizeptive Systeme aufweisen und unerwünschte bzw. sogar den Patienten gefährdende Streßantworten zeigen können [1–3, 4, 6, 8, 9, 15, 17, 19]. Sedierung wird aber noch allzuoft mit Schmerzstillung verwechselt [23].

Es wurden in der pädiatrischen Intensivmedizin bislang vornehmlich die sedativen Barbiturate und Benzodiazepine zur Analgosedierung selbst bei schmerzbedingten Unruhezuständen eingesetzt, die keine eigene analgetische Wirkung besitzen. Aufgrund pathophysiologischer und klinischer Überlegungen liegt jedoch der Schluß nahe, daß Narkoanalgetika zu diesem Zweck besser geeignet sein könnten, da sie nicht nur Sedierung, sondern auch Analgesie bewirken. Es hat sich gezeigt, daß mit Analgetika und Sedativa ausreichend versorgte Kinder sich besser entwickeln [4]. Die hormonelle Streßantwort bleibt aus oder wird zumindest verringert, und metabolische Entgleisungen treten nicht in dem Maße auf, wie sie ohne Analgesie zu beobachten sind [2, 4, 5, 30].

Berücksichtigt werden müssen jedoch Besonderheiten der kindlichen Physiologie, wie sie Gladtke [10–12] und Lehmann [17] zitieren: Je jünger das Kind ist, desto stärker treten Unterschiede im Verhältnis zum Erwachsenen auf hinsichtlich der Kreislauf- und Atemfunktion, der Blut-Hirn-Schranke und Hirnfunktion sowie der Leber- und Nierenfunktion. Die Normwerte bei Reif- und Frühgeborenen werden vom Tage der Geburt an gerechnet etwa zum selben Zeitpunkt erreicht; das bedeutet, daß Frühgeborene zwar einen schlechteren Start haben, die Reifung der an der Arneimittelelimination beteiligten Faktoren jedoch etwa innerhalb der gleichen Zeit erfolgt. Das Gestationsalter zeigt keinen Einfluß auf den Grad der Reifung der an der Elimination beteiligten Faktoren [10–12]. Intra- und v. a. extrazelluläre Flüssigkeitsräume sind bei Neu- und Frühgeborenen relativ größer, der Eiweißgehalt des Blutes und die Fettgewebsanteile sind kleiner. Beim Neugeborenen ist der Kreislauf instabil, und im Fall einer pulmonal-arteriellen Vasokonstriktion z. B. durch Hypoxie, Hyperkapnie oder Azidose, steigert sich der Rechts-links-Shunt über fetale Kreislaufverhältnisse. Noch im Säuglingsalter wird das Herzminutenvolumen vornehmlich über Frequenzänderungen geregelt, wobei die Kompensationsbreite wegen der hohen Ausgangslage eingeschränkt ist.

Beim Neugeborenen überwiegt die parasympathische Reaktionsfähigkeit. Die Fähigkeit der sympathischen Gegenregulation reift erst im Laufe des ersten Lebensjahres. Daher muß z. B. bei Verabreichung von Opiaten auf typisch vagale Nebenwirkungen wie Bradykardie und Bronchokonstriktion besonders geachtet werden.

Da die Schutzfunktion der Blut-Hirn-Schranke erst Monate nach der Geburt erreicht wird, können im Liquor relativ hohe Medikamentespiegel auftreten [27]. Hinzu kommt, daß die enzymatischen Funktionen des Arzneimittelstoffwechsels der Leber zum Geburtstermin noch nicht voll ausgereift sind, ebenso wie die Nierenfunktionen, die erst ab dem 3. Lebensjahr dem älteren Kindesalter vergleichbar sind.

Als Folge dieser Besonderheiten ergibt sich:

- die Resorption kann vor allem nach intramuskulärer Injektion rascher geschehen;
- bei der Verteilung der Medikamente ist von einem erhöhten wirksamen Anteil auszugehen, da die Speicherkapazität geringer und der freie Anteil im Plasma höher ist als beim Erwachsenen;
- die hepatische Metabolisierung und renale Elimination laufen während der ersten 3–6 Lebensmonate verzögert ab.

Unter Berücksichtigung der Besonderheiten der Physiologie der ersten Lebenszeit und der Notwendigkeit auch diesen Kindern eine adäquate Analgosedierung zukommen zu lassen, möchten wir unsere Erfahrungen hier vorstellen.

Eigenes Vorgehen

Verschiedene Schemata zur Analgosedierung bei beatmeten Patienten der neonatologisch-pädiatrischen Intensivstation wurden eingesetzt. Zum Zeitpunkt der Einleitung der Maßnahmen zu Sedation und Analgesie ist es besonders wichtig darauf zu achten, daß keine Hypovolämie besteht, die Kreislaufverhältnisse stabil sind und die Verabreichung der Medikamente langsam über einige Minuten hinweg erfolgt [20], da besonders Neugeborene sehr empfindlich mit Blutdruckabfall reagieren können.

Analgosedierung bei beatmeten Früh- und Neugeborenen

Vor allem Morphin und Fentanyl zeigten sich hier hilfreich. Wir bevorzugen den Einsatz von Fentanyl aufgrund seiner kürzeren Wirkdauer und guten Steuerbarkeit. Vor allem bei schwerem Atemnotsyndrom verschiedener Genese bewährte sich Fentanyl.

In einer Studie an 20 Früh- und Neugeborenen (Tabelle 1) wurde ausschließlich Fentanyl als Dauerinfusion während maschineller Beatmung eingesetzt. Die Indikation zur Anwendung von Fentanyl war eine maschinelle Beatmung aufgrund eines schweren Atemnotsyndroms verschiedener Genese bei einem FiO_2 von mehr als 0,7, mit einem inspiratorischen Spitzendruck von über 25 cm H_2O und einem mittleren Atemwegsdruck von über 12 cm H_2O. Die Beatmung erfolgte mit Flow-konstanten, zeitgesteuerten Respiratoren im IMV-Modus vom Typ Bear BP 2001. Diese Patienten wurden verglichen mit einer historischen Kontrollgruppe, die nach anamnestischen Daten, Diagnosen und Beatmungsdauer zugeordnet wurde und kein Fentanyl erhalten hatte.

Die Dosierung von Fentanyl erfolgte wie in Tabelle 2 gezeigt. Sofern klinisch erforderlich, wurde die Dosierung in Stufen von 0,5 µg/(kg · h) erhöht; sie lag im Mittel bei 0,68 µg/(kg · h). Die Infusion wurde verringert, sobald die FiO_2 unter 0,5 gesenkt werden konnte bei einem mittleren Atemwegsdruck von höchstens 10 cm H_2O. Fentanyl wurde etwa 12–24 h vor Extubation abgesetzt.

Sofern zusätzliche Sedation erforderlich war, wurden Einzeldosen von Pentobarbital (2–3 mg/kg) als Kurzinfusion verabreicht.

Tabelle 1. Verteilung der Patienten der Fentanyl- und Kontrollgruppe

	Fentanylgruppe	Kontrollgruppe
Jungen	13	9
Mädchen	7	11
Gewicht	1712 ± 765 g (860–3500 g)	1823 ± 686 g (850–2900 g)
Gestationsalter	$32,5 \pm 3,6$ (26–40) Wochen	$32,3 \pm 3,15$ (26–37) Wochen
Sectio	14	12
Surfactant-Mangel	11	15
Vitium cordis	5	5
Hirnfehlbildungen/Hirnblutungen	7	8

ARDS, „adult respiratory distress syndrome".

Tabelle 2. Dosierung von Fentanyl bei Früh- und Neugeborenen

Initial	Dauerinfusion	Plasmaspiegel
5–12,5 µg/kg als Kurzinfusion	$0,5–2\,(–3)\,µg/(kg \cdot h)$	0,5–6 ng/ml

Kumulationsphänomene oder Entzugserscheinungen wurden während bzw. nach einer maximalen Verabreichungszeit von 245 h (Mittel 86 ± 46 h) nicht beobachtet. Frühgeborene, die vor Erreichen der 34. Schwangerschaftswoche geboren wurden, benötigten zur Analgosedierung etwas weniger Fentanyl bei einer geringeren metabolischen Clearance, als Kinder, die nach Erreichen der 34. Schwangerschaftswoche geboren wurden; bei ersteren war jedoch eine längere Infusionsdauer erforderlich (Tabelle 3).

Unter Fentanyl wurde bei ausreichender Analgosedierung die apparative Beatmung von allen Früh- und Neugeborenen gut toleriert. Der bei der maschinellen Beatmung z. T. störende eigene Atemantrieb wurde weitgehend unterdrückt. Rigidität des Thorax wurde nicht beobachtet. Der Verbrauch von anderen Analgetika, Sedativa und Katecholaminen konnte deutlich verringert werden im Vergleich zur Kontrollgruppe (Abb. 1).

In der Herzfrequenz zeigte sich kein Unterschied; der Blutdruck, der oszillometrisch (DINAMAP, Fa. Critikon) oder durch Umbilikalarterienkatheter gemessen wurde, lag in der Fentanylgruppe in den ersten 3 Behandlungstagen sogar etwas höher (Abb. 2), sowohl systolisch als auch diastolisch. Der mittlere systolische Druck lag bei 55 ± 8 mm Hg in der Fentanylgruppe gegenüber von 53 ± 6 mm Hg in der Kontrollgruppe, und der mittlere diastolische Druck lag mit 34 ± 6 mm Hg in der Fentanylgruppe ebenfalls höher als in der Kontrollgruppe mit 31 ± 5 mm Hg. Dies könnte mit der kardiodepressiven

Tabelle 3. Unterschiede in der Pharmakokinetik zwischen Kindern mit einer Schwangerschaftsdauer von weniger als 34 Wochen und Kindern mit einer Schwangerschaftsdauer von 34 Wochen oder mehr. Die Unterschiede sind statistisch nicht signifikant

Gestationsalter	< 34 SSW	≥ 34 SSW
Mittlere Dosierung	0,64 ± 0,19 µg/(kg · h) (0,25–1,05)	0,75 ± 0,30 µg/(kg · h) (0,25–1,50)
Mittlere Fentanyl-Serumspiegel	1,67 ± 0,89 ng/ml (0,18–4,1)	2,13 ± 1,57 ng/ml (0,1–5,92)
Mittlere Infusionsdauer	93 ± 55 h (53–245) h	75 ± 24 h (36–116) h
Gesamtclearance	727 ± 921 ml/(kg · h) (122–4291)	782 ± 1185 ml/(kg · h) (192–5102)

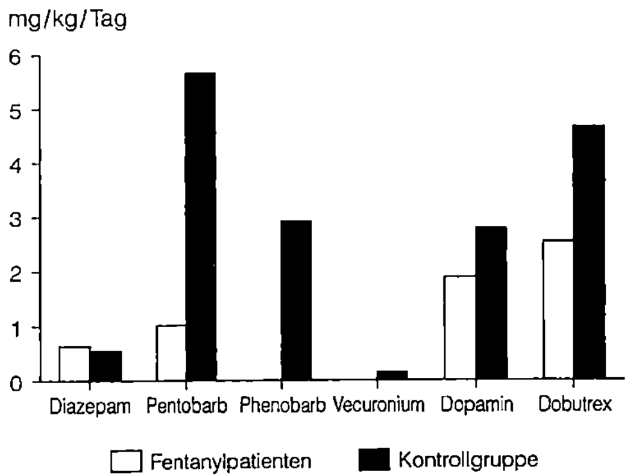

Abb. 1. Mittlerer Tagesbedarf an verschiedenen Medikamenten während der ersten 3 Lebenstage von 20 beatmeten Früh- und Neugeborenen mit Fentanylbehandlung. Die Patienten der historischen Kontrollgruppe hatten kein Fentanyl erhalten. In der Fentanylgruppe ist der Bedarf an Barbituraten deutlich geringer als in der Kontrollgruppe. Vergleichbares ließ sich für Katecholamine beobachten

Wirkung der Barbiturate erklärt werden, die den Patienten der historischen Kontrollgruppe zur Sedierung verabreicht wurden [16].

In der mit Fentanyl behandelten Gruppe zeigten sich jedoch etwas höhere Bilirubinwerte (Abb. 3): Der höchste erreichte Gesamtbilirubinwert lag im Mittel mit 12,1 ± 4,3 mg/dl bei der Fentanylgruppe höher als bei der Kontrollgruppe mit 9,7 ± 4,4 mg/dl; der Maximalwert wurde in der Fentanylgruppe im Mittel bereits am 4. Lebenstag und damit einen Tag früher als in der Kontrollgruppe erreicht. Bei der sonographischen Untersuchung der Gallenblase von 20 Neu- und Frühgeborenen, die Fentanyl erhalten hatten, zeigten sich im Vergleich zu einer nicht mit Fentanyl behandelten Gruppe eine Tendenz der

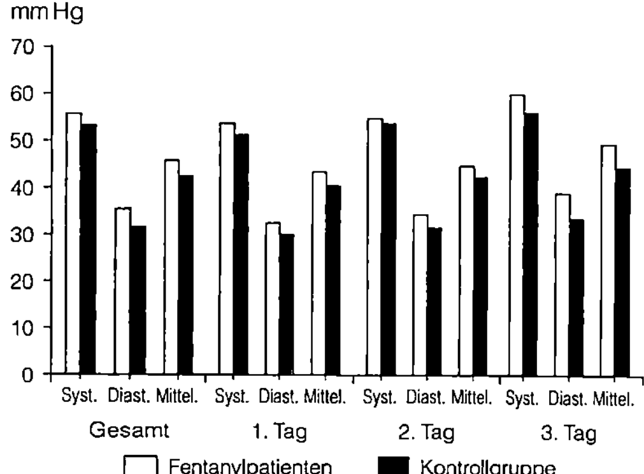

Abb. 2. Systolischer und diastolischer Blutdruck ($\bar{x}$) und Mitteldruck ($\bar{x}$) während der ersten 3 Tage bei 20 Früh- und Neugeborenen mit Fentanylbehandlung im Vergleich zu 20 Patienten einer historischen Kontrollgruppe. In der Fentanylgruppe liegen die Blutdruckwerte geringfügig höher als in der Kontrollgruppe

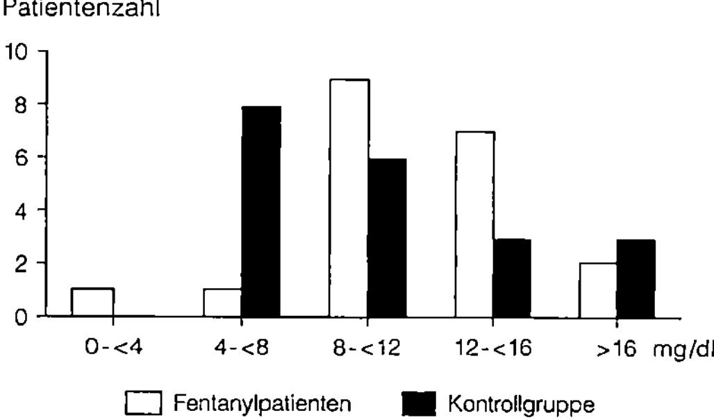

Abb. 3. Bei den mit Fentanyl behandelten Früh- und Neugeborenen zeigten sich mehr Kinder mit höheren Bilirubinspitzenwerten als in der Kontrollgruppe

Erhöhung des Medians der Meßwerte für Gallenblasenlänge, Querschnitt und Volumen (Schmidt, Diss. 1991). Ursache für die erhöhten Bilirubinwerte ist möglicherweise eine verzögerte Mekoniumentleerung, die bei der Kontrollgruppe im Mittel am 2. Lebenstag begann, bei der Fentanylgruppe jedoch erst nach 3,6 Tagen.

Analgosedierung bei beatmeten Säuglingen

Nach kardiochirurgischen Eingriffen im frühen Säuglingsalter wurde zusätzlich zu Fentanyl Midazolam zur Sedierung verabreicht (Tabelle 4) [13]. Die Initialdosis betrug 100–200 µg/kg.

Tabelle 4. Dosierung von Midazolam bei beatmeten Säuglingen

Initial	Dauerinfusion	Plasmaspiegel
100–200 µg/kg als Kurzinfusion über 10 min	50–400 µg/(kg · h)	300–500 ng/ml

Bei diesem Benzodiazepin konnte während der ersten 72 h ein enger Zusammenhang zwischen Plasmakonzentration und Sedierungsgrad beobachtet werden, wobei der Sedierungsgrad anhand einer von Hartwig et al. [13] entwickelten Skala, die die Merkmale Motorik, Mimik, Augenöffnung, Atmung und Verhalten beim Absaugen berücksichtigt, beurteilt wurde. Mit zunehmender Dauer der Midazolaminfusion steigt offenbar die Clearance an. Etwa 72 h nach Beginn mußte meist die Dosierung von Midazolam gesteigert werden, um eine ausreichende Sedierung zu gewährleisten. Bei gleichzeitiger Infusion von Midazolam und Fentanyl war eine geringere Midazolamdosis ausreichend (17 Patienten), nämlich 142 µg/(kg · h) im arithmetischen Mittel, gegenüber von 209 µg/(kg · h) bei Midazolam allein (7 Patienten, 2p < 0,05 [13]). Die maximale erforderliche Dosierung lag bei 500 µg/(kg · h). Sobald eine Reduktion der Beatmung möglich war, wurde Midazolam in Stufen von 100 µg/(kg · h) reduziert. Fast die Hälfte der Patienten erhielt zum Zeitpunkt der Extubation noch Midazolam in einer Dosierung von im Mittel 173,5 µg/(kg · h) (Spannbreite 50–300 µg/(kg · h)), ohne daß die Spontanatmung gefährdet war. Bei Leberfunktionsstörungen besteht die Gefahr der Kumulation bei langfristiger Infusion, ohne daß dies mit einer tiefen Sedierung verbunden sein muß [18].

Auf die Problematik der Analgesie bei nicht beatmeten Neugeborenen und jungen Säuglingen soll hier nicht eingegangen werden, es wird auf die Arbeiten von Purcell-Jones et al. [22] sowie von Truog u. Anand [28] verwiesen.

Alternative Analgetika und Sedativa

Es besteht die Möglichkeit, anstelle von Fentanyl v. a. beim älteren Kind andere Opioide einzusetzen (Tabelle 5). Pethidin sollte bei Früh- und Neugeborenen sowie niereninsuffizienten Kindern nicht eingesetzt werden, da der Metabolit Nor-Pethidin kumulieren kann und krampfauslösend wirkt [19, 22, 24, 26, 31]. Alternativ bzw. in Ergänzung zu Midazolam können als Sedativa auch Barbiturate eingesetzt werden (Tabelle 5). Wir selbst haben langjährige Erfahrung mit Pentobarbital, das sich aufgrund seiner relativ kurzen Plasmahalbwertszeit recht gut steuern läßt [24]. Barbiturate führen bei Früh- und Neugeborenen innerhalb weniger Tage zur Induktion hepatischer mikrosomaler Enzymsysteme [25] und zur Toleranzentwicklung. Ebenso wie den Benzodiazepinen kommt den Barbituraten keine analgetische Wirkung zu. Einige Befunde sprechen sogar für das Auftreten einer Hyperalgesierung unter Anwendung von Barbituraten [29], so daß wir diese nur für den Fall einer über kurze Zeit erforderlichen oder zusätzlichen Sedierung empfehlen möchten.

Neben dem breiten Spektrum pharmakologischer Maßnahmen müssen besonders auf einer neonatologisch-pädiatrischen Intensivstation die Bemühun-

Tabelle 5. Alternative Analgetika und Sedativa

	Initial-/ Einzel-Dosis	Häufigkeit	Plasmaspiegel
Analgetika:			
Morphin	50–100 µg/kg	7,5–40 µg/(kg·h) als Dauerinfusion	16–52 ng/ml
Pethidin			
Neugeborene	0,5–1 mg/kg		
> 3 Monate	0,6–1,2 mg/kg	0,5 mg/(kg·h) als Dauerinfusion	450 ng/ml
Tramadol			
> 12 Monate	1–1,5 mg/kg	0,12–0,25 mg/(kg·h) als Dauerinfusion	
Sedativa (jeweils als Kurzinfusion über 10 min):			
Pentobarbital	2–4 mg/kg	bis zu 4stündlich	bis 8 µg/ml
Thiopental	2–4 mg/kg	bis zu 4stündlich	
Lorazepam	0,5–1 mg/kg	bis zu 4stündlich	
Als Antikonvulsiva:			
Phenobarbital	5–10 mg/kg	bis 12 h	30–50 µg/ml
Diazepam	0,1–0,3 mg/kg	bis 6 h	1,25 µg/ml

gen um eine ruhige Umgebung immer im Vordergrund stehen: die Lautstärke
v. a. der Monitore muß möglichst niedrig eingestellt sein, und die Beleuchtung
sollte so gering wie nötig gehalten werden. Eine Beschränkung auf die nur unbedingt notwendigen Maßnahmen in Diagnostik und Therapie ist selbstverständlich. Schwestern und Ärzte müssen in die Lage versetzt werden, Schmerz-
äußerungen von Früh- und Neugeborenen erkennen und deuten zu können
[14, 21].

Um die Situation für das Kind so erträglich wie möglich zu gestalten und um
Angst und Streß abzubauen [19], sollte der Kontakt des Kindes mit den Eltern
gefördert werden – auch unter apparativer Beatmung ist dies durchführbar.

Schlußbemerkungen

Es hat sich gezeigt, daß mit Analgetika und Sedativa ausreichend versorgte
Kinder sich besser entwickeln. Die hormonelle Streßantwort bleibt aus oder
wird zumindest verringert und metabolische Entgleisungen geschehen nicht in
dem Maße wie sie ohne Analgesie zu beobachten sind. Hier zeigte sich v. a.
Fentanyl hilfreich, dessen Einsatz eine Verringerung der gesamten erforderlichen Analgetika-, Sedativa- und Katecholaminmenge möglich macht.

Die Gefahr der Erhöhung der Gesamtbilirubinwerte und eine Verzögerung
der Mekoniumentleerung sollten aber nicht unberücksichtigt bleiben. Daher
sollte der Einsatz von Fentanyl nur unter strenger Indikation erfolgen.

Literatur

1. Anand KJS, Hickey PR (1987) Pain and its effect in the human neonate and fetus. N Engl J Med 317:1321–1329
2. Anand KJS, Brown MJ, Bloom SR, Aynsley-Green A (1985) Studies on the hormonal regulation of glucose metabolism in the human newborn infant undergoing anaesthesia and surgery. Horm Res 22:115–128
3. Anand KJS, Brown MJ, Canson RC et al (1985) Can the human neonate mount an endocrine and metabolic response to surgery? J Pediatr Surg 20:41–84
4. Anand KJS, Sippell WG, Aynsley-Green A (1987) Randomized trial of fentanyl anesthesia in preterm babies undergoing surgery: effects on the stress response. Lancet I:62–65
5. Anand KJS, Sippell WG, Schofield NM, Aynsley-Green A (1988) Does halothane anesthesia decrease the metabolic and endocrine stress responses of newborn infants undergoing operation? Br Med J 296:668–672
6. Fitzgerald M (1987) Pain and analgesia in neonates. Trends Neurosci 10:344–346
7. Fitzgerald M, McIntosh N (1989) Pain and analgesia in the newborn. Arch Dis Child 64:441–443
8. Fletcher AB (1987) Pain in the neonate. N Engl J Med 317:1347–1348
9. Gauntlett IS (1987) Analgesia in the neonate. Br J Hosp Med 37:518–519
10. Gladtke E (1970) Die Reifung von Stoffwechselfunktionen beim Neugeborenen. Med Welt 21:1305–1313
11. Gladtke E (1971) Pharmakokinetik von Chemotherapeutica in Abhängigkeit vom Lebensalter. Monatsschr Kinderheilk 119:105–110
12. Gladtke E, Rind H (1965) Der Stoffwechsel als werdende Funktion beim Kind. Monatsschr Kinderheilk 113:299–302
13. Hartwig S, Roth B, Theisohn M (1991) Clinical experience with continuous intravenous sedation using midazolam and fentanyl in the pediatric intensive care unit. Eur J Pediatr 150:784–788
14. Jacqz-Aigrain E, Wood C, Robieux I (1990) Pharmacokinetics of midazolam in critically ill neonates. Eur J Clin Pharmacol 39:191–192
15. Kok THHG, Brown S, Single P (1985) Can a fetus feel pain? Br Med J 291:1220–1221
16. Krebs R, Kersting F (1972) Zur Ursache der hämodynamischen Nebenwirkungen einiger Narkotica. Anaesthesist 21:153–165
17. Lehmann KA (1990) Opiate in der Kinderanästhesie. Anaesthesist 39:195–204
18. Lloyd-Thomas AR, Booker PD (1986) Infusion of midazolam in pediatric patients after cardiac surgery. Br J Anaesth 58:1109–1115
19. McGrath PJ, Unruh AM (1987) Pain in children and adolescents. Pain Res Clin Management 1:198–202
20. Noerr B (1990) Fentanyl citrate. Neonatal Network 9:85–87
21. Olive G, Rey E (1982) Pharmacocinétique comparée des benzodiazépines. Nouv Presse Med 11:2957–2964
22. Purcell-Jones G, Dormon F, Sumner E (1987) The use of opiods in neonates. A retrospective study of 933 cases. Anaesthesia 42:1320–1323
23. Rana SR (1987) Pain: a subject ignored. Pediatrics 79:309–310
24. Roth B (1989) Erfahrungen zur Analgesie und Sedierung in der pädiatrischen Intensivmedizin. In: Stockhausen H-B v (Hrsg) Pädiatrische Intensivmedizin X. Thieme, Stuttgart New York, S 150–151
25. Roth B, Heimann G, Gladtke E (1977) D-Glukarsäureausscheidung bei Neugeborenen mit transitorischer Hyperbilirubinämie nach Phenobarbitalbehandlung. Pädiatr Pädol 12:385–392
26. Shapiro C (1989) Pain in the neonate: assessment and intervention. Neonatal Network 8:7–21

27. Taburet AM, Chamouard C, Aymard P, Chevalier JY, Costil J (1982) Phenobarbital protein binding in neonates. Develop Pharmacol Ther 4 [Suppl 1]:129–134
28. Truog R, Anand KJS (1989) Management of pain in the postoperative neonate. Clin Perinatol 16:61–78
29. Way WL, Trevor AJ (1986) Pharmacology of intravenous nonnarcotic anesthetics. In: Miller RD (ed) Anesthesia, 2nd edn. Churchill Livingstone, New York, p 806
30. Yaster M (1987) The dose response of fentanyl in neonatal anesthesia. Anesthesiology 66:433–435
31. Yaster M, Deshpande JK (1988) Management of pediatric pain with opioid analgesics. J Pediatr 113:421–429

Einführung der patientenkontrollierten Analgesie (PCA) an der Universitätskinderklinik Zürich

A. B. Glarner und P. Dangel

Universitätskinderklinik Zürich, Steinwiesstraße 75, CH-8032 Zürich

Summary. Patient-controlled analgesia (PCA) means intravenous administration of analgesics by way of computer-controlled infusion. This type of pain therapy was pioneered by Sechzer in 1965, Forrest in Palo Alto, California in 1970, who substantially refined the method, and Evans in Cardiff, Wales, who introduced PCA to Europe in 1976. In 1987 Brown used PCA in children for the first time; all the children were 11 years old or older.

The appliances used in the study were PACOM instruments manufactured by Fresenius and Graseby devices from England. The preparation used, nalbuphin (Nubain), is a nonaddictive opioid and was administered in so-called loading bolus and basal doses. The dosages were programmed into the PCA appliances by means of a special code.

To avoid overdosing a refractory period was incorporated, during which any challenges were recorded, but not met. This period lasted 10 min.

The different terms used in this paper are explained below:

Loading dose: single dose administered immediately after surgery $= 0.15 \times$ kg body weight $=$ mg nalbuphin.

Bolus dose: dose of drug that can be administered when button is pressed (max. three-quarters of total volume) $=$ kg body weight$/80 =$ mg nalbuphin.

Basal rate: quarter of the dose of drug received by the patient without pressing the button $=$ kg body weight$/40 =$ mg nalbuphin.

In this study 61 patients aged 1–15 years were provided with PCA appliances. There were 20 patients under 7 years of age, and 41 were older. The majoritiy of patients [27] had been referred following abdominal surgery, and the others following orthopaedic treatment, urological procedures, ear-nose-throat treatement, or thoracic, plastic or tumour surgery.

The curves showed a peak at the beginning of the therapy, and the activation of drug administration showed a declining curve. The end of therapy was considered to be the patient's freedom from pain in each case.

All patients and their parents were asked about the method during and after the stay in hospital, and satisfaction with the method was recorded in 95% of cases. Only a very small proportion (3%) were not satisfied, the reason given being inadequate information before the operation.

In three cases the therapy had to be discontinued prematurely because of complications (flushing, exanthema, subjective tiredness and hallucinations). In one case of a child who had undergone maxillary surgery and who had pre-exisiting rhinitis, the therapy was discontinued because of a fall in the oxygen level; artificial ventilation was not required.

The method used is characterized by excellent analgesia, a high level of safety and simplicity of operation. Children, parents and nursing staff all expressed positive opinions of this method of administration; providing that adequate preoperative

H. Meier R. Kaiser C. R. Moir (Hrsg.)
Schmerz beim Kind
© Springer-Verlag Berlin Heidelberg 1993

instruction is given, the use of PCA can certainly be considered good policy in children from 7 years of age onward. For younger children the nurse-controlled injection pump is available as an alternative.

Einleitung

PCA (patient controlled analgesia, patientenkontrollierte Analgesie) ist eine neue Methode, die eine individuelle, autonome Schmerzbekämpfung ermöglicht. Eine computerisierte Infusionsspritze erlaubt dem Patienten, sich per Knopfdruck Analgetika intravenös zuzuführen.

Die Vorteile sofortigen Reagierens auf Schmerzwahrnehmung [1], die adäquatere Analgesie [7, 8], der Gewinn von Autonomie des Patienten, erhöhte Sicherheit durch das Wegfallen von Fehlerquellen beim Berechnen von Dosierungen und Aufziehen der Medikamente sowie Arbeitseinsparung für das Pflegepersonal [10] und verkürzte Hospitalisationszeiten [4] werden in der Literatur hervorgehoben.

Im Februar 1965 begann Sechzer auf der Intensivstation für Herzkreislaufpatienten im Methodist Hospital in Houston, Texas seine Arbeiten an einem klinisch brauchbaren PCA-Gerät, das er „nurce observer" nannte [13].

Anfang der 70er Jahre begannen verschiedene Arbeitsgruppen, allen voran diejenigen um Forrest [5], Scott [12] sowie Keeri-Szanto [7, 8], die Methode zu perfektionieren.

1976 führe Evans PCA auch in Europa, im Walisischen Cardiff, ein [3]. Einer vorsichtigen Schätzung zufolge würden sich 20% aller chirurgischen Patienten für eine Therapie mit PCA eignen [9].

Über Erstuntersuchungen mit PCA bei Kindern berichteten 1987 Braun, Washington, und Rodgers 1988 aus Virginia [2, 11]. Gaukroger und sein Team glauben, daß bereits ein 6jähriger Patient das Konzept PCA begreift [6].

Methoden

PCA sollte eingesetzt werden bei allen mittelschweren und schweren Schmerzzuständen, die mit nichtnarkotischen Analgetika nicht genügend behandelt werden können, bei denen eine Regionalanästhesie nicht indiziert ist oder nicht aufrecht erhalten werden kann.

Wir behandelten 61 Patienten; 31 Patienten waren weiblich, 30 Patienten männlich. Der jüngste Patient war ein knapp 1jähriges Mädchen, der älteste Patient ein 15 Jahre alter Knabe. Die Indikationsgebiete erstreckten sich praktisch über das gesamte Feld der pädiatrischen Chirurgie (Tabelle 1).

Als Medikament verwendeten wir Nalbuphin (= Nubain). Nalbuphin zeigt dieselbe analgetische Wirkung wie Pethidin (unveröffentlichte Ergebnisse Müller, Zürich). Der Vorteil liegt in der Logistik: Nalbuphin fällt in der Schweiz nicht unter das Betäubungsmittelgesetz.

Sofort nach dem operativen Eingriff wurde ein einmaliger Bolus von 0,15mal kg KG = mg Nalbuphin (loading dose) gegeben, um eine Schmerzmittelsättigung im Patienten zu erzielen. Nach Applikation dieser „loading dose" begann die PCA-Infusion mit einer Basalrate von 0,025 mg/kg KG/h. Zusätzlich

Tabelle 1. Tatsächlich durchgeführte Operationen

Art der Operation	Anzahl	Art der Operation	Anzahl
Abdominelle Chirurgie		*Urologie*	
Appendektomie	19	Urethrakonstruktion	1
kong. Zwerchfellhernie	1	Duplex re Niere (Cohen)	1
Bridenileus	3	Hydrocele rechts	1
Magenduplikatur	1	Ureterstenose rechts	1
Splenektomie	3	Peylo-urethrale Stenose	1
Orthopädie		*Hals-Nasen-Ohren*	
Knieextension	1	Tonsillektomie	2
Oberschenkelfraktur	6	Peritonsillärer Abzess	1
Kreuzbandplastik	1	*Throaxchirurgie*	
Arthrotom. Knie	1	Aortenisthmusstenose	2
Ellbogenfraktur	1		
Wiederherstellungschirurgie		*Tumorpatienten*	
Spanung Alveolarfortsatz	3	Akute lymph. Leukämie	1
Nasenstegkorrektur	3	Non-Hodgkin B Lymphom	1
Verschluß w. Gaumen	2	*Kieferchirurgie*	
Verschluß h. Gaumen	1	Unterkiefer Fixation	1
Plastische Chirurgie		Arrhenoblastom Kiefer	1
Expanderimpl. rechtes Ohr	1		

konnten die Patienten maximal alle 10 min einen Bolus von 0,0125 mg/kg KG abrufen. Die maximale Stundendosis betrug 0,1 mg/kg KG.

Es kamen je zwei elektrische Infusionsgeräte der Firmen Fresenius (Pacom) und Laubscher (Graseby) zum Einsatz.

Die Patienten wurden präoperativ während der Prämedikationsvisite, bei Notfalleingriffen nach Rückkehr der Ansprechbarkeit über PCA informiert und instruiert. 4mal täglich – um 08.00, 12.00, 18.00 und 22.00 Uhr – wurden klinische Kontrollen durchgeführt. Puls, Blutdruck, Respiration und Harnverhalten wurden anhand der verschiedenen Scores beurteilt (Abb. 1).

Gleichzeitig wurde die von den Geräten total infundierte Menge an Schmerzmittel, die geforderten und die effektiv gegebenen Boli abgefragt und notiert. Auftretende Kompflikationen wie Atmungs- und Kreislaufprobleme, Harnverhaltung, Erbrechen sowie Pruritus waren auf dem PCA-Beobachtungsblatt (Abb. 1) zu vermerken. Sobald der Patient keine Boliabfrage mehr verlangte und er praktisch schmerzfrei war, wurde die PCA-Therapie beendet.

Ergebnisse

Bei 55 von 61 Patienten (z. T. große operative Eingriffe) war die PCA gut wirksam, und die Patienten gaben nur schwache bis mittlere Schmerzen an (vgl. Abb. 2).

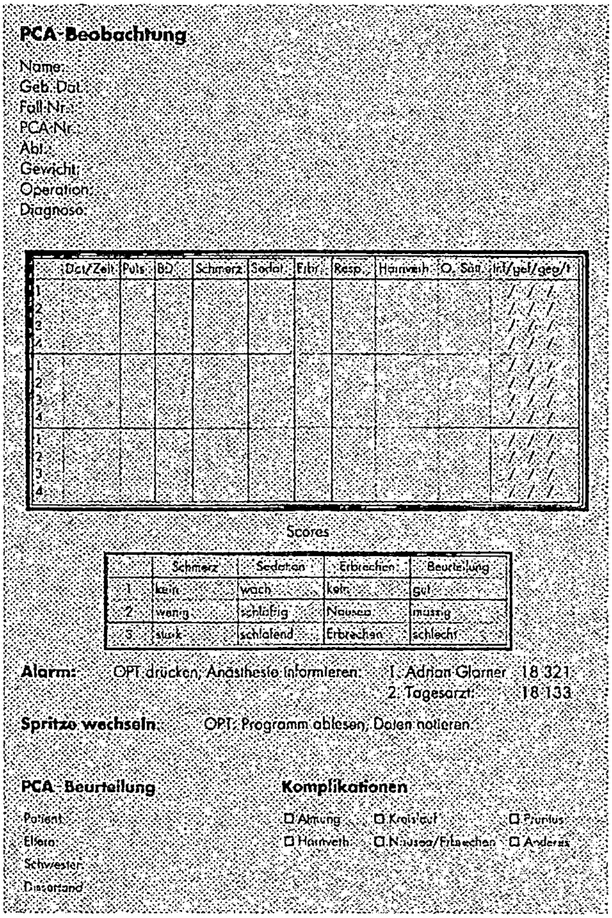

PCA-Beobachtung

Name:
Geb. Dat.:
Fall-Nr.:
PCA-Nr.:
Abt.:
Gewicht:
Operation:
Diagnose:

	Dat/Zeit	Puls	BD	Schmerz	Sedat.	Erbr.	Resp.	Harnverh.	O. Sät.	Inf/gef/geg/t
1										/ / /
2										/ / /
3										/ / /
4										/ / /
1										/ / /
2										/ / /
3										/ / /
4										/ / /
1										/ / /
2										/ / /
3										/ / /
4										/ / /

Scores

	Schmerz	Sedation	Erbrechen	Beurteilung
1	kein	wach	kein	gut
2	wenig	schläfrig	Nausea	mässig
3	stark	schlafend	Erbrechen	schlecht

Alarm: OPT drücken, Anästhesie informieren: 1. Adrian Glarner 18 321
2. Tagesarzt: 18 133

Spritze wechseln: OPT: Programm ablesen, Daten notieren.

PCA-Beurteilung
Patient:
Eltern:
Schwester:
Dienstarzt:

Komplikationen
☐ Atmung ☐ Kreislauf ☐ Pruritus
☐ Harnverh. ☐ Nausea/Erbrechen ☐ Anderes

Abb. 1. PCA-Beobachtungsblatt

Abbildung 3 gibt einen Überblick über die sedierende Wirkung einer PCA-Therapie: ab dem 2. Tag stellt sich wieder ein geregelter Schlaf-Wach-Rhythmus ein, wobei um 8.00 Uhr morgens die Mehrheit der Kinder wach war. Nur in einem Fall sank unter der PCA-Therapie die Atemfrequenz auf 8 Atemzüge pro min. – die PCA wurde daraufhin vorzeitig beendet.

Der Blutdruck zeigte sowohl systolisch als auch diastolisch eine große Konstanz und lag im Normbereich.

In Abhängigkeit von der Grunderkrankung und dem individuellen Schmerzempfinden variiert die Dauer der PCA-Therapie stark. Wie die Tabelle 2 zeigt, wurde eine Patientin der Tumorgruppe während 134 h mit PCA therapiert, während ein Patient der Wiederherstellungschirurgie dieselbe Therapie nur 1 h benötigte. 88% der mit PCA behandelten Patienten benötigten weniger Nalbuphin als unter einer gleichlangen Dauerinfusionstherapie (an der Universitätsklinik in Zürich beträgt die Minimaleinstellung dafür 0,05 mg/kg KG/h).

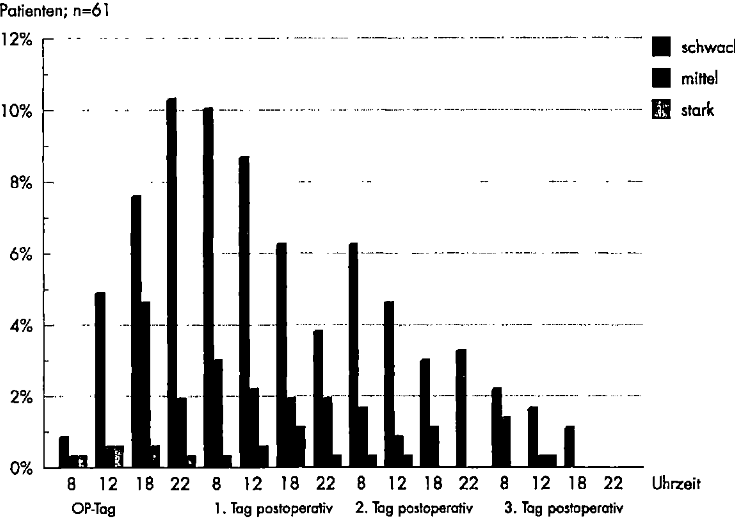

Abb. 2. Schmerzintensität unter der PCA-Therapie (n = 61). Die Angaben beziehen sich auf den Tag der Operation sowie auf den 1., 2. und 3. postoperativen Tag

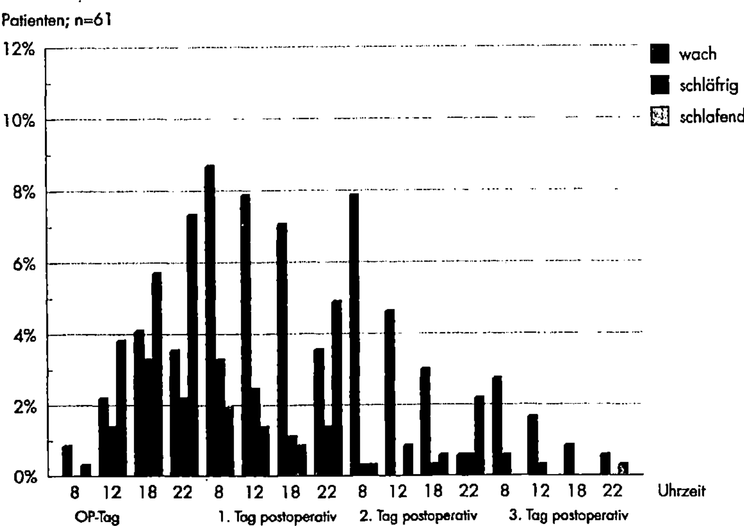

Abb. 3. Sedierung unter PCA-Therapie (n = 61). Beobachtungsbeginn direkt nach der Operation

Tabelle 2. Dauer der PCA-Therapie

	Dauer (h)	Bolus gef/geg.		mg/kg KG/h	Mittel mg/kg KG/h
		min.	max		
Abd. Chir.	13–88	3/2	234/105	0.024–0.060	0.033
Wiedhst.-Chir.	1–29	0/0	16/15	0.018–0.048	0.035
Orthopädie	20–65	0/0	258/66	0.028–0.054	0.036
Urologie	27–48	3/2	463/100	0.020–0.055	0.033
ORL	16–23	9/7	15/11	0.042–0.048	0.046
Thorax-Chir.	42–72	42/43	145/62	0.046–0.060	0.053
Tumorpat.	72–134	266/148	596/62	0.026–0.048	0.037
Kiefer-Chir.	1–43	1/1	10/10	0.029–0.162	0.095
Plast. Chir.	5		1/1	0.042	0.042

Tabelle 3. Nebenwirkungen/Komplikationen unter PCA-Therapie

Nebenwirkungen, Komplikationen	Anzahl	%	Vorzeitiger Abbruch	
			Anzahl	%
O_2-Sättigungsabfall	1	1,6%	1	1,6%
Zu starke Sedierung	1	1,6%	1	1,6%
Desorientiertheit	1	1,6%	1	1,6%
Nausea	3	4,9%	0	
Flush, Exanthem	2	3,3%	0	
Passagere Harnverhaltung	1	1,6%	0	
Subjektive Müdigkeit	7	11,5%	0	

n = 60

Auskunft über die unter PCA-Therapie aufgetretenen Nebenwirkungen und/ oder Komplikationen gibt Tabelle 3. Danach kam es während der Untersuchungszeit zu 3 vorzeitigen Abbrüchen (entspricht 4,8%). Technisch bedingte Komplikationen traten während der gesamten Untersuchungsperiode nicht auf.

Eine PCA-Therapie stellte sich als gleichwertige und mögliche Alternative zu einer Regionalanästhesie dar. Insbesondere gelangt PCA zur Anwendung bei

- Thoraxchirurgie (Aortenisthmusstenose)
- Abdominalchirurgie (Splenektomie, Appendektomie, Bridenileus, Zwerchfellhernie)
- Orthopädie (Osteosynthese bei Fraktur traumatisch/Osteogenesis imperfecta, Arthrotomie)
- Urologie (Urethrarekonstruktion, Operation nach Cohen, Anderson-Hynes)
- Wiederherstellungschirurgie (Lippen-Kiefer-Gaumen-Spalte, Spannung, Alveolarfortsatz)

Der Patient trat am 27.1.91 abends um 19 Uhr in die Universitätskinderklinik ein. Seine Oberschenkelfraktur wurde sofort mit einem Steinmann-Nagel versorgt.
Der Verlauf seiner Behandlung nach diesem Eingriff ist nachfolgend zeitlich erfaßt:

nach 6 Stunden	nachts um 2 Uhr	Wegen Bettnässens muß die Bettwäsche gewechselt werden.
nach 12 Stunden	morgens um 8 Uhr	Beim Morgenessen wird der Patient durch starken Husten geplagt, was ihm - wie auch das anschließende Waschen und Betten - Schmerzen im linken Oberschenkel bereitet.
nach 39 Stunden	11 Uhr	Zur Dekubitusprophylaxe wird unter dem Gesäß des Patienten ein Fell eingebettet. Der Patient weint vor Schmerzen.
nach 47 Stunden	19 Uhr	Weleda Gel wird am Rücken und Gesäß eingerieben. In dieser Nacht verspürt der Patient ständig Schmerzen wegen der unbequemen Lagerung.
nach 54 Stunden	3 Uhr	Schmerzen an der Bruchstelle.
nach 63 Stunden		Wegen deutlicher Abnahme der Schmerzklagen wird das PCA-Gerät abgeschaltet.

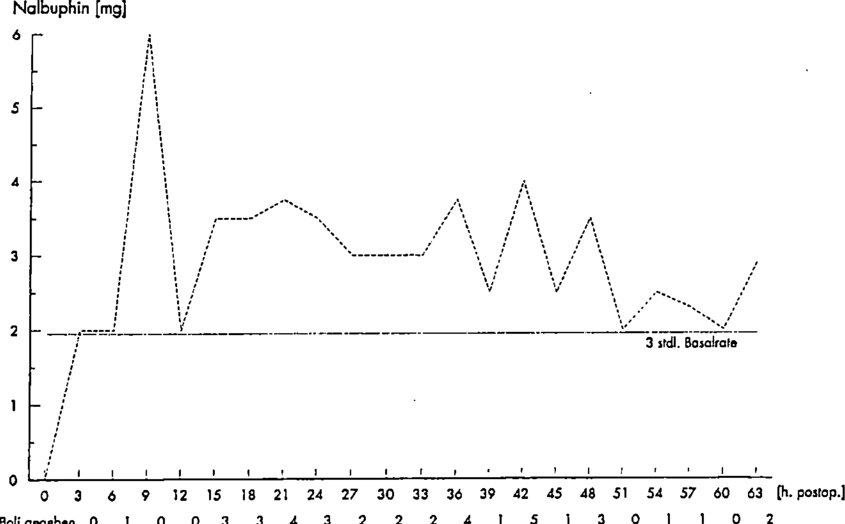

Abb. 4. Medikamentenverbrauch unter PCA-Therapie. Verlauf der Behandlung eines 8jährigen Patienten mit Oberschenkelfraktur links

Abb. 4 zeigt den Medikamentenverbrauch und Behandlungsverlauf eines 8jährigen Patienten. Auf der Abszisse sind 3 Stundenintervalle einer 63 h dauernden PCA-Therapie aufgetragen. Die Basalrate liegt bei 1,9 mg/3 h. Der Peak zu Beginn der Kurve entspricht der „loading dose". Der Nalbuphinkonsum bzw. die Bolusabfragen zeigen einen regredienten Verlauf. In diesem Fall reduziert sich der Medikamentenverbrauch ab der 21. postoperativen Stunde. Drei deutliche Peaks sind nach 36, 42 sowie 48 h zu verzeichnen. Diese repräsentieren Schmerzzustände und konsekutiv vermehrte Medikamentenabfragen.

Tabelle 4. Beurteilung der PCA-Therapie durch Patienten, Eltern und Pflegepersonal

	mündlich Anzahl (%)	schriftlich Anzahl (%)
gut	58 (95,1%)	30 (100%)
mäßig	1 (1,6%)	
ungenügend	2 (3,3%)	

Unseren Beobachtungen zufolge waren Kinder ab dem 7. Lebenjahr in der Lage, das Therapiekonzept PCA zu erfassen und richtig zu handhaben. Für Patienten unter 7 Jahren findet die computergesteuerte Analgetikainfusion in der Hand der Schwestern (oder sogar der Eltern) kompetente Anwendung.

Zur Beurteilung der PCA-Therapie wurde eine offene mündliche Befragung (subjektive Beurteilung der Therapie, positiv oder negativ, Verbesserungsvorschläge) im Spital bei Patienten und deren Eltern sowie beim Schwesternpersonal durchgeführt. Nach der Entlassung des Patienten wurde die Befragung schriftlich wiederholt. Von den 61 dabei versandten Briefen kamen 30 (49%) zurück. Nur 3,3% der Befragten beurteilten das Konzept als ungenügend (Tabelle 4). Als Grund hierfür wurde mangelnde präoperative Instruktion angegeben. Die positiven Ergebnisse überwogen; sie wurden durch die schriftliche Befragung bestätigt.

Die Befragung der Schwestern auf den verschiedenen Stationen brachte als Ergebnis, daß in einer PCA-Therapie neben der wesentlichen Verbesserung des Patientenkomforts auch eine deutliche Erleichterung für das Pflegepersonal zu sehen ist.

Literatur

1. Bennett RL, Batenhorst RL, Bivins BA et al. (1982) PCA. Ann Surg 195:700
2. Brown RE, Broadman LM (1987) PCA for postoperative pain control in adolescents. Anesth Analg 66:1–91
3. Evans JM, Rosen M, MacCarthy J, Hogg MIJ (1976) Apparatus for patient controlled administration of iv narcotics during labour. Lancet 1:17
4. Finley RJ, Keeri-Szanto M, Boyd D (1984) New analgesic agents and techniques shorten postoperative hospital stay. Pain Suppl 2:397
5. Forrest WH, Smethurst PWR, Kienitz MB (1970) Self administration of iv analgesics. Anesthesiology September, Vol 33, Nr. 3
6. Gaukroger PB, Tomkins DP, Walt JH van der (1989) PCA in children. Anaesth Intens Care 17:264–268
7. Keeri-Szanto M (1971) Apparatus for demand analgesia. Can Anaesth Soc J 18/5
8. Keeri-Szanto M, Heaman S (1972) Postoperative demand analgesie. Surg Gynecol Obstet 134
9. Lassner J, Norman J (1985) Future work on PCA: Summary of open discussion PCA
10. Levi P, Osborne J (1986) PCA: Traditional versus mechanical. J Nurs Adm 16:18
11. Rodgers EM, Webb CJ, Stergios D, Newmann BM (1988) PCA in pediatric surgers. J Pediatr Surg 23:259
12. Scott JS (1970) Obstetric Analgesia. Am J Obstet Gynecol 106:959–978
13. Sechzer PH (1990) PCA: A retrospective. Anesthesiology 72:735

Postoperative Analgesie bei „tageschirurgischen" Kindern aus der Sicht der Eltern

H. Warth, W. Astfalk und C. Leriche

Intensivstation A5N, Klinik für Anästhesiologie, Hoppe-Seyler-Straße 3, 72076 Tübingen

Summary. After minor day surgery carried out under a general anaesthetia in children in good general health, adequate pain therapy for the postoperative period can present problems. One reason for this is that postoperative pain is difficult to objectivize, especially in young children; a further point is that neither the anaesthetist nor the surgeon can monitor the effects and/or side-effects of the analgesic medication.

It seemed it would be useful to find out to what extent a peripherally acting, relatively mild analgesic is adequate to the task of pain relief good enough for the post-operative period. To this end, questionnaires were distributed over a period of 6 months. The questions concerned the quality of pain relief in the hospital and at home, the total consumption of analgesics up to the 2nd postoperative day and the recollection of pain. Children between 2 and 14 years of age were enrolled in the study. Each was admitted to a polyclinic on the morning of the operation and discharged from hospital about 6 h after the intervention. Midazolam 0.4 mg/kg body weight p.o. was given as premedication and full anaesthesia was accomplished with halothane laughing gas. Simultaneously with the induction of anaesthesia paracetamol was administered in suppository form: 250 mg for children with body weight between 10 and 20 kg and 500 mg for those weighing between 20 and 30 kg.

The parents and the ward sister completed monitoring sheets with parameters vigilance and pain in the recovery room and on the ward, these were used as the basis of decision-making on the administration of further pain medication at home.

After the operation, 64% of the children complained of pain, so that administration of further analgesic medication was necessary on the ward.

At home, however, 70% of the children received no further analgesic medication; 26.2% received paracetamol in suppository form from their parents for the night, and only 3.8% needed more pain medication beyond this. Diagnostic interventions such as cystoscopy and rectoscopy involved the smallest consumption of analgesics. It was striking that despite the comparable surgical field there were distinctly more reports of pain following correction of undescended testes than after herniotomy. The trauma the children suffered as a result of their presence in hospital is reflected mainly in their recollections of pain. Among 116 children who had undergone herniotomy, 96 (83%) either could not remember being in pain at all or remembered only slight pain. Only 6% of the children remembered severe pain. Following surgery for correction of inguinal testes, however, as many as 30% of these children remembered severe or at least unpleasant pain. Operations for release of phimosis were followed by the lowest analgesic consumption in the immediate postoperative period and the least recollection of pain, obviously because regional anaesthesia of the penile shaft was also induced during the operation.

The parents' involvement in the matter of postoperative pain therapy was extremely high. The overall sparing consumption of pain-relieving drugs in the home could not have been foreseen on the basis of the immediate postoperative phase in the hospital. This

H. Meier R. Kaiser C. R. Moir (Hrsg.)
Schmerz beim Kind
© Springer-Verlag Berlin Heidelberg 1993

suggests that the familiar home environment distracted the children from the pain resulting from the operation wound. The efficacy of peripheral analgesics such as paracetamol was assessed as satisfactory by most parents and also by most of the children following minor operations such as herniotomy. The analgesic medication should be administered at the same time as the premedication for the maximum effective level to be exploited to best advantage. The children who had undergone herniotomy remembered their thirst and the indwelling catheter after the operation as being just as bad as the actual pain from the wound. After correction of inguinal testes, however, there was a distinctly higher consumption of analgesic drugs even in the recovery room, but more so on the ward and in the home environment. The children also had more unpleasant memories of pain after orchidopexy.

It would be desirable to intensify the pain therapy in such cases, especially in the immediate postoperative phase, when the pain is most severe. This would be possible by relatively simple and safe additional procedures, such as nerve blocks or caudal anaesthesia. Positive results were demonstrable in the children operated on for phimosis. It would also certainly make it possible to reduce analgesic consumption, attenuate the memories of pain and mitigate the hospital-induced psychological trauma following orchidopexy.

Nach kleineren Eingriffen in Vollnarkose ist bei den meisten gesunden Kindern gegen eine frühe Entlassung in die familiäre Obhut einige Stunden nach OP wenig einzuwenden, vorausgesetzt der perioperative Verlauf ist aus chirurgischer und anästhesiologischer Sicht unkompliziert [2].

Daß auch diese „tageschirurgisch" bzw. ambulant operierten Kinder ein Recht auf postoperative Schmerztherapie haben, ist sicher unumstritten [8].

Für den zuständigen Arzt ist im ambulanten Bereich die Schmerzbekämpfung aus zweierlei Gründen nicht ganz unproblematisch: zum einen sind die Schmerzen in solchen Fällen schwer zu objektivieren. Die meisten Beurteilungsskalen, die anhand von mehreren Parametern versuchen, das individuelle Schmerzerlebnis zu quantifizieren, sind insbesondere beim Kleinkind umstritten [5, 8] und erfordern einen gewissen Zeitaufwand, der bei bestehendem Personalmangel im klinischen Alltag meist nicht vorhanden ist. Zum anderen entschwinden eben diese Kinder bereits wenige Stunden nach der Operation weitgehend der Zugriffs- und Kontrollmöglichkeit durch Anästhesisten und Operateur. Deshalb wird in dieser Situation die Verabreichung von Opiaten nur von wenigen Kollegen akzeptiert [12] von den meisten aber abgelehnt, und die postoperative Schmerztherapie wird von vorneherein mit peripher wirksamen Analgetika durchgeführt [4, 10].

Uns interessierte nun, inwieweit ein peripheres, relativ schwaches Analgetikum dieser Aufgabe gerecht werden kann [11], und inwieweit die Eltern als Mitbetroffene diese Therapie beurteilen und wie sie als Bezugspersonen damit zuhause zurechtkommen.

Zu diesem Zweck wurde den Eltern von Kindern, die in unserer Tageschirurgie während eines Zeitraumes von 6 Monaten operiert wurden, ein Fragebogen mitgegeben, den sie 3 Tage später an die Klinik zurücksenden sollten. In den Fragebögen wurde nach der Qualität der Schmerzbekämpfung in der Klinik und zuhause gefragt, nach dem Gesamtschmerzmittelverbrauch bis zum 2. postoperativen Tag und vor allen Dingen nach der Schmerzerinnerung der Kinder. Eventuell eingetretene Verhaltensänderungen wie beispielsweise Schlafstörungen, sollten ebenfalls von den Eltern vermerkt werden. Außerdem wurde gefragt, was Eltern und Kind im Zusammenhang mit der Operation am unangenehmsten in Erinnerung geblieben ist.

Die in die Studie einbezogenen Kinder waren zwischen 2 und 14 Jahre alt. Sie wurden morgens in der Poliklinik aufgenommen und am selben Tag etwa 6 h nach dem Eingriff wieder entlassen. Nach Prämedikation mit Midazolam (0,4 mg/kg KG oral) wurde die Narkose in allen Fällen mit Halothan und Lachgas durchgeführt. Alle Kinder erhielten bei Narkoseeinleitung bereits Paracetamol rektal in der üblichen Dosierung (250 mg für Kinder mit 10–20 kg KG, 500 mg für Kinder mit 20–30 kg KG). Ausgenommen waren davon die Kinder, bei denen eine Zirkumzision vorgesehen war: sie erhielten nach Narkoseeinleitung eine Kaudalanästhesie mit 0,25%iger Bupivacainlösung (1,5 ml/Lebensalter in Jahren).

Für jedes Kind wurde ein postoperativer Überwachungsbogen angelegt, auf dem die Parameter Vigilanz und Schmerz im Aufwachraum und auf Station erfaßt wurden. Die Fremdbeurteilung erfolgte gemeinsam durch die Eltern und die Stationsschwester anhand einer Analogskala und diente als Grundlage für die Verabreichung weiterer Analgetika. Den Eltern wurde empfohlen, dem Kind bei Bedarf ein entsprechendes Paracetamolzäpfchen zu geben und so die in der Klinik begonnene Schmerztherapie fortzusetzen. In jedem Fall wurde auf die tägliche Maximaldosierung für das einzelne Kind hingewiesen.

Ambulante Eingriffe (2–14 Jahre, 01. 07.–31. 12. 1991):

- Herniotomien   116
- Orchidopexien   40
- Zirkumzisionen   42
- Verschiedene (Halszysten,   4
  Hämangiome, Nabelhernien etc.)   35

Von den mitgegebenen 294 Fragebögen erhielten wir 237 zurück; das entspricht einer Rücklaufquote von 80,6%.

64% der Kinder klagten postoperativ über störende Schmerzen im Wundgebiet, so daß eine erneute Analgetikagabe auf der Station notwendig war. Ein Großteil der Eltern zeigte sich mit der perioperativen Schmerzbekämpfung sehr zufrieden (51% bewerteten sie als sehr gut, 38% als gut, 8% als ausreichend und nur 3% erschien die Schmerztherapie insuffizient (s. Abb. 1).

Zu Hause bekamen 166 von 237 Kindern kein Schmerzmittel mehr, und 62 Kinder erhielten noch ein Suppositorium zur Nacht. 9 Kinder litten auch danach noch unter störenden Schmerzen, die die Eltern dazu veranlaßten, die Therapie fortzuführen (Abb. 2).

Das Schlafverhalten in der Nacht nach dem Eingriff war laut Auskunft der Eltern bei 191 (von 237) Kindern (78%) ungestört. Nur 1 Kind (nach Phimosen-OP) konnte die ganze Nacht keinen Schlaf finden.

Zwischen den verschiedenen Eingriffsarten bestanden z. T. erhebliche Unterschiede im Schmerzmittelbedarf daheim. Erwartungsgemäß war er nach diagnostischen Eingriffen wie Zystoskopien und Rektoskopien minimal. Auffällig war der Unterschied zwischen vorangegangenen Herniotomien und Leistenhodenoperationen, also Eingriffen, die vom OP-Gebiet ähnlich erscheinen, aber bezüglich Innervation und Operationstechnik Unterschiede aufweisen. Hier zeigte sich für die Gruppe der Herniotomien, daß von 116 Kindern

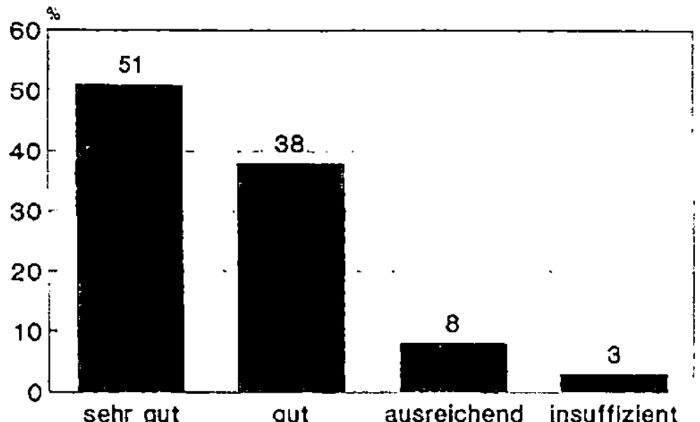

Abb. 1. Schmerztherapie in der Klinik – Bewertung durch die Eltern

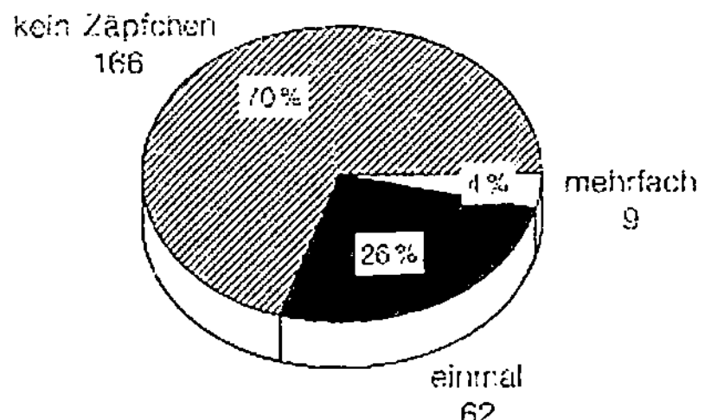

Abb. 2. Paracetamolverbrauch zu Hause

85 zuhause überhaupt kein Schmerzmittel mehr erhielten, 29 noch einmal über Nacht und nur 2 mehrmals. Unter diesen 116 Kindern waren 16 Mädchen, der Rest Jungen (Abb. 3).

Nach Leistenhoden-OP benötigten 22 (= 55 %) der 40 Kinder keine weitere Analgesie, 13 noch ein Zäpfchen zur Nacht und 5 Kinder benötigten häufiger Schmerzmittel. Dieser Trend zum verlängerten Analgetikabedarf setzt sich auch in unseren neueren Untersuchungen fort.

Ein wichtiger Faktor im Hinblick auf das erlittene krankenhausbezogene Trauma des Kindes ist sicherlich die Schmerzerinnerung. Auf Befragung durch einen Elternteil 2 Tage nach dem Eingriff konnten – oder wollten – sich 96 von den 116 Kindern nach Herniotomie nicht mehr an die Schmerzen erinnern oder hatten sie als geringfügig in Erinnerung; 13 Kinder aus dieser Gruppe gaben die erlittenen Schmerzen als unangenehm an; 7 Kinder hatten die Schmerzen als stark in Erinnerung. Nach Leistenhodenoperation hatten immerhin 12 von 40 Kindern die Schmerzen als unangenehm bzw. stark in Erinnerung; das entspricht 30 % (s. Abb. 4).

Nach Phimosenoperation war der zusätzliche Schmerzmittelbedarf in der Klinik (6 von 42 Kindern benötigten postoperativ Paracetamol) aufgrund der durchgeführten Regionalanästhesie niedriger; 9 von 42 Kindern (21 %) erhielten zuhause noch Schmerzmittel). Von 42 gelang bei 3 die Anlage der sonst prinzipiell durchgeführten Sakralanästhesie nicht. Diese 3 Kinder fanden sich hinterher unter den 5 Phimosenkindern wieder, die sich noch unangenehm oder stark an die erlittenen Schmerzen erinnerten (Abb. 5).

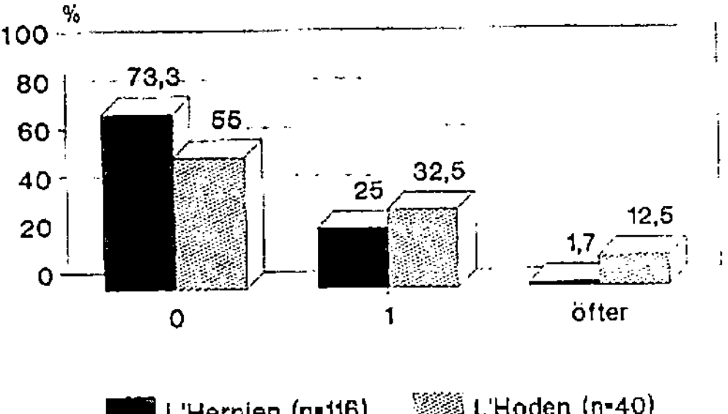

Abb. 3. Anzahl der Paracetamol-Supp. (zuhause)

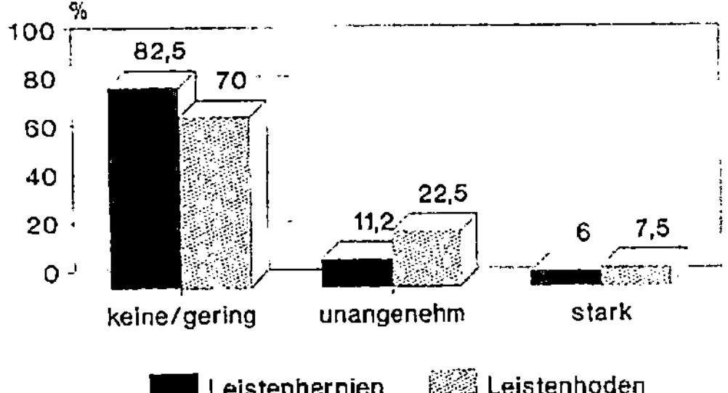

Abb. 4. Schmerzerinnerung am 2. postoperativen Tag

Die Anteilnahme der Eltern am Thema postoperative Schmerztherapie und ambulantes Operieren im Kindesalter ist außenordentlich groß, wie die überraschend hohe Rücklaufquote von 80,6% zeigt und außerdem aus den zahlreichen Zusatzbemerkungen auf den Bögen geschlossen werden kann. Ein für uns ebenfalls unerwartetes Ergebis war der insgesamt spärliche Einsatz von Schmerzmitteln zuhause, der mit den Erfahrungen in der postoperativen Phase in der Klinik nicht unbedingt vorausgesehen werden konnte und in der sich die meisten Eltern als durchaus kompetent in der Beurteilung der Schmerzen ihrer Kinder erwiesen. Hier spielt vermutlich die vertraute soziale Umgebung zuhause, in der die Kinder von ihrem Wundschmerz abgelenkt wurden, eine Rolle.

Jedenfalls führt die Therapie mit peripheren Analgetika wie Paracetamol bei kleineren Eingriffen vom Typ Herniotomie zu einem befriedigenden Ergebnis; sie wird sowohl von den meisten Eltern als auch Kindern zufriedenstellend bewertet. Wichtig ist dabei allerdings der Zeitpunkt der Verabreichung des Analgetikums. Aufgrund der häufig verzögerten Resorption [13] sollte bereits präoperativ – am besten schon mit der Prämedikation – an ihre Applikation gedacht werden, um den maximalen Wirkspiegel postoperativ ausnützen zu können. Symptomatisch war für die kleinen Herniotomiepatienten, daß die

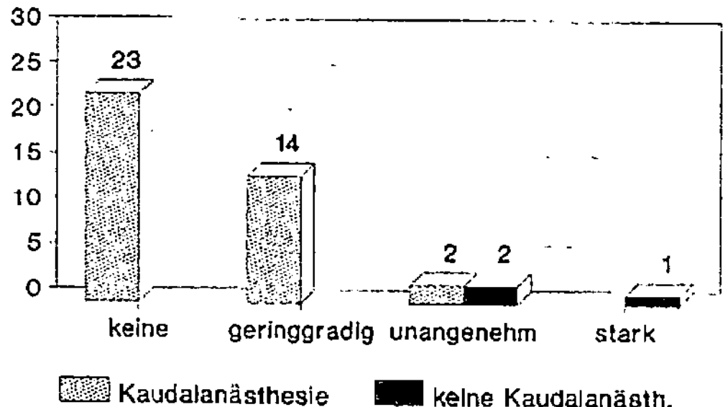

Abb. 5. Schmerzerinnerung nach Zirkumzisionen

Erinnerung an den Durst und an die postoperativ verbliebene Verweilkanüle im Nachhinein ein ähnlich großer Störfaktor wie der eigentliche Wundschmerz war.

Nach Leistenhodenoperationen war der Sachverhalt anders; hier mußten deutlich mehr Analgetika verabreicht werden, und auch die Schmerzerinnerung der Kinder war nicht so positiv. Bereits im Aufwachraum, besonders aber auf der Station, auf der die Kinder bis zur Entlassung am Nachmittag verblieben, klagte die große Mehrheit der Orchidopexiepatienten über störende Schmerzen im Wundgebiet. Die Interpretation der Antworten bezüglich der Schmerzerinnerung der Kinder 2 Tage später ist nicht ganz leicht; so hat möglicherweise so manches Kind im Bewußtsein, den Eltern einen Gefallen zu tun, die Schmerzen negiert, nachdem es öfter von ihnen mit den Worten, daß ja alles halb so schlimm sei, getröstet worden war. Den Kindern, deren Erinnerung an die postoperativen Schmerzen eher unangenehm war, kommt hier vermutlich die größere Aussagefähigkeit zu. Trotzdem besteht eine Korrelation mit dem „objektiven" Analgetikaverbrauch: Kinder nach Orchidopexien erinnerten sich unangenehmer an die erlittenen Schmerzen und hatten einen durchschnittlich höheren Analgetikakonsum.

Wir halten es für angebracht, zumindest hier die Schmerztherapie in der direkten postoperativen Phase, in der der Schmerz am größten und der Analgetikabedarf am höchsten ist, zu intensivieren und beispielweise durch Nervenblockaden oder Kaudalanästhesie zu ergänzen [1], besonders nachdem die Durchführung dieser Maßnahmen relativ einfach und sicher ist [3, 6, 8, 9]. Die deutlich bessere resultierende Analgesiequalität spiegelte sich bei unseren Phimosenkindern wider. Auch bei Orchidopexien würde sich dies sicherlich auf die Schmerzerinnerung und somit die psychologischen Langzeitfolgen günstig auswirken.

Literatur

1. Arthur DS, McNicol LR (1986) Local anaesthetic techniques in pediatric surgery. Br J Anaesth 58:760–778
2. Bauer-Miettinen U (1989) Ambulante Anästhesie im Kindesalter – Organisation, Vorbereitung, Methoden. Fortschr Anaesth 3:30–37
3. Bertrix L, Foussat C, Moussa M, Takvorian P, Cortambert F, Dodat H, Chappuis JP, Michel CR, Motin J (1989) Anesthesie Caudale en Chirurgie Pediatrique. Chir Pediatr 30:47–51
4. Booker PD (1988) Management of postoperative pain in infants and children. Curr Opinion Anaesthesiol 1:17–23
5. Büttner W, Breitkopf L, Finke W, Schwanitz M (1990) Kritische Aspekte einer Fremdbeurteilung des postoperativen Schmerzes beim Kleinkind. Anästhesist 39:151–157
6. Dalens B (1989) Regional anesthesia in children. Anesth Analg 65:654–672
7. Fell D, Derrington MC, Taylor E, Wandless JG (1988) Paediatric postoperative analgesia. Anaesthesia 43:107–110
8. Frei FJ, Leuzinger HW (1991) Perioperative Schmerztherapie im Kindesalter. Eur J Pain 12:12–18
9. Hannallah RS, Broadman LM, Belman AB, Abramowitz MD, Eppstein BS Comparison of caudal and ilioinguinal/iliohypogastric nerve blocks for control of post-orchidopexy pain in pediatric ambulatory surgery. Anesthesiology 66:32–834
10. Lehmann KA (1990) Opiate in der Kinderanästhesie. Anästhesist 39:195–204
11. Mather L, Mackie J (1983) The incidence of postoperative pain in children. Pain 15:271–282
12. Pandit SK, Kothary SP (1989) Intravenous narcotics for premedication in outpatient anesthesia. Acta Anaesthesiol Scand 33:353–358
13. Walson PD, Mortenson ME (1989) Pharmacokinetics of common analgesics, anti-inflammatories and antipyretics in children. Clin Pharmacokinet 17:116–137

Techniken der Lokalanästhesie im Kindesalter

P. Reinhold und J. Zander

Klinik für Anästhesiologie und Operative Intensivmedizin, Kreiskrankenhaus Herford, Schwarzmoorstraße 70, 32049 Herford

Summary. Local anaesthesia for paediatric patients must be compared with adults because of anatomical, physiological, pharmacodynamic and psychic features peculiar to this age group.

Six forms of local anaesthesia are differentiated, depending on the point at which nerve impulse are interrupted.

1. Superficial anaesthesia i.e. blocking of the sensitive nerveendings of skin and mucous membranes, achieved by spraying or painting the anaesthetic agent onto the surface.
2. Infiltration anaesthesia, achieved by injection of the local anaesthetic agent into the tissues to block pain receptors and nerve fibres inskin or muscle tissue.
3. Nerve block achieved by means of controlled injection of the local anaesthetic around or near a single nerve.
4. Plexus block (the brachial plexus is the one most frequently blocked), which means that several nerves are inactivated, and thus quite a large area normally supplied by them.
5. Epidural anaesthesia, i.e. injection of a local anaesthetic agent into the connective tissue between the flaval ligament and the dura mater.
6. Spinal anaesthesia, i.e. injection of a local anaesthetic agent into the cerebrospinal fluid of the spinal column by puncture of the subarachnoid space in the lumbar segment.

The last two forms of analgesia allow freedom from pain both in the lower extremities and in the trunk. How extensive the zone affected is depends on the physicochemical properties of the local anaesthetic agent, the injection technique, the site of injection, the volume of fluid injected and also on how the patient is positioned.

Dangers inherent in the application of local anaesthesia are possible complications that can arise from administration techniques selected and pharmacological complications, especially if the maximum dose is exceeded. Overdosage by accidental intravasal injection can be avoided by aspiration on two, or preferably four, levels before each injection. A relative overdosage of local anaesthetic agent is possible when its metabolism is blocked, e.g. in the presence of liver and kidney dysfunction or as a consequence of substantial deterioration in the patients general condition. The symptoms of intoxication are characterized by a primary stimulation phase and a subsequent depression phase. Once complications occur, immediate therapy must be instituted to ensure the best possible chances of overcoming them by treatment – extending also way to resuscitation. In addition, aseptic conditions must be guaranteed in the course of all procedures.

Local anaesthesia is contraindicated mainly in the presence of coagulation disorders, circulatory instability, neurological disease, skin infection at the site of injection or allergy to the local anaesthetic agent.

Implications of the anatomical and physiological characteristics of the patients for local anaesthesia in childhood are as follows: higher cerebral toxicity because of the

H. Meier R. Kaiser C. R. Moir (Hrsg.)
Schmerz beim Kind
© Springer-Verlag Berlin Heidelberg 1993

lower protein binding, prolonged effect because of the liver enzyme pattern in infancy and the small hepatorenal clearance, more rapid redistribution because of well perfused tissue, greater potential of the anaesthetic agent because of smaller cross sections of the nerves, lowered myelinization and thinner membranes, elevated danger of accidental intravasal administration because of the well-vascularized tissues in the childhood. Short bevelled needles must be used, because of the fine fasciae in children. For spinal anaesthesia a lower puncture site must be selected. Increased caution must be taken in caudal anaesthesia because of the deep dural sack, and there is an increased danger of perforation and intraosseous injection because the bones are not yet as strongly calcified as in adults.

The local anaesthetic method selected depends on the operation to be performed. The frequently used technique of caudal anaesthesia is applied, for example, for herniotomy, orchidopexy, circumcision, correction of hypospadieas, anal procedures and orthopaedic operations on the lower extremities. The recommended dose of the local anaesthetic agent is (for bupivacaine) 0,25%, 0,2 ml + (0,1 ml per year of age and segment to be blocked). As an alternative, 0,125% bupivacaine with the addition of epinephrine is recommended, since in a comparison of 0,125% and 0,25% bupivacaine no difference was noticed in pain score; there was, however, a difference in the children's perception of the motor block, which many found unpleasant. Because of the possible complications of caudal anaesthesia, e.g. accidental intravasal injection and puncture of the dural sack, alternatives are encouraged. A block of the ilioinguinal and iliohypogastric nerves suppresses pain just as effectively. Here the needle is introduced 1–1.5 cm medial to the anterior superior spine and used to perforate the aponeurosis of the obliquus externus muscle at an almost perpendicular angle. After aspirations, bupivacaine is injected at the same point and at the same level, directed towards the inguinal ligament in a fan shape. The dose is 0,1 mg/kg body weight of 0,5% bupivacaine. The ilioinguinal nerve block is also suitable for postoperative pain relief. For this purpose, bupivacaine 0,25% is instilled into the operation wound at a total dose of 0,5 ml/kg body weight following suturing of the fasciae but before the skin is closed. For operations on the penis, blocking of the root of the penis (injection of 0,5% bupivacaine 0,2 ml/kg body weight and administration of two-thirds of this dose below the fascia of Buck and one-third above) allows postoperative analgesia comparable to that by caudal anaesthesia. A further possible method for postoperative analgesia by local anaesthetic techniques that should be mentioned is the intercostal block, which is especially suitable after thoraxotomy.

For pain in the upper extremity it is useful to insert a catheter in the angioneural sheath of the brachial plexus and inject 0,6–0,7 ml/kg body weight of bupivacaine 0,25% or prilocaine.

Providing the indications are strictly observed another possible way to achieve a longer lasting and effective regional anaesthesia is epidural anaesthesia by catheter. Not only local anaesthetic agents are used in this proceduce but, also opioids or combinations of drugs from both groups.

Finally, the option of superficial anaesthesia with EMLA ointment should be mentionend. This allows good cutaneous analgesia within 20–60 min and can be used, for example, for preparation of a pain-free venipuncture. No pain is felt for 4–5 h after the application.

If the anaesthetist is experienced with the appropriate technique and knows the complications, and if contraindications are watched, local anaesthesia can add a further dimension of the anaesthetic repertoire and a most effective kind of pain prophylaxis and therapy. So that the increased effort involved in its performance is well justified.

Unter dem Begriff „Lokalanästhesie" versteht man die reversible Ausschaltung der Schmerzempfindlichkeit in einer örtlich begrenzten Körperregion durch medikamentöse Blockierung der Impulsübertragung an den zugehörigen Nervenbahnen. Die chemischen Verbindungen, die zur Lokalanästhesie angewendet werden, wirken alle nach dem gleichen Prinzip: sie stabilisieren die Zellmembran durch Unterbindung des Na-Flusses mit dadurch bedingter Verhinderung der Zelldepolarisation. Der Wirkungsverlauf einer Lokalanästhesie ist neben den pharmakologischen Eigenschaften des Medikaments wie z. B. Molekülgröße, Lipophilie, Dissotiationsgrad und Proteinbindung ganz wesentlich von der Charakteristik der zu blockierenden Fasern abhängig. So werden die myelinisierten dicken motorischen A-Fasern relativ später blockiert als solche mit geringerem Durchmesser, die sympathischen B-Fasern werden allerdings noch vor den marklosen schmerzleitenden C-Fasern ausgeschaltet. Durch geschickte Auswahl der Lokalanästhetika hinsichtlich ihrer jeweiligen pharmakologischen Charakteristika und unterschiedliche Konzentrationen lassen sich differente analgetische, vegetative und motorische Blockadeeffekte erzielen, nicht nur an den nach Aufbau und Funktion gemischte peripheren Nerven, die sowohl sensorische afferente als auch motorische efferente Fasern enthalten. (Übersicht bei [8]).

Im Erwachsenenalter sind diese Blockaden fester Bestandteil der analgetischen Therapie. Die Gründe, die eine besondere Betrachtung im Kindesalter notwendig machen, liegen in anatomischen, physiologischen, pharmakodynamischen und psychischen Besonderheiten.

Je nachdem auf welcher Ebene vom Ort der Entstehung des Schmerzes bis hin zum Ort der Perzeption der Impuls unterbrochen wird, unterscheidet man Oberflächenanästhesie, Infiltrationsanästhesie, Nervenblockaden, Plexusanästhesie, Peridural- und Spinalanästhesie (Abb. 1).

Die Oberflächenanästhesie besteht in einer Blockade der sensiblen Endfasern der Haut und Schleimhaut. Sie wird durch Besprühen, Bepinseln oder Bestreichen (Gel) der Oberfläche mit einem geeigneten Lokalanästhetikum, also noninvasiv, erreicht.

Bei der Infiltrationsanästhesie wird das Lokalanästhetikum ins Gewebe injiziert. Dabei werden je nach Tiefe die Schmerzrezeptoren und/oder Nervenfasern in der Haut oder im Muskelgewebe erreicht und durch die Pharmaka an der Fortleitung der Erregung gehindert.

Bei gezielter Injektion des Lokalanästhetikums um oder an einen einzelnen Nerv spricht man von Nervenblockaden. In Abhängigkeit von der sicheren Auffindbarkeit kommen für diese Anästhesieform prinzipiell alle Nerven mit sensiblen Fasern infrage.

Unterbricht man die Reizleitung an einer weiter zentral liegenden Stelle, an der Fasern mehrerer Nerven zu einem Gewebe verwoben sind und bei deren Blockade ein größeres Versorgungsgebiet ausgeschaltet wird, so spricht man von einer Plexusanästhesie. Diese wird am häufigsten am sog. Plexus brachialis ausgeführt, der Fasern der Nn. radialis, ulnaris und medianus enthält und somit einen Großteil des Oberarms und Unterarms versorgt.

Bei der lumbalen Peridural- und bei der Kaudalanästhesie wird das Lokalanästhetikum in den mit Bindegewebe, Fett und Blutgefäßen ausgefüllten Raum zwischen Lig. flavum und harter Hirnhaut injiziert. Als Wirkungsmechanismus wird die Diffusion des Lokalanästhetikums durch die Dura in den

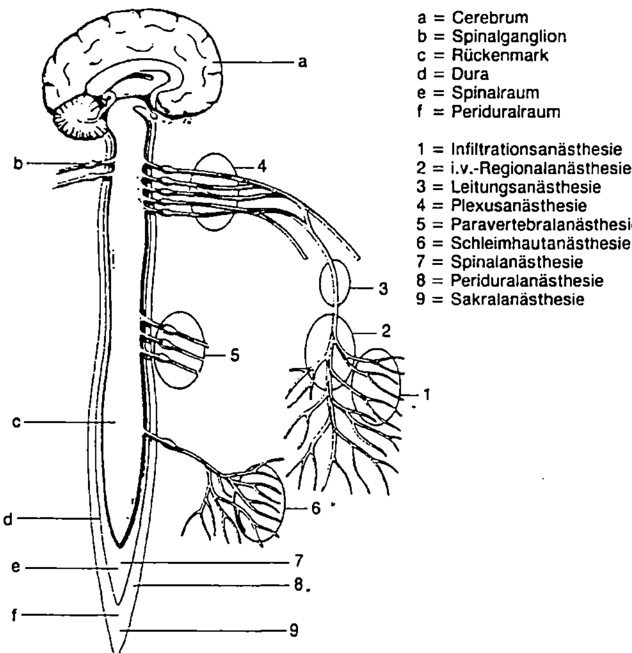

Abb. 1. Die verschiedenen Arten der Lokalanästhesie und ihre topographische Zuordnung. (Mit freundlicher Genehmigung der Rorer GmbH)

Liquor, der Austritt der Lösung durch die Foramina intervertebralia mit dadurch bedingter beidseitiger Paravertebralblockade und das Durchdringen der Duramanschetten um die Spinalnerven mit anschließender Diffusion des Lokalanästhetikums in diese Nerven angenommen.

Bei der Spinalanästhesie wird durch Injektion eines Lokalanästhetikums in den Liquorraum der Wirbelsäule eine vorübergehende Lähmung der sensiblen, motorischen und autonomen Fasern, die mit dem Medikament in Berührung kommen, erzielt. Das Rückenmark selbst wird dadurch nicht tangiert, denn die Punktion des Subarachnoidalraums erfolgt im Lendenwirbelbereich zwischen zwei Dornfortsätzen im Bereich der Cauda equina.

Die rückenmarknahen Analgesieformen erlauben eine Schmerzfreiheit sowohl der unteren Extremität als auch des Rumpfes bis zu den thorakalen Anteilen, je nachdem wie hoch die Ausdehnung gewählt wird, d. h. wie weit man das Medikament sich im Wirbelkanal ausbreiten läßt. Dies ist abhängig von den chemikophysikalischen Eigenschaften des Lokalanästhetikums, von der Injektionstechnik, dem Injektionsort bzw. Volumen und von der Lagerung des Patienten.

Neben applikationstechnischen und methodenimmanenten Risiken müssen auch pharmakologische Komplikationsmöglichkeiten bedacht werden. Da diese Nebenwirkungen auf der Überschreitung eines bestimmten Blutspiegels beruhen, ist u.a. die Einhaltung der Maximaldosis wichtig.

Maximaldosen von Lokalanästhetika im Kindesalter (ohne Adrenalinzusatz).
(Nach Arthur [3])

- Lidocain   7 mg/kg
- Prilocain   8 mg/kg
- Bupivacain   2 mg/kg
- Procain   7 mg/kg

Berechnung des Maximalvolumens einer Lokalanästhetikalösung

$$\text{Lokalanästhetikum (ml)} = \frac{\text{Maiximaldosis (mg/kg)} \cdot \text{Körpergewicht (kg)}}{\text{Konzentration der Lösung (mg/ml)}}$$

Der Lokalanästhetikablutspiegel ist in erster Linie abhängig vom Pharmakon selbst, der verwendeten Dosis und der Art der Applikation. Bei konstanter Dosis kann man davon ausgehen, daß die Schleimhautanästhesie die höchsten Blutspiegel und die Infiltrationsanästhesie die niedrigsten Blutspiegel verursacht. Durch den Zusatz eines Vasokonstriktors wird die Resorption an der Applikationsstelle verzögert und somit die potentielle systemische Toxizität herabgesetzt. Gleichzeitig kann durch die Wirkdauer der Lokalanästhesie verlängert werden. Adrenalin in Konzentrationen von etwa 5 µg/ml, also Adrenalin 1:200000, hat sich als sehr effektiver Vasokonstriktor erwiesen. Diesem Vorteil steht jedoch die Gefahr einer Minderperfusion bei versehentlicher intraneuraler Injektion und bei Applikation in Endstreckengefäßnähe entgegen. Zur Vermeidung einer Intoxikation durch versehentliche intravasale Injektionen muß vor jeder Injektion mindestens in 2, besser allerdings in 4 Ebenen aspiriert werden. Weiterhin muß auch die Möglichkeit einer relativen Überdosierung der Lokalanästhesie bei Behinderung der Abbauwege wie z. B. bei Leber- oder Nireninsuffiziens oder infolge erheblicher Reduzierung des Allgemeinzustandes in Betracht gezogen werden. Die Intoxikationssymptomatik ist vielfach durch eine primäre Stimulations- und konsekutive Depressionsphase gekennzeichnet (s. S. 176).

Da derartige Komplikationen eine sofortige Therapie erfordern, sind die Voraussetzungen zu deren therapeutischen Beherrschung bis hin zur Reanimation zu gewährleisten (s. S. 176).

Außerdem müssen bei allen Verfahren aseptische Bedingungen eingehalten werden. Die Applikation einer Lokalanästhesie ist deshalb – sofern sie über eine topische Anwendung hinausgeht – kein Verfahren für die periphere Station, sondern setzt einige Übung und Erfahrung voraus, und kann nicht mit der enteralen oder parenteralen Analgetikagabe gleichgesetzt werden.

Kontraindikationen für Lokalanästhesien stellen in erster Linie Gerinnungsstörungen, Kreislaufinstabilitäten, neurologische Auffälligkeiten, Hautinfektionen im Punktionsbereich und Allergien gegen Lokalanästhetika dar.

Prinzipiell können alle Lokalanästhetika and alle Lokalanästhesiemethoden, die bei den Erwachsenen zur Anwendung kommen auch bei Kindern genutzt werden, wenn den veränderten anatomischen, physiologischen, pharmakodyna-

---

Symptomatik der Intoxikation mit Lokalanästhetika

1. Stimulation:
   - Cortex cerebri   Krämpfe,
   - Medulla oblongata
     - Kreislaufzentrum   Anstieg von Blutdruck und Herzfrequenz
     - Atemzentrum   Anstieg der Atemfrequenz
     - Brechzentrum   Übelkeit und/oder Erbrechen
2. Depression:
   - Cortex cerebri   Koma,
   - Medulla oblongata
     - Kreislaufzentrum   Abfall von Blutdruck und Herzfrequenz,
     - Atemzentrum   Atemstillstand,
   - Herz   negative Inotropie,
                                      negative Chronotropie,
                                      negative Bathmotropie,
                                      Asystole.

Voraussetzungen zur Beherrschung von Komplikationen

- venöser Zugang;
- Plasmaersatzstoffe;
- Narkosegerät bzw. Beatmungseinheit:
- Intubationsinstrumentarium;
- EKG-Monitor und Defibrillator;
- Injektionsbereite Medikamente:
  - Sedativa,
  - Vasopressoren,
  - Antikonvulsiva;
- griffbereite Medikamente:
  - Vagolytika,
  - Relaxanzien,
  - α- und β-Stimulanzien,
  - β-Rezeptorenblocker.

---

mischen und psychischen und damit auch applikationstechnischen Bedingungen Rechnung getragen wird [3]:

Bei den anatomischen Besonderheiten ist abgesehen von den allgemeinen Größenverhältnissen zu beachten, daß
1. bei Neonaten und Säuglingen die Myelinscheide der Nerven inkomplett ist;
2. der Querschnitt der Nerven kleiner ist;
3. die großen Extrazellulärräume im Kindesalter größere Verteilungsvolumina bedingen [5];
4. eine relativ dichte Gewebsvaskularisierung mit hohen lokalen Durchblutungsraten besteht [13];
5. Ligamente und Faszien viel dünner als bei Adulten sind;

Kontraindikationen für Regionalanästhesien	
– Gerinnungsstatus	Quickwert < 60%, PTT < 50 s, Thrombozyten < 100000/ml, Blutungszeit > 5 min;
– Hämodynamik	Schock, Bradyarrhythmien, AV-Block, Vitia mit Auswurflimitierung,
– Neurologie	Systemerkrankungen mit neurologischer Symptomatik, Nerven- und Rückenmarkschädigung;
– Sonstige	Allergie gegen Lokalanästhetika Hautinfektionen im Punktionsbereich;
– Cave	Thrombocytenaggregationshemmer, Niedermolekulare Heparine.

6. Durasack und Rückenmarkskonus bei Kindern weiter nach caudal reichen und die Liquormenge auf das Körpergewicht bezogen mit zunehmenden Alter abnimmt [28];
7. das initial sehr lockere epidurale Fettgewebe altersabhängig fester wird;
8. die Knochenkalzifizierung geringer ist.

Die in diesem Zusammenhang interessierenden physiologischen Besonderheiten bestehen darin, daß

1. die benötigten Enzymmuster für den Abbau der Lokalanästhetika zwar auch schon im Neonatalalter vorhanden sind, aber nicht in voller Aktivität [36];
2. die hepatische und renale Clearance der Pharmaka reduziert ist [20];
3. die Plasmaproteinbindung aufgrund der niedrigen Albumin- und α_1-Lipoproteinspiegel vermindert ist [23];
4. die sog. Blut-Hirn-Schranke im Kindesalter weniger effektiv ist;
5. der Sympatikotonus im Kindesalter in sehr viel geringerem Maße als beim Erwachsenen an der Stabilisierung der Hämodynamik beteiligt ist [11];
6. das fötale Hb sehr viel leichter als adultes Hb zu Methämoglobin oxidierbar ist;
7. das kindliche Gewebe eine gute elektrische Leitfähigkeit aufweist.

Daraus ergeben sich folgende Konsequenzen:

1. Aufgrund der niedrigen Eiweißbindung resultiert eine höhere zerebrale Toxizität;
2. das Leberenzymmuster und die verminderte hepatorenale Clearance bedingen zumindest im Säuglingsalter eine Wirkungsverlängerung;
3. die bessere Durchblutung verursacht eine schnelle Redistribution;
4. das größere Verteilungsvolumen vermindert die Pharmakaplasmakonzentration und vergrößert so die therapeutische Breite;
5. die geringeren Nervenquerschnitte, die verminderte Myelinisierung und die dünneren Membranen erlauben eine Blockade bei geringerer Lokalanästhe-

tikakonzentration, bedingen aber auch eine größere lokale toxische Schädigungspotenz;

6. die gute Vaskularisierung kindlichen Gewebes erhöht die Gefahr einer akzidentellen intravasalen Applikation.
7. Wegen seines methämoglobulinbildenden Metaboliten o-Toluidin sollte Prilocain bei anämischen und hypoxämischen Kindern mit besonderer Vorsicht angewandt werden;
8. die feinen Fascien erfordern die Verwendung kurzgeschliffener Nadeln;
9. die Punktionsstellen für die Spinalanästhesie müssen tiefer kaudal gewählt werden;
10. dem tiefreichenden Durasack muß bei der Kaudalanästhesie Rechnung getragen werden;
11. die geringe Knochenkalzifizierung vergrößert das Risiko von Perforationen und intraossären Injektionen.

Summarisch ist festzustellen, daß die Bedingung für eine Regionalanästhesie im Kindesalter bei Berücksichtigung der anatomischen, physiologischen und psychischen Besonderheiten nicht ungünstiger sind als im Erwachsenenalter.

Die kleinen Patienten befürfen in Abhängigkeit von Alter und Zugänglichkeit einer basalen Anästhesie oder Sedierung für den Applikationszeitraum, insbesondere wenn die Analgesie über eine Infiltrationsanästhesie hinausgeht. Selbstverständlich muß eine altersadäquate Aufklärung über die Auswirkung der Nervenblockade erfolgen: Neben den sensiblen Ausfällen machen den Kindern besonders die motorischen Paresen zu schaffen, die nicht selten nach Kaudal- bzw. Spinalanästhesien auftreten, wenn unnötigerweise höhere Lokalanästhetikakonzentrationen verwendet wurden. Gleiches gilt für die Problematik eines eventuellen Harnverhalts. Wird bei älteren Kindern (z. B. oberhalb des 8. Lebensjahres) in alleiniger Lokalanästhesie operiert, dann muß sichergestellt sein, daß der Block 100%ig sitzt, wenn der Operateur beginnt. Nachbessern, Zureden, Supplementieren wird dem kindlichen Einfühlungsvermögen sicherlich nicht gerecht!

Während diese Blockadetechniken im Erwachsenenalter fester Bestandteil der Anästhesie und postoperativen Analgesie sind – z. T. in Kathetertechnik zur längerfristigen Anwendung – haben sie sich im Kindesalter nicht in dem Maße durchgesetzt, obwohl die zu den effektivsten Formen der postoperativen Analgesie zählen. Es ist gar nicht so recht nachzuvollziehen, warum dieses Potential so wenig genutzt wird, denn schon 16 Jahre nach Entdeckung des lokalanästhetischen Prinzips durch Koller und 2 Jahre nach Einführung der Spinalanästhesie durch Bier publizierte Bainbridge [4] vor 90 Jahren über „Analgesia to children by spinal injection“.

Seit einigen Jahren befindet sich die Regionalanästhesie bei Kindern wieder im Aufwind, nachdem diese Techniken ihre Effizienz nicht nur als Supplementierung einer Allgemeinanästhesie oder als Alternative zu dieser z. B. bei hochgradig gefährdeten Säuglingen [1] und Frühgeborenen [30], sondern auch als Bestandteil des postoperativen Analgesiemanagements [19] und der Tumorschmerztherapie [27] unter Beweis gestellt haben.

Die verbreiteste Technik bei Eingriffen unterhalb des Nabels stellt die kaudale Regionalanästhesie dar [6]. Bei diesem Block wird eine Nadel mit kurzem Schliff nahezu senkrecht durch die Haut und das Lig. sacrococcygeum geführt, bis sie an der Vorderwand des Sakralkanals anstößt. Bei dieser Technik wird somit sicher der Epiduralraum erreicht, ohne daß der Duralsack, der ja weiter nach kaudal als beim Erwachsenen reicht, versehentlich punktiert wird. Fortuna [16] gibt eine Durapunktionsfrequenz von 1,1% an. Nach Ausschluß einer intravasalen Nadellage, für deren Erkennen der Einsatz von Katecholaminen derzeit diskutiert wird [10], wird die für einen „single-shot" berechnete Dosis des Lokalanästhetikums verabreicht.

Eine Erfolgsrate von 96% und Ausbleiben jeglicher Komplikationen bei 750 konsekutiv durchgeführten, retrospektiv untersuchten Kaudalanästhesien, wie von Dalens et al. [9] publiziert, sprechen für eine sehr sichere Methode und einfach durchzuführende Technik. Bei Verwendung von 1 ml Lokalanästhetikum pro kg Körpergewicht wurde bei 1% der Säuglinge und Kleinkinder ein exzessiver und bei 8% ein unzureichender Block beobachtet. In Anlehnung an Schulte-Steinberg [28] beträgt die Dosis bei Verwendung von Bupivacain 0,25% pro zu blockierendes Segment 0,2 ml plus 0,1 ml pro Lebensjahr. Armitage empfiehlt, bei Eingriffen unterhalb des Dammes eine Dosis von 0,5 ml, bis zum Nabelniveau eine Dosis von 1,0 ml und bis Th 7 eine Dosis von 1,25 ml/kg KG. Als effektive Konzentration kann nach Wolf [34] 0,125%iges Bupivacain mit Epinephrin angesehen werden, da bei einem Vergleich von 0,125%igem und 0,25%igem Bupivacain kein Unterschied im Painscore, wohl aber in der von Kindern vielfach unangenehm empfundenen Motorblockade beobachtet wurde. Ein Katecholaminzusatz im Verhältnis 1:200000 ermöglicht eine deutliche Wirkungsverlängerung – nach Warner [32] sogar auf über das Doppelte – neben der eventuellen Früherkennung einer intravasalen Nadellage.

Die Kaudalanästhesie eignet sich zur intra- und postoperativen Schmerzblockade bei allen Eingriffen unterhalb des Nabels und ist wohl das derzeit gebräuchlichste Lokalanästhesieverfahren zur Schmerzprävention nach Herniotomien, Orchidopexien, Zirkumzisionen, Hypospadieoperationen, Analeingriffen sowie orthopädischen Eingriffen an den unteren Extremitäten. Bei den Herniotomien im Neonatalalter, insbesondere bei Prämaturen mit Gefährdung des zentralen Atemantriebs, konkurriert dieses Verfahren mit der Spinalanästhesie, die ohne Sedierung zur Anästhesie und postoperativen Analgesie eingesetzt wird [30], wobei das Risiko einer zu hohen Ausbreitung mit konsekutiven kardiorespiratorischen Problemen hoch genug eingeschätzt werden muß.

Wegen der größeren Komplikationsmöglichkeiten der rückenmarknahen Analgesieverfahren sowie zur Verminderung der Nebenwirkungen wie z. B. Harnverhalt motorischer Blockade wurden Alternativmethoden propagiert. So konnte der Nachweis erbracht werden, daß mit der Blockade der Nn. ilioinguinalis und iliohypogastrikus bei inguinalchirurgischen Eingriffen eine mindestens ebenso effiziente Schmerzunterdrückung in der postoperativen Phase durchgeführt werden kann wie mit der Kaudalanästhesie [17, 29]. Beim Ilioinguinalis-/Iliohypogastrikusblock wird 1–1,5 cm medial der Spina iliaca anterior superior eingegangen und in nahezu senkrechter Stichrichtung die Aponeurose des M. obliquus externus perforiert. Nach Aspiration wird sowohl an dieser Stelle als auch in gleicher Ebene nach lateral und in Richtung auf das Ligamentum inguinale fächerförmig Bupivacain 0,5% in einer Dosis von 0,5 ml/ kg KG injiziert [3].

Es konnte weiterhin gezeigt werden, daß sich mit einer Wundinfiltration bei inguinalen Herniotomien ein der ilioinguinalen Nervenblockade ebenbürtiger postoperativer Analgesieeffekt erzielen läßt [7, 24]. Dazu wird Bupivacain 0,25% in einer Dosierung von insgesamt 0,5 ml/kg KG in die Operationswunde nach Abtragen des Bruchsacks und nach Fasziennaht bzw. vor Hautnaht instilliert. Auch bei Eingriffen am Penis konnten durch weniger invasive Verfahren der Kaudalanästhesie ebenbürtige postoperative Analgesien, die zudem 4–12 h andauern, erzielt werden, z. B. durch den Peniswurzelblock [33, 35]. Dabei werden durch Injektion von Bupivacain 0,5% in einer Dosis von 0,2 mg/kg KG die Nn. dorsales penis blockiert, indem zwei Drittel dieser Dosis unter die Buck-Faszie und der Rest oberhalb appliziert werden. Zur Unterdrückung der postoperativen Algesie nach Zirkumzision bietet sich auch das alleinige Auftragen von 5%iger Lidocainsalbe an, wodurch sich die intensive Schmerzphase der ersten Stunden gut überbrücken läßt [31]. Durch repetitives Aufsprühen von 10%igem Lidocainspray soll sich die gute Schmerzblockade prolongieren lassen.

Sehr effektiv, insbesondere nach Thorakotomien, läßt sich die Interkostalblockade einsetzen; dabei bietet sich die intraoperative Applikation unter Sicht durch den Operatuer ebenso an wie die postoperative durch den Anästhesisten (Shelly 1990).

Bei Schmerzen an der oberen Extremität hat sich der Plexus-axillaris-Block bewährt, der in gleicher Technik und identischem Erfolg wie im Erwachsenenalter durch Injektion von 0,6–0,7 ml/kg KG Bupivacain 0,25% bzw. Prilocain 1% [14, 22] in die Gefäßnervenscheide durchgeführt werden kann und durch Kathetereinlage auch eine längerfristige Schmerzfreiheit ermöglicht.

Eine weitere Möglichkeit eines längerfristigen effektiven Regionalanästhesieverfahrens besteht in der Applikation einer lumbalen Katheterperiduralanästhesie [21]. Wegen der Notwendigkeit der Einbringung des Katheters in flacher Narkose zumindest bis zum 8. Lebensjahr sollte die Indikation sehr eng gestellt werden; denn die Ausbreitung der Blockade läßt sich nur schwer abschätzen.

Bei dieser Technik werden nicht nur Lokalanästhetika, sondern in zunehmendem Maße auch Opioide oder Kombinationen beider Substanzgruppen eingesetzt, um die Dosen und Nebenwirkungen wie z. B. Pruritus, Emesis, Somnolenz, Atemdepession, sensomotorisches Mißempfinden der Einzelsubstanzen zu reduzieren und die Analgesiewirkung zu intensivieren sowie zu verlängern, ähnlich wie dies auch bei kaudalen Anästhesien beschrieben wird. So konnten gute Erfolge mit einer kaudal applizierten Einzeldosis von 0,03 mg/ kg KG Morphin in Kombination mit Bupivacain 0,125% erzielt werden [18, 26].

Die Domäne der Lokalanästhesie im Kindesalter liegt somit in der intra- und postoperativen Schmerzstillung bzw. Schmerzprävention. Eine Ausnahme stellt beispielsweise die Oberflächenanästhesie mit „EMLA" dar. Das Problem der Oberflächenanalgesie besteht darin, daß die normale Galenik die Applikation der Lokalanästhetika auf Schleimhäute beschränkt ist, weil die Basenkonzentration für den Durchtritt durch die intakte Haut zu gering ist. Durch eine spezielle galenische Zubereitung einer Mischung aus Prilocain und Xylocain läßt sich die Basenkonzentration massiv erhöhen und somit eine Diffusion durch die intakte Kutis ermöglichen [15]. Mit dieser Öl-in-Wasser-Emulsion mit gleichen Teilchen Lidocain- und Prilocainbase-„EMLA" („eutectic mixture of local anaesthetics") genannt – läßt sich eine gute Analgesie der Haut innerhalb von 20–60 min erreichen und sich z. B. zur Vorbereitung einer schmerzlosen

Venenpunktion ausnutzen [12], zumal die Schmerzfreiheit nach Applikation bis zu 4–5 h anhält.

Ein weiteres einfaches, aber sehr effizientes Verfahren, das sich sehr gut zur postoperativen Analgesie, aber auch zur Analgesie auf peripheren Stationen eignet, ist die Wundinfiltration, die sich vielfach bei Wundschmerz einsetzen läßt, zumal die antimikrobielle Aktivität des Bupivacain eine Protektion gegen Wundinfektion darstellen kann [25], indem entweder am Ende der Operation ein Lokalanästhetikum, z. B. Lidocain 1%, oder wegen seiner längeren Wirkung noch besser Bupivacain 0,5%, in die OP-Wunde eingeträufelt wird, oder indem eine Infiltrationsblockade zur „Drain"anlage oder zur schmerzarmen diagnostischen Punktion angelegt wird. Bei den operationsfeldnahen Verfahren sträuben sich vielfach die Operateure gegen die Anwendung, weil sie durch applikationstechnische Komplikationen, Wundheilungsstörungen oder Infektionen das Operationsergebnis gefährdet sehen – eine Vermutung, die sich in der Literatur nicht entsprechen belegen läßt.

· Nach diesem kurzen Abriß versteht sich m. E. von selbst, daß diese Anästhesieformen, evtl. mit Ausnahme der körperoberflächennahen Verfahren, nicht en passant verabreicht werden können, sondern Übung, Einfühlungsvermögen, Asepsis und Beherrschung der Komplikationen sowie Beachtung der Kontraindikationen für Lokalanästhesien voraussetzen. Verglichen mit einer systemischen Analgesie bieten die vielfältig einsetzbaren Lokalanästhesieverfahren jedoch den Vorteil, bei ordnungsgemäßer Applikation protektiv eine Schmerzfreiheit ohne Beeinträchtigung des Sensoriums, der Atmung und der Schutzreflexe sowie ohne wesentliche emetische Begleitwirkung bei frühzeitiger oraler Nahrungsaufnahme für eine lange Zeitspanne zu gewährleisten.

<table>
<tr><td colspan="2">Vorteile der Regionalanästhesie im Vergleich zur systemischen Analgetikagabe im Kindesalter</td></tr>
<tr><td>Vorteile</td><td>Nachteile</td></tr>
<tr><td>

– Schmerzprophylaxe;
– keine Beeinträchtigung
   • des Sensoriums,
   • der Atmung,
   • der Schutzreflexe;
– geringe Nausea
– frühe Mobilisierung,
– Prolongierung der Analgesie.

</td><td>

– zeitlicher Aufwand;
– Applikationstechnische
  Komplikationsmöglichkeit;
– toxische und allergische
  Komplikationsmöglichkeit;
– Risiko einer eventuellen
  Zusatznarkose.

</td></tr>
</table>

Vor dem Hintergrund, daß die direkte postoperative Phase beim Kind der Zeitraum des stärksten Schmerzes ist und daß mit den hier beschriebenen Techniken eine Schmerzprophylaxe betrieben werden kann, stellt die lokale Analgesie eine nicht zu unterschätzende Erweiterung unseres analgetischen Repertoires dar, die den erhöhten Applikationsaufwand sehr gut rechtfertigt.

Literatur

1. Abajian JC, Mellish RW, Brownw AF, Perkins FM, Lambert DH, Mazuzan JE (1984) Spinalanesthesia for surgery in the high-risk infant. Anesth Analg 63:359
2. Armitage EN (1979) Caudal block in children. Anesthesia 34:396
3. Arthur DS, McNicol LR (1986) Local anaesthetic techniques in pediatric surgery. Br J Anaesth 58:760
4. Bainbridge WB (1900) Analgesia to children by spinal injecton with a report of a new method of sterilisation of the injection fluid. Med Record 58:937
5. Boreus LO (1982) Principles of pediatric pharmacology. Churchill-Livingstone, Edingburgh
6. Broadman LM, Hannallah RS, Norden JM, McGill WA (1987) "Kiddie Caudals": experience with 1154 consecutive cases without complications. Anesth Analg 66:S18
7. Casey WF, Rice LJ, Hannallah RS, Broadman L, Norden JM, Guzetta P (1990) A comparison between bupivacaine instillation versus ilioinguinal/iliohypogastric nerve block for postoperative analgesia following inguinal herniotomy in children. Anesthesiology 72:637
8. Covino BG, Vassallo HG (1976) Local anesthetics: mechanisms of action in clinical use. Grune & Stratton, New York
9. Dalens B, Hasnaoui A (1989) Caudal anesthesia in pediatric surgery: success rate and adverse effects in 750 consecutive patients. Anesth Analg 68:83
10. Desparmet J, Mateo J, Ecoffey C, Mazoit X (1990) Efficiacy of an epidural test dose in children anaesthetized with halothane. Anesthesiology 72:249
11. Dohi S, Naito H, Takahashi T (1979) Age-related changes in blood pressure and duration in motor block in spinal anesthesia. Anesthesiology 50:319
12. Dohlwitz A, Uppfeld A (1985) Schmerzlinderung bei Venenpunktion Applikationszeit und Wirksamkeit einer Lidocain-Prilocain-Creme. Anästhesist 34:355
13. Ecoffey C, Desparmet J, Berdeaux A, Maury M, Giudicelli JF, Saint-Maurice C (1984) Pharmacokinetics of lignocaine in children following caudal anaesthesia. Br J Anaesth 56:1399
14. Eriksson E (1965) Axillary brachial plexus anaestheisa in children with citanest. Acta Anaesth Scand 16:291
15. Evers H, Dardel O v, Juhlin L, Ohlsen L, Vinnars E (1985) Dermal effects of compositions based on the eutectic mixture of lignocaine and prilocaine (EMLA). Br J Anaesth 57:997
16. Fortuna A (1967) Caudal analgesia: a simple and safe technique in pediatric surgery. Br J Anaesth 39:165
17. Hannallah RS, Broadman LM, Belman AB et al (1987) Comparison of caudal and ilioinguinal/iliohypogastric nerve blocks for control of postorchidopexie pain in pediatric ambulatory surgery. Anesthesiology 66:832
18. Krane EJ, Jacobson LE, Lynn AM (1987) Caudal morphine for postoperative analgesia in children. Anesth Analg 66:647
19. Lloyd-Thomas AR (1990) Pain management in pediatric patients. Br J Anaesth 64:85
20. Meffin P, Long GJ, Thomas J (1973) Clearance and metabolism of mepivacaine in the human neonate. Clin Pharmacol Ther 14:218
21. Murat I, Delleur MM, Estere C, Egu JF, Saint Maurice C (1987) Continuous epidural anaesthesia in children, clinical and haemodynamic implications. Br J Anaesth 59:1441
22. Niesel HC, Rodriguez P, Wilsmann I (1974) Regionalanästhesie der oberen Extremität bei Kindern. Anästhesist 23:178
23. Ralston DH, Shnider SM (1978) The fetal and neonatal effects of regional anesthesia in obstetrics. Anesthesiology 48:34

24. Reid MF, Harris R, Phillips PD, Barker I, Pereira NH, Bennett NR (1987) Day-case herniotomy in children. A comparison of ilioinguinal nerve block and wound infiltration for postoperative analgesia. Anaesthesia 42:658
25. Rosenberg PH, Renkonen OV (1985) Antimicrobial activity of bupivacaine and morphine. Anesthesiology 62:178
26. Savarese AM, McGowan FX, Oh TH, O'Connor TZ (1990) Efficacy and safety of low-dose caudal morphine for postoperative analgesia in infants and young children. Anesthesiology 73:A1129
27. Schechter NL, Altman A, Weisman S (1990) Report of the consensus conference of the management of pain in childhood cancer. Pediatrics 86:813
28. Schulte-Steinberg O (1983) Die Kaudalanästhesie im Kindesalter. In: Wüst HJ, Schulte-Steinberg O (Hrsg) Epiduralanästhesie bei Kindern und älteren Patienten. Springer, Berlin Heidelberg New York Tokyo
29. Shandling B, Steward DJ (1980) Regional analgesia for postoperative pain in pediatric outpatient surgery. J Pediatr Surg 15:477
30. Spear RM, Deshpande JH, Maxwell LG (1988) Caudal anesthesia in the awake, high-risk infant. Anesthesiology 69:407
31. Tree-Trakarn T, Pirayavaraporn S (1985) Postoperative pain relief for circumcision in children: comparison among morphine, nerve block and topical analgesia. Anesthesiology 62:519
32. Warner MA, Kunkel SE, Offord KO, Atchison SR, Dawson B (1987) The effects of age, epinephrine, and operative site on duration of caudal analgesia in pediatric patients. Anesth Analg 66:995
33. White J, Harrison B, Richmond P, Proctor A, Curran J (1983) Postoperative analgesia for circumcision. Br Med J 286:1934
34. Wolf A, Valley RD, Fear DW, Roy WL, Lerman J (1988) Bupivacaine for caudal anesthesia in infants and children the optimal effective concentration. Anesthesiology 69:102
35. Yeoman PM, Cooke R, Hain WR (1983) Penile block for circumcision. A comparison with caudal blockade. Anaesthesia 38:862
36. Zigismond EK, Downs JR (1971) Plasmacholinesterase activity in newborns and infants. Can Anesth Soc J 18:278

Stellenwert der Regionalanästhesie in der Kinderchirurgie

H. Kaiser und H. C. Niesel

Anästhesie, St. Marien- und St. Annastiftskrankenhaus, Salzburger Straße 15,
67067 Ludwigshafen

Summary. Indications for different forms of regional anaesthesia in paediatric surgery, advantages and disadvantages of the various methods, and techniques of plexus and peripheral nerve blocks are presented and discussed in some detail. It is generally accepted that regional anaesthesia is indicated in children in the following situations: acute care of non-fasted patients, difficulties or high risks with intubation, family history of malignant hyperthermia, chronic airways disease, reduced respiratory reserve, underdeveloped pharyngeal or laryngeal reflexes and fear of loss of self-control during unconsciousness. The dosage of local anaesthetic agents should be based on the expected and possible plasma level curves, and technical and temporal monitoring should be decided on with reference to the administration technique. Whenever possible regional anaesthesia in children should be applied if adequate sedation is induced or during general anaesthesia. Regional anaesthetic agents, particularly when administered before the operation, reduce the amounts of inhalation anaesthetics, opioids and muscle relaxants required and also attenuate the metabolic stress reaction. Earlier and less difficult recovery, a lower incidence of apnoeic episodes and less frequent postnarcotic vomiting are further advantages of regional anaesthesia. Postoperatively, regional anaesthesia can be maintained with the aid of the catheter technique for several hours or even days with no danger of respiratory depression.
The different indications for plexus and peripheral nerve blocks and the appropriate techniques are listed. The axillary access is preferred for blockade of the brachial plexus because of the lower complication rate. The perivascular subclavian technique is especially suitable when there are injuries in the area of the elbow and upper arm, while the interscalene approach is the access route of choice for shoulder dislocations. Peripheral electrical nerve stimulation is helpful in the localization of the plexus. The local anaesthetic agent selected depends on what is expected of the blockade. There are no specific preferences for a particular agent for use in paediatric surgery. The dose of any local anaesthetic agent should be based on the child's body weight. Continuous blockade of the brachial plexus by means of a catheter is indicated for long operations, particularly reconstructive surgery, postoperative analgesia and prolonged blockade of the sympathetic nervous system to improve the situation with regard to perfusion. Individual peripheral nerves can be blocked to supplement incomplete plexus blockades. For the lower extremities, blockade of the lumbosacral plexus rivals caudal anaesthesia in children. Peripheral electrical nerve stimulation is essential for precise localization of the nerve. Indications for intercostal blockade are rib fractures, postoperative analgesia following thoracotomy, and upper abdominal interventions with incision along the costal arch. Providing always that very strict cardiovascular monitoring is maintained, interpleural analgesia can also be a very helpful technique for the treatment of postthoracotomy pain in paediatric patients.

H. Meier R. Kaiser C. R. Moir (Hrsg.)
Schmerz beim Kind
© Springer-Verlag Berlin Heidelberg 1993

Krankenhausaufenthalt und bevorstehende Operation sind für Kinder zutiefst angstbesetzte Ereignisse. Es ist heute unbestritten, daß auch Neugeborene Schmerzen wahrnehmen und unter Schmerzen leiden können. Ab einem Alter von ca. 18 Monaten können Kinder Schmerzen antizipieren und sind in der Lage, sich vor körperlichen Schäden zu fürchten. Ihre Ängste und Befürchtungen werden oft bestätigt oder gesteigert durch die Unsicherheit und Angst der Eltern. Werden sie gar noch bestätigt durch die tatsächliche Erfahrung von Schmerzen (seelischen und körperlichen), hervorgerufen durch die Krankheit, die Operation oder durch Maßnahmen zur Anästhesie, dann kann ein Krankenhausaufenthalt eine psychische Traumatisierung darstellen, die ein ganzes Leben anhält.

Die Regionalanästhesie zeichnet sich für ein Kind v. a. durch den Gebrauch von Nadeln aus. Da sich alle Kinder spätestens nach der ersten Erfahrung vor diesen spitzen Instrumenten fürchten, galt die Regionalanästhesie insbesondere seit der Entwicklung potenter und sicherer Inhalationsanästhetika als nicht kindgerecht und ist in der Kinderanästhesie allermeist nur dann unumstritten, wenn die Alternative einer Allgemeinanästhesie mit großen oder nicht kalkulierbaren Risiken verbunden ist (z. B. Akutversorgung in der Traumatologie beim nicht nüchternen Kind, zur Vermeidung einer risikoreichen Intubation bei Mißbildung, Schädel-Hirn-Trauma oder HWS-Verletzung, bei schwerwiegenden neuromuskulären, metabolischen, kardiovaskulären oder pulmonologischen Erkrankungen oder bei der Gefahr der malignen Hyperthermie).

Weitgehend unbestrittene Indikationen für Regionalanästhesie beim Kind
- Akutversorgung nicht nüchterner Patienten;
- Kinder/Heranwachsende, die sich vor Bewußtlosigkeit oder Verlust der Selbstkontrolle fürchten;
- schwierige oder risikoreiche Intubation;
- familiäre Anamnese maligner Hyperthermie;
- chronische Atemwegserkrankungen: z. B. Asthma, zystische Fibrose, Mukoviszidose;
- reduzierte respiratorische Reserve, z. B. Pneumonie;
- unterentwickelte pharyngeale oder laryngeale Reflexe.

Werden darüber hinaus überhaupt regionalanästhesiologische Techniken bei der Versorgung von Kindern benötigt? Geht man nach dem Schrifttum oder nach der tatsächlich angewandten Häufigkeit von Regionalanästhesien bei Kindern in der klinischen Routine, so könnte man leicht zu der Überzeugung gelangen, daß kein echter Bedarf besteht. Dies im Gegensatz zur Erwachsenenanästhesie, wo sich die regionalen Techniken als Alternative zur und in Kombination mit der Allgemeinanästhesie ihren Platz (zurück) erobert haben und wo mit der zunehmenden Bewußtwerdung der Bedeutung der Schmerzfreiheit in der postoperativen Phase und der Entwicklung besseren Instrumentariums neue Indikationsfelder eröffnet wurden. In der Kinderanästhesie stehen wir hier noch ganz am Anfang, es gibt aber sehr gute Argumente dafür, diese Entwicklung zu unterstützen. Mehr noch als beim Erwachsenen sollte beim Kind der Gedanke der Schmerzprävention in den Mittelpunkt des Interesses gerückt werden. Dies ist eine Frage von höchster ethischer Bedeutung. Kinder sind nicht in der Lage, „Verständnis für ihre Schmerzen" aufzubringen.

Das Alter oder die Körpergröße der kindlichen Patienten bilden weder aus sich heraus noch aus technischen oder aus pharmakologisch/toxikologischen Überlegungen heraus einen Hinderungsgrund für die Regionalanästhesie. Eine Reihe von pharmakologischen Untersuchungen stehen für den neonaten und kleinkindlichen Organismus noch aus, jedoch zeigen die bisher bekannten Daten, daß die Dosierungen für Lokalanästhetika bezogen auf das Körpergewicht gegenüber dem Erwachsenen nicht reduziert werden müssen. Anstatt fixer „Maximaldosen" erscheint es uns sinnvoll, die Dosierung anhand der zu erwartenen und möglichen Plasmaspiegelverläufe zu orientieren und die entsprechenden technischen und zeitlichen Überwachungsmaßnahmen nach der Applikationstechnik auszurichten [26]. Es steht außer Frage, daß, wann immer es möglich ist, bei Säuglingen und kleinen Kindern bis zum Alter von ca. 6–7 Jahren eine Regionalanästhesie nur in ausreichender Sedierung oder in Narkose ausgeführt werden sollte. Ausnahme: Frühgeborene und ehemalige Frühgeborene mit unreifem Atemzentrum, die in Spinal- oder kaudaler Epiduralanästhesie operiert werden können, da jedes applizierte Sedativum oder systemische Analgetikum die Gefahr von Apnoephasen unkalkulierbar erhöht.

Physiologische Besonderheiten des Kindes, die für die LA-Dosis von Bedeutung sind
- Blut-/Verteilungsvolumen groß (+),
- „cardiac output" hoch (+)
- Zirkulation beschleunigt (+),
- renale Ausscheidung hoch (+),
- Clearance hoch (+),
- systemische Absorption hoch (−),
- Plasmaproteine geringer (−),
- Enzymsysteme unreif (−),
- Blut-Hirn-Schranke unreif (−).

(Summe: im Vergleich zum Erwachsenen gleiche Dosis bezogen auf Körpergewicht möglich; (+) höhere Dosis möglich, (−) verlangt Dosisreduktion.)

Vorteile

Vorteile sind sowohl zu erwarten, wenn die Regionalanästhesie vor der Operation oder an deren Ende zur Anwendung kommt. Die regionale Analgesie und die motorische Blockade minimieren in der Narkose den Bedarf an Inhalationsanästhetika, Opioiden und Muskelrelaxanzien und verringern die metabolischen Streßreaktionen. Dies führt zu früherem Erwachen aus der Narkose und vereinfacht die problematische Aufwachphase. Bei Frühgeborenen und Säuglingen mit unreifem Atemzentrum wird das Risiko der postanästhetischen Apnoen gesenkt. Das postnarkotische Erbrechen wird günstig beeinflußt, der Aufenthalt in dem psychisch äußerst belastenden Aufwachraum wird kürzer, und das Kind kann früher zurück in die Obhut seiner Mutter gegeben werden.
   Die Wirkung der Regionalanästhesie hält über das Ende der Operation hinaus an und meist ist die Dauer der Blockade vorhersehbar. Ein Anschlußschmerzmittel kann verabreicht werden, bevor die Schmerzen auftreten. Sind

Tabelle 1. „Empfohlene Grenzdosen" (mg/kg) differenziert nach Regionalanästhesie-Technik und „Maximaldosen" von Lokalanästhetika beim Kind

LA	*	Differenziert nach Regionalanästhesietechnik			
		A**	B**	C**	D**
Prilocain***	8	8,5	4,5	8,5	10,0
Lidocain	7	6,0 (7,5)	3,0	6,0 (7,5)	7,5
Mepivacain	7	6,0 (7,5)	3,0	6,0 (7,5)	7,5
Bupivacain	2	2,0	1,0	2,0	3,0

*   Maximaldosen nach Arthur McNicol (1986) [2].
**   Empfohlene Grenzdosen nach Niesel u. Kaiser (1991) [26].
*** Nicht unter 3 Monaten.
A, subkutane Injektion; B, Injektion und Infiltration in stark durchbluteten, resorbieren-den Regionen (z. B. Hals, Gesicht, Beckenboden, interpleural); C, Einzelinjektion (z. B. Plexus); D, protrahierte Injektion (Kathetertechnik, fraktionierte Injektion, kombinierte Techniken).
Angaben in ( ) beziehen sich auf Zubereitungen mit Adrenalin.

die zu erwartenden Schmerzen von hoher Intensität und Dauer, so kann in vielen Fällen mit Hilfe der Kathetertechnik eine regionale Analgesie ohne die Gefahr der respiratorischen Depression über mehrere Stunden oder Tage aufrechterhal-ten werden. Eine Reihe von Schmerzarten (z. B. postoperative Spasmen von Hohlorganen) sind durch Opioide nur schwer zu beeinflussen, gelegentlich stel-len die Nebenwirkungen dieser Schmerzmittel den Erfolg der Operation direkt in Frage (z. B. durch Darmparalyse, Erhöhung des Tonus des Sphinkter Oddi). Verschiedene Verfahren der Regionalanästhesie (z. B. kaudale oder lumbale Epiduralanästhesie, Interkostalblockade) können hier sehr hilfreich sein.

Vorteile der Regionalanästhesie – Aspekte zur Indikation

– Bedarf an Allgemeinanästhetika reduziert,
– Intubation seltener notwendig,
– OP-Streßantwort reduziert,
– regionäre Muskelrelaxation
    • Anästhesieführung einfacher
    • Aufwachphase unkomplizierter
    • frühes schmerzarmes Erwachen,
– anästhesiebedingte respiratorische Probleme geringer
    (z. B. postoperative Apnoe, bei bronchopulmonaler Dysplasie),
– postoperatives Erbrechen reduziert,
– postoperativer Analgetikabedarf vermindert
    • orale Flüssigkeit früher möglich
    • metabolische Veränderungen geringer,
– regionale Immobilisation möglich,

- geringerer intra- und postoperativer Blutverlust,
- sicher bei maligner Hyperthermie,
- keine Belastung des OP-Personals und der Umwelt.

„Nachteile"

Ohne Frage erfordert die Regionalanästhesie im Kindesalter genaue Kenntnisse der Grundlagen sowie Übung und Geschick im Umgang mit den Techniken. Organisatorisch ist darauf zu achten, daß ausreichend Zeit zur Durchführung und für die Entwicklung der Anästhesie zur Verfügung steht. In vielen Fällen wird ein zweiter Anästhesist oder eine erfahrene Hilfsperson benötigt, die die Narkose führt und überwacht, während das Regionalverfahren angelegt wird.

Viele Argumente gegen die Regionalanästhesie im Kindesalter beziehen sich auf die Möglichkeit und Risiken von Komplikationen und die eventuellen medikolegalen Folgen. „Warum den Patienten dem 2fachen Risiko von 2 Anästhesieverfahren aussetzen?" Diese Argumentationslinie ist rein formal und inhaltlich unhaltbar, denn die Risiken verhalten sich nicht kumulativ, sondern werden bei richtiger Indikationsstellung insgesamt gesenkt.

Indikationen und Techniken der Plexus- und peripheren Nervenblockaden in der Kinderchirurgie

Obere Extremität

Zu den häufigsten Verletzungen im Kindesalter zählen Frakturen und Luxationen der oberen Extremität. Nicht selten ist aus organvitalen Gründen eine chirurgische Versorgung angezeigt, ohne daß die nach Trauma ohnehin fragliche Nüchternheit für die Anästhesie abgewartet werden kann.

Die Blockade des Plexus brachialis bietet sich dabei als Methode auch beim Kind an. Selbstverständliche Voraussetzung ist die Einhaltung grundlegender Prinzipien der Versorgung verletzter Kinder:

- Ruhigstellung der Fraktur und Basisanalgesie,
- unnötige Manipulationen vermeiden,
- Maßnahmen am Kind immer nur nach vorheriger Ankündigung,
- „Überraschungsangriffe" vermeiden und
- dem Kind die Möglichkeit zur Kooperation geben

Wahl des Zugangs zum Plexus

Beim Kind sind alle wesentlichen Zugangswege zum Plexus brachialis wie beim Erwachsenen möglich und in der Literatur beschrieben (Tabelle 2). Auffallend ist in allen Berichten eine vergleichsweise hohe Erfolgsrate, die den kindlichen Besonderheiten zu verdanken ist: Das Kaliber der Nerven ist geringer und die Septierungen innerhalb der Plexusloge dürften dünner und für das Lokalanästhetikum besser permeabel sein als beim Erwachsenen.

Tabelle 2. Literaturübersicht: Plexusanästhesie bei Kindern

Autor	n	Alter	LA	Route	Erfolg [%]
Small [35]	123	1–12	Pro/Tet	scl	(91)
Clayton [6]	80	0–14	Li	ax	(98)
Eriksson [9]	114	1–15	Pri	ax	(93)
Niesel [24]	100	4–15	Pri	ax/isc	(94)
Ilias [14]	10	4–13	Bu/Li	ax	(100)
Hoffmann [12]	14	5–14	Me	ax	(100)
Pilling [27]	25	4–14	Pri	. subax	(96)
Serlo [33]	157	4–15	Me/Pri	ax/scl	(95)
Gottschall [11]	180	5–12	Me	scl	(82)
Eigene Ergebnisse 1985–90	196	2–14	Pri	ax	(92)

Pri, Prilocain; Me, Mepivacain; Pro, Procain; Li, Lidocain; Tet, Tetracain; Bu, Bupivacain; ax, axillär; scl, supraklavikulär; isc, interskalenär; subax. subaxillär.

Tabelle 3. Plexus-brachialis-Blockade beim Kind. Aspekte zur Differentialindikation der Methoden

	Interskalenär	Subklavia-perivaskulär	Axillär
Säugling	––	––	++
Kleinkind	+	+	++
Schulkind	++	++	++
Lungenerkrankung	–	––	++
Unklare Gerinnung	–	––	+
Tageschirurgie	++	––	++

++, Indikation; ––, Kontraindikation.

Der axillären Route kommt die wichtigste Bedeutung zu. Die Ausdehnung der Anästhesie auf die beim Erwachsenen bekannten „Problemzonen" der axillären Plexusblockade (N. radialis, N. musculocutaneus, N. axillaris, N. thoracobrachialis) gelingt viel häufiger, weshalb die komplikationsträchtigeren supraklavikulären Techniken selten zur Anwendung kommen müssen. Wegen der Gefahr eines akzidentellen Pneumothorax, dessen Auswirkungen beim kleinen Kind mit seiner geringen pulmonalen Reserve als gravierender anzusehen sind, sollte die Technik nach Kulenkampff [19] nicht, zumindest aber nicht unterhalb des Schulkindalters, angewandt werden. Die subklavia-perivaskuläre [37] und die interskalenäre Technik [36] sind wegen der Gefahr der Phrenikus- und Rekurrensmitbeteiligung streng zu indizieren, da kleine Kinder auf die Zwerchfellatmung angewiesen sind, und eine einseitige Stimmbandparese zu einer gefahrvollen Erhöhung des Atemwegswiderstands führen kann. Die subklavia-perivaskuläre Technik eignet sich insbesondere für Verletzungen im

Ellbogen- und Oberarmbereich, der interskalenäre Zugang kommt bevorzugt bei Luxationen der Schulter zur Anwendung. Aspekte zur Differentialindikation der verschiedenen Techniken sind in Tabelle 3 zusammengefaßt.

Techniken zur Identifikation der Plexusloge

Die Pulsation der A. axillaris als Leitgebilde der Plexusblockade, beim Kind sehr leicht mit dem tastenden Finger zu lokalisieren, wird in der Achselhöhlenfurche zwischen M. pectoralis major und M. latissimus dorsi möglichst weit nach proximal verfolgt. Die Injektionsstelle liegt dicht distal von dem Punkt, wo die Pulsationen in der Tiefe verschwinden. Das Lokalanästhetikum wird perivaskulär injiziert. Bei Verwendung stumpfer Kanülen kann das Durchdringen der Gefäßnervenscheide auch beim Kind als „Klick" gespürt werden. Bei richtiger Nadellage ist die Injektion ohne Widerstand möglich. Zur Vermeidung der äußerst schmerzhaften Sensationen und von Nervenläsionen [31] sollte immer auf mechanisch ausgelöste Parästhesien zur Identifikation der Plexusloge verzichtet werden. Ohnehin ist die Parästhesiebewertung beim Kind nahezu unmöglich. Die transarterielle Technik der axillären Blockade, wie sie gelegentlich propagiert wird, birgt die gleichen Gefahren wie beim Erwachsenen.

Periphere elektrische Nervenstimulation

Die periphere elektrische Nervenstimulation ist beim Kind von großem Nutzen zur Lokalisation des Plexus. Bei Verwendung isolierter unipolarer Kanülen und einem peripheren Nervenstimulator mit exakt einstellbarem elektrischen Impuls niedriger Stromstärke [16–18] sind die Kontraktionen im Bereich der Kennmuskeln der Nerven (s. Tabelle 4) ein objektiver Beweis der korrekten Nadellage. Somit ist eine bedarfsadaptierte Sedierung oder Narkose vor der Blockade möglich, die Gefahr der Nervenläsion ist minimiert, da der Nerv „gesehen" wird, bevor er durch die Nadel tangiert wird.

Wahl des Lokalanästhetikums

Die Auswahl des Lokalanästhetikums bestimmt sich nach den Anforderungen, die an die Blockade gestellt wird. Kinderspezifische Präferenzen für eine bestimmte Substanz gibt es nicht. Von den mittellangwirkenden Lokalanästhetika ist Prilocain wegen seiner raschen Verteilung die toxikologisch günstigste Substanz, sollte jedoch wegen der höheren Anfälligkeit des fetalen Hämoglobins zur Methämoglobinbildung und der geringeren Reduktionskapazität bei Säuglingen unter 3 Monaten nicht zur Anwendung kommen [8, 10].
Die Langzeitlokalanästhetika haben ihre Vorzüge bei langdauernden Operationen und in der postoperativen Schmerzausschaltung, jedoch ist zu beachten, daß Restzustände der Blockade mit Bupivacain bis zu 18 h anhalten können. Die postoperative neurologische Kontrolle und die Kontrolle des Gipses auf Druckschmerzen können so für lange Zeit erschwert sein.

Tabelle 4. Plexus- und periphere Blockaden mit PNS: Kennmuskeln, muskuläre Reaktionen, elektrisch getriggerte Sensationen

Block	Nerv Segment	Muskuläre Reaktion	Beteiligte Muskeln	Parästhesie-Ausdehnung	Bemerkungen
Plexus brachialis	N. axillaris C5, 6	Abduktion Arm	M. teres minor deltoideus	Schulter	Bei axillärem Zugang nicht signifikant
	N. musculocut. C5, 6	Beug. Ellb. Supination	M. biceps brach. coracobrach. brachialis	Radialseite, volare Hälfte UA Daumenballen	Bei axillärem Zugang nicht signifikant
	N. radialis C5, 6, 7, 8	Streck. Ellbogen Handgel. Finger	M. triceps brach. Extensoren	Rückseite OA+UA rad. Hälfte des Handrückens	
	N. medianus C6–8, T1	Beug. Handgelenk Finger, Pronat. Daumenoppos.	Flexoren Pronatoren M. opp. poll.	lat. palmar 2 1/2 Finger	
	N. ulnaris C8, T1	Beug. Handgelenk mit Medial-abweichung	flex. carp. uln. kl. Handmusk. Hypothenar	Hand ulnar dors. 2 1/2 palm. 1 1/2 Finger	
Femoralis (3-in-1)	L2, 3, 4	Streckung im Knie	M. quadriceps pectineus sartorius	ventral + medial OS, medial US	Kontraktion des Sartorius nicht ausreichend
Obturatorius	L2, 3, 4	Adduktion in Hüfte	Adduktoren	Hautstreifen medialer OS	
Cut. fem. lat.	L2, 3	(–)	*	lateraler OS	
Ischiadikus	L4, 5S1, 2, 3	Beugung Knie Dors.-, Plant.-flexion Fuß + Zehen	Ischiocrurale Muskeln, alle Muskeln US + Fuß	OS dorsal (N. c. fem. post.) dors. und lat. US	Bei posteriorem Zugang: Kontraktion der Mm. glutei + tens. fasc. latae von Nn. glutei
Popliteal	tibialis	Beug. Fuß+Zehen, Innenrot. + Adduktion	M. triceps surae, Fußbeuger	US dorsal, Fuß plantar	
	peroneus	Dorsalflex + Außenrot.	Mm. peronci, tib. ant., lange Extensoren	Fußrücken	
	saphenus peripher	(–)	*	US medial	

* Nur sensible Fasern.
UA, Unterarm; OA, Oberarm; US, Unterschenkel; OS, Oberschenkel; dors, dorsal; palm, palmar; N. c. fem. post., N. cutaneus femoris posterior.

Tabelle 5. Lokalanästhetikumdosierung für die axilläre Plexus-brachialis-Blockade (z. B. Prilocain). (Mod. nach Eriksson 1965; Niesel 1973)

Alter (Jahre)	Gewicht (kg)	Konzentration (%)	Volumen (ml)	Dosis (mg)
0– 1	3– 8	(0,5)	3– 8	15–40
1– 3	9–15	(0,75)	6– 9	45– 70
4– 6	18–22	(0,75–1,0)	9–11	90–110
7– 9	25–30	(1,0)	14–22	140–200
10–12	32–40	(1,0)	21–25	210–250
13–15	45–55	(1,0)	28–35	280–350
Allgemein	0,6–0,7 ml/kg 5,0–6,5 mg/kg			

Tabelle 6. Allgemeines Dosierungsschema für Plexusblockaden. (Mod. nach Winnie 1970; Schulte-Steinberg 1978)

Alter (Jahre)	Größe (cm)	Formel zur Berechnung	= Volumen (ml)
0– 4	50–110	Größe: 12	= 4– 9
5– 8	115–135	Größe: 10	= 12–14
9–16	140–170	Größe: 7	= 20–25

Dosierung

Die Dosierung (Substanzmenge) richtet sich nach dem Körpergewicht des Kindes [9, 24]. Geringere Konzentration erlaubt die Anwendung höherer Volumina, die die Erfolgsrate begünstigen. Ein Überschreiten der in Tabelle 1 zusammengefaßten Grenzdosen [26] sollte nur im speziell indizierten Fall unter entsprechender Überwachung erfolgen.

Kathetertechnik

Lange Operationen insbesondere in der rekonstruktiven Chirurgie, postoperative Analgesie und prolongierte Sympathikusblockade zur Verbesserung der Perfusionsverhältnisse sind Aspekte zur Indikationsstellung für die kontinuierliche Blockade des Plexus brachialis mittels Katheter [15]. Der axilläre oder infraklavikuläre Zugang ist in jedem Falle vorzuziehen; je kleiner das Kind, desto seltener ist eine supraklavikuläre Technik zu rechtfertigen (Tabelle 3).

Blockaden einzelner peripherer Nerven im Ellenbogen und Handwurzelbereich, technisch relativ einfach, sind sinnvoll bei Eingriffen, die sich auf das jeweilige

Versorgungsgebiet beschränken, sowie zur Ergänzung inkompletter Plexusblockaden. Für die Festlegung der Injektionsorte richtet man sich nach den bekannten anatomischen Landmarken [1, 3], wobei die periphere elektrische Nervenstimulation mittels dünner Stimulationskanülen (27 gg.) vor intraneuraler Injektion des Lokalanästhetikums schützt.

Untere Extremität

Für Eingriffe an der unteren Extremität steht die Blockade des Plexus lumbosacralis beim Kind in Konkurrenz zur Kaudalanästhesie. Wegen der Ausdehnung des Plexus (Th 12–S 3) und der großen räumlichen Distanz der einzelnen Nerven voneinander gibt es in der Peripherie keine Möglichkeit, von einem Injektionsort aus die gesamte Extremität zu anästhesieren. Kontraindikationen oder technische Schwierigkeiten der Kaudalblockade sowie der Wunsch nach unilateraler Anästhesieausdehnung lassen gelegentlich Plexus- oder periphere Nervenblockaden als wünschenswert erscheinen (s. S. 196).

Sollen Operationen mit Oberschenkeltourniquet zur Blutleere in Plexusanästhesie ohne Narkose ausgeführt werden, muß immer der proximale (posteriore transgluteale) Zugang zum N. ischiadicus mit einer Blockade des Plexus lumbalis (z. B. 3-in-1-Block) kombiniert werden. Das Verfahren, auch beim kleinen Kind im Einzelfall indiziert, erfordert eine entsprechende Kooperationsbereitschaft, falls auf vorherige Narkose verzichtet werden muß. Periphere elektrische Nervenstimulation (vgl. Tabelle 4) ist essentiell zur exakten Nervlokalisation und zur Vermeidung von Nervenläsionen, da hier die Nerven nicht vor der Nadel in lockeres Bindegewebe ausweichen können [16] (Abb. 1).

Die Dosierungen für die großen Blockaden am Plexus lumbalis bzw. Plexus sacralis richten sich nach der Empfehlung, die Winnie für den Plexus brachialis

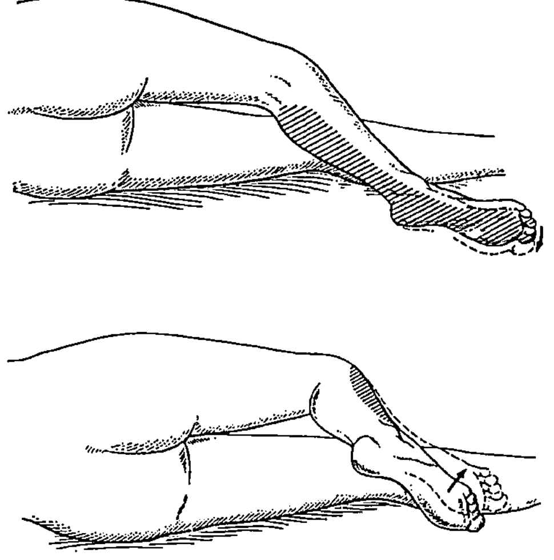

Abb. 1. Ischiadikusblockade: Typische Muskelreaktion der Fußstrecker bzw. -heber bei der peripheren Nervenstimulation. Bei einem Schwellenimpuls von 0,3–0,5 mA (Impulsdauer 0,1 ms) bzw. 0,1–0,3 mA (1 ms) ist die Spitze der isolierte Unipolarkanüle in ausreichender Nähe zum Nerv plaziert

---

Plexusblockade der unteren Extremität [7, 23]:

A) Ischiadikusblock

Techniken:	*Lagerung:*
– dorsal transgluteal [23]	Seitenlage,
(schließt N. cutaneus femoris posterior ein)	
– ventral [4]	Rückenlage,
– lateral [13]	Rückenlage,
– dorsal infragluteal [28]	Bauchlage,

(treffen die Nervenloge peripher vom Abgang des N. cut. fem. post.);

Indikationen: zur operativen und postop. Analgesie für alle Eingriffe am Unterschenkel und Fuß;

B) 3-in-1-Block [38] (Rückenlage)

= Blockade der Nn. femoralis, obturatorius, cutaneus femoris lateralis von einem Injektionsort aus (paravasculär inguinal) als Einzelinjektion oder als Kathetertechnik;

Indikationen:
- operativer Bereich: Wundversorgung, Spalthautentnahme etc.;
- Schmerztherapie: Hüftgelenksnahe Beckenfrakturen, Tumoren/Metastasen im kleinen Becken, Frakturen des Oberschenkels/Schenkelhalses, Stumpfschmerz nach Oberschenkelamputation, perioperative Schmerzen im Knie, Mobilisation der Hüfte;

C) Psoaskompartmentblock [5] (Seitenlage)

= dorsale Blockade des Plexus durch Injektion in dessen Faszienhülle zwischen M. iliopsoas und M. quadratus lumborum (Nn. femoralis, cutaneus femoris lateralis, genitofemoralis, obturatorius, ischiadicus (inkomplett) und cutaneus femoris posterior (inkomplett);

Indikationen:
- operativer Bereich: Eingriffe im Oberschenkel/Kniebereich;
- Schmerztherapie: Schmerzzustände im Hüftgelenk, Tumoren/Metastasen im Hüftbereich und kleinen Becken, perioperative Schmerzen, aktive und passive Mobilisationen;

D) Kombinierte Blockade des Plexus lumbosacralis

Isch./3-in-1 oder Psoaskompartment/Ischiadikus, sämtliche Eingriffe der unteren Extremität auch in Blutleere

---

entwickelt hat [36] (Tabelle 6). Für die kombinierte Blockade werden Dosen benötigt, die nahe an die Tabelle 1 genannten Grenzen heranreichen. Untersuchungen beim Erwachsenen lassen darauf schließen, daß bei der Anwendung von Prilocain bzw. Bupivacain nicht mit problematischen Plasmaspiegeln zu rechnen ist.

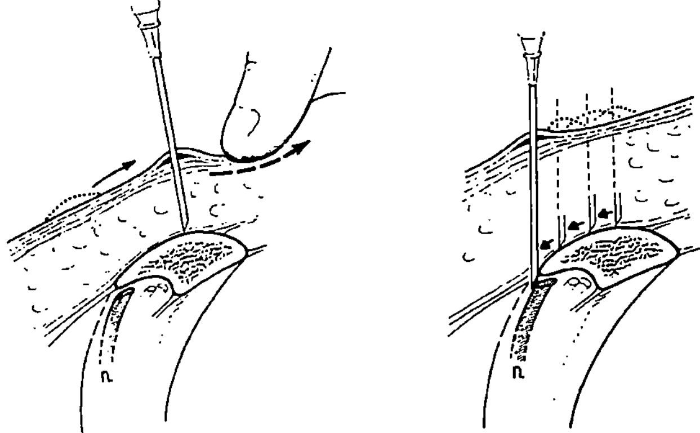

Abb. 2. Interkostalblockade: Mit einer kurzen 27-gg.-Kanüle Haut- und Subkutaninfiltration über dem Unterrand der Rippe. Danach die Haut nach kranial verschieben. Eine Injektionskanüle 24-gg.-Injektionskanüle nimmt durch die Quaddel senkrecht zur Haut mit der Rippe Kontakt auf. Dann die Haut wieder nach unten verschieben, und zwar soweit, bis die Nadel am Rippenunterrand vorbeigleiten kann. Das Lokalanästhetikum nach Vorschieben der Nadel um 2–3 mm und negativer Aspirationskontrolle injizieren

Interkostalblockade

Topographie

Die Rr. ventrales (Nn. intercostales) der thorakalen Spinalnerven verlaufen im dorsalen Thoraxbereich im Sulcus costae zwischen Pleura parietalis und Membrana intercostalis; weiter peripher, im lateralen und ventralen Bereich, im Interkostalraum zwischen den beiden Blättern der Mm. intercostales. Die Rr. cutanei laterales, die ab Th 6 auch an der sensiblen und motorischen Versorgung der Bauchwand (Haut, Muskulatur, parietales Perinoteum) beteiligt sind, zweigen im oberen Thorax in der hinteren, im unteren Thorax in der mittleren Axillarlinie ab. Um diese Äste mitzuerfassen, sollte die Interkostalblockade in der hinteren Axillarlinie durchgeführt werden [1, 30] (Abb. 2).

Indikationen

Bei Rippenfrakturen gewährleistet die Interkostalblockade der betroffenen Segmente eine verbesserte Atemmechanik. Unerläßlich ist eine sorgfältige Haut- und subkutane Infiltration, um die Anästhesie möglichst schmerzarm durchzuführen. Zur postoperativen Analgesie nach Thorakotomie bietet es sich an, daß der Operateur vor Verschluß des Thorax die Leitungsanästhesie unter Sicht durchführt, bzw. der Anästhesist vor Anlage des Wundverbands noch in Narkose die angrenzenden Segmente blockiert. Nach Sternotomie empfiehlt sich die beidseitige parasternale Infiltration. Nach Oberbaucheingriffen mit

Rippenrandschnitt erzielt man mit der Blockade der Segmente Th 6–10 eine hervorrangende Analgesie und gewährleistet für ihre Dauer eine ungestörte Spontanatmung.

Dosierung

Je nach Größe des Kindes werden 1–3 ml Bupivacain 0,166–0,25% mit Adrenalin 1:200000 pro Interkostalnerv benötigt [30]. Bei der Interkostalblockade wird eine relativ rasche Absorption des Lokalanästhetikums beobachtet, gefolgt von vergleichsweise hohen Plasmaspiegeln [29]. Bei höheren Konzentrationen besteht die Gefahr der Überdosierung. Die niedrigen Konzentrationen vermindern die Wirkdauer der Blockade (8–14 h) kaum. Die Gesamtdosis sollte 2 mg/kg KG nicht überschreiten; je nach Größe des Kindes und Konzentration des Lokalanästhetikums können also 4–10 Einzelnerven blockiert werden. Das Risiko eines Pneumothorax ist bei adäquater Technik relativ gering [25].

Interpleurale Analgesie

Die 1984 für Erwachsene inaugurierte Technik der interpleuralen Analgesie über einen zwischen die beiden Pleurablätter eingebrachten Katheter [20] könnte zur Behandlung des Postthorakotomieschmerzes auch beim Kind ein sehr hilfreiches Verfahren sein (Abb. 3). Die bisherigen wenigen Berichte (alle mit Bupivacain 0,25 bzw. 0,5%) zeigen einen guten Analgesieerfolg bei kontinuierlichen Infusionsraten von 0,5–1,0 ml/kg/h [22, 32], allerdings wurden teilweise extrem hohe Plasmaspiegel (bis 7 µg/ml) gemessen [22], so daß das Verfahren nur unter strengstem kardiovaskulärem Monitoring anwendbar

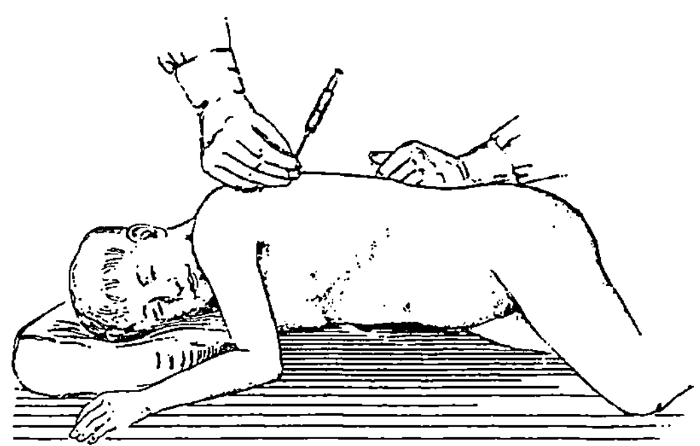

Abb. 3. Interpleuralblockade: Einführen der 18-gg.-Tuohy-Nadel bei aufgesetzter leichtgängiger (!) Glasspritze am Oberrand der Rippe (z. B. 6. Rippe) bis zum Nachweis des negativen interpleuralen Drucks, durch den der Spritzenstempel eingesogen wird. Nach Entfernen der Spritze (widerstandsloses (!). Einführen des Katheters 5–6 cm über die Nadelspitze hinaus. Dosierung für die Bolusinjektion: Bupivacain 0,25%, 0,5 – max. 0,8 ml/kg KG [1]

erscheint. Es steht die Frage, ob in der Kombination mit adjuvanten systemischen Analgetika in niedriger Dosierung der Bedarf an Lokalanästhetikum soweit reduziert werden kann, daß einerseits diese Überdosierung vermieden und andererseits die unerwünschten Nebenwirkung der Narkoanalgetika minimiert werden können.

Literatur

1. Auberger HG, Niesel HC (1990) Praktische Lokalanästhesie – regionale Schmerztherapie, 5. Aufl. Thieme, Stuttgart New York
2. Arthur DS, McNicol LR (1986) Local anaesthetic techniques in paediatric surgery. Br J Anaesth 58:760
3. Astra Chemicals (1989) Regionalanästhesie, 3. Aufl. Fischer, Stuttgart New York
4. Beck GP (1963) Anterior approach to sciatic nerve block. Anesthesiology 24:222
5. Chayen D, Nathan H, Chayen M (1976) The psoas compartment block. Anesthesiology 45:95
6. Clayton ML, Turner DA (1959) Upper arm block anesthesia in children with fractures. JAMA 169:99
7. Dalens B, Tanguy A, Vanneuville G (1990) Sciatic nerve block in children: comparison of the posterior, anterior and lateral approach in 180 patients. Anesth Analg 70:131–137
8. Duncan PG, Kobrinsky N (1983) Prilocaine-induced methemoglobinemia in a newborn infant. Anesthesiology 59:75
9. Eriksson E (1965) Axillary brachial plexus anaesthesia in children with citanest. Acta Anaesthesiol Scand [Suppl] XVI:291
10. Feig SA in Nathan DG, Oski FA (1974) Methemoglobinemia, hematology of infancy and childhood. Saunders, Philadelphia, pp 378–389
11. Gottschall V, Matysek R (1989) Plexusanästhesie bei Kindern ab dem 6. Lebensjahr. In: Kretz FJ, Eyrich K (Hrsg) Kinderanästhesie-Symposium. Springer, Berlin Heidelberg New York Tokyo, S 219
12. Hoffmann P, Schockendorff B, Wagner U (1983) Axilläre Blockade des Plexus brachialis im Kindesalter. Regionalanaesthesie 6:86
13. Ichiyanagi K (1959) Sciatic nerve block: lateral approach with the patient supine. Anesthesiology 20:601
14. Ilias W, Zimpfer M, Mutz N (1981) Plexusanästhesie im Kindesalter. Anaesth Intensivmed 140:6
15. Ilias W, Fitzal S, Mutz N, Scherzer W, Tonczar L (1978) Die kontinuierliche perivasculäre axilläre Plexus-Blockade bei Replantationen an der Hand. Regionalanaesthesie 1:79
16. Kaiser H, Niesel HC, Klimpel L (1988) Einfluß der Reizstromstärke der Nervenstimulation auf Latenz und Erfolg der hinteren Ischiadikusblockade. Regionalanästhesie 11:92
17. Kaiser H, Niesel HC, Hans V (1990) Grundlagen und Anforderungen der peripheren elektrischen Nervenstimulation. Regionalanaesthesie 13:143
18. Kaiser H, Niesel HC, Hans V, Klimpel L (1990) Untersuchungen zur Funktion peripherer Nervenstimulatoren für die Durchführung von Nerven und Plexusblockaden. Regionalanaesthesie 13:172
19. Kulenkampff D (1912) Die Anästhesierung des Plexus brachialis. Beitr Klin Chir 79:550
20. Kvalheim L, Reiestad F (1984) Interpleural catheter in the management of postoperative pain. Anesthesiology 61:231

21. Labat G (1929) Regional anesthesia. Its technic and clinical application. Saunders, Philadelphia
22. McIlvain WB, Knox RF, Fennessey PV, Goldstein M (1988) Continuous infusion of bupivacaine via intrapleural catheter for analgesia after thoracotomy in children. Anesthesiology 69:261
23. McNicol LR (1986) Lower limb block for children. Anaesthesia 41:27
24. Niesel HC, Rodriguez P, Wilsmann J (1974) Regionalanästhesie der oberen Extremität bei Kindern. Anaesthesist 23:178
25. Niesel HC, Klimpel L, Kaiser H, Al-Rafai S (1989) Die einzeitige Intercostalblockade – operative und therapeutische Indikationen. Regionalanästhesie 12:1
26. Niesel HC, Kaiser H (1991) Grenzdosis für Lokalanästhetika. Empfehlungen nach toxikologischen und pharmakokinetischen Daten. Regionalanästhesie 14:79
27. Pilling L (1983) Die subaxilläre Plexusanästhesie im Kindesalter. Zentralbl Chir 108:815
28. Pitkin GB (1953) Conduction anaesthesia, 2nd edn. Lippincott, Philadelphia
29. Rothstein P, Arthur GR, Feldman H, Barash PG, Kopf G, Sudan N, Covino BG (1982) Pharmacokinetics of bupivacaine in children following intercostal block. Anesthesiology 57:A426
30. Saint Maurice C (1990) Intercostal nerve block. In: Saint Maurice C, Schulte Steinberg O (eds) Regional anesthesia in children. Appleton & Lange/Mediglobe, Norwalk San Mateo Fribourg
31. Selander D (1987) Axillary plexus block: paresthetic or perivascular. Anesthesiology 66:726
32. Semsroth M, Haumer H, Kassal H (1991) Interpleurale Analgesie nach Thoracotomien im Kindesalter. Anaesthesist 40 [Suppl 2]:9
33. Serlo W, Haapanemi L (1985) Regional anaesthesia in paediatric surgery. Acta Anaesthesiol Scand 29:283
34. Shelly MP, Park GR (1987) Intercostal nerve blockade for children. Anaesthesia 42:541
35. Small GA (1951) Brachial plexus block anesthesia in children. JAMA 147:1648
36. Winnie AP (1970) Interscalene brachial plexus block. Anesth Analg 49:455
37. Winnie AP, Collins VJ (1964) The subclavian perivascular technique of brachial plexus anesthesia. Anesthesiology 25:353
38. Winnie AP, Ramamurthy S, Durrani Z (1973) The inguinal paravascular technic of lumbar plexus anesthesia: the „3-in-1 block". Anesth Analg 52:989

TEIL IV

Psychologische Methoden

Psychologische Methoden der Schmerzbehandlung bei Kindern

B. M. Lehn

Schmerzambulanz, Institut für Anästhesiologie und Operative Intensivmedizin,
Universität Köln, Joseph-Stelzmann-Straße 9, 50931 Köln

Summary. Psychological interventions are effective in the treatment of both acute and chronic pain in children. Optimal pain treatment integrates pharmacological and non-pharmacological methods.

According to a multi-dimensional model, pain is a complex subjective experience under the influence of situational and emotional factors. Importantly, they can be modified by psychological interventions. Psychological techniques of pain management are either child-centered, which help the child to cope with pain, or parent-centered, which improves parent-child interaction.

The application of specific techniques depends on patient characteristics such as age or stage of cognitive development, situational factors such as the ability to control pain in a given situation and emotional factors such as the level of anxiety. Furthermore, pain characteristics – acute versus chronic or recurrent pain – determine the treatment plan.

This chapter illustrates several common psychological methods of pain treatment in children, for example, distraction, relaxation, biofeedback and imagination. Recommendations are provided to health care workers which are easy to apply and which help children and parents to cope with invasive procedures.

Einleitung

Fortschritte bei der Schmerzmessung haben entscheidend zu einem erweiterten Bewußtsein von Schmerzen, speziell bei Kindern und Säuglingen beigetragen. Nicht nur die Schmerzdiagnostik, sondern auch die Schmerztherapie bei Kindern beginnt sich zu wandeln. Patienten erhalten heute häufiger Medikamente gegen Schmerzen als in der Vergangenheit (Shannon u. Berde 1989). Man versucht auch, möglichst kindgerechte Applikationsformen von Analgetika und Narkotika zu erproben. Hierzu zählen die Verabreichung von Medikamenten in Form von Lutschern oder die Einführung der patientenkontrollierten Analgesie bei Kindern (Berde et al. 1991; Broadman 1990).

Leider gehören trotz vieler Verbesserungen Schmerzen und die Angst vor Schmerzen weiter zum Alltag in Kliniken und Kinderarztpraxen. Nicht alle Schmerzformen lassen sich medikamentös zufriedenstellend behandeln. Psychologische Behandlungsmethoden haben sich bei einer Vielzahl von akuten und chronischen Schmerzzuständen bei Kindern als wirksam erwiesen. In einem integrierten Schmerzbehandlungsprogramm ergänzen sich pharmakologische und nichtpharmakologische Behandlungsstrategien. In den USA sind deshalb mit Erfolg Kinderschmerzkliniken etabliert worden (Berde et al. 1989).

H. Meier R. Kaiser C. R. Moir (Hrsg.)
Schmerz beim Kind
© Springer-Verlag Berlin Heidelberg 1993

Ziel dieses Beitrags ist es, einige psychologische Methoden der Schmerzbehandlung bei Kindern zu erläutern. Außerdem werden Empfehlungen vorgestellt, wie Eltern und medizinisches Personal Kinder und Jugendliche möglichst effektiv bei der Bewältigung von Schmerzen unterstützen können.

Multidimensionales Konzept der kindlichen Schmerzerfahrung

In den letzten Jahren hat sich ein multidimensionales Schmerzkonzept durchgesetzt, wie es u. a. in der Definition von Schmerz durch die Internationale Gesellschaft zur Erforschung von Schmerz (1979) zum Ausdruck kommt. Schmerz wird nicht mehr als eine rein sensorische Empfindung verstanden, deren Stärke und Qualität das Ausmaß der zugrundeliegenden Gewebeschädigung widerspiegelt, sondern als eine komplexe und subjektive Erfahrung. Diese Definition von Schmerz impliziert, daß situationale und emotionale Faktoren die Schmerzerfahrung und das Schmerzverhalten modifizieren. Außerdem wird hervorgehoben, daß frühe schmerzhafte Erfahrungen das Schmerzerleben in späteren Lebensabschnitten entscheidend prägen können. Obwohl diese Definition einige Schwächen hat und die Beziehung der verschiedenen Variablen nicht klar spezifiziert wird (Karoly 1988), ist sie dennoch heuristisch wertvoll, da sie eine biopsychosoziale Perspektive einführt. Die verschiedenen relevanten Faktoren, die die Schmerzwahrnehmung und das Schmerzverhalten modifizieren können, sind unterschiedlich gruppiert worden (Karoly 1988; McGrath u. Unruh 1987). Die modellhafte Einteilung von McGrath (1990) betont die Bedeutung von *situationalen* und *emotionalen* Faktoren, die mittels therapeutischer Interventionen direkt beeinflußt werden können. Faktoren wie a) das Geschlecht, b) das Alter des Kindes, c) der Entwicklungsstand, d) frühere Schmerzerfahrungen und Lernerfahrungen innerhalb der Familie und e) der kulturelle Kontext wirken vermittelnd auf diese beiden Faktoren ein und sind nicht unmittelbar veränderbar. Unter den situationalen Faktoren werden solche verstanden, die in einer bestimmten Situation für das Kind wirksam werden. Hierzu zählen z. B.: 1) die Erwartung eines Kindes, Schmerzlinderung zu erfahren; 2) die vom Kind wahrgenommene Möglichkeit, Kontrolle in dieser Situation auszuüben; oder 3) das Verständnis des Kindes für die Art des Schmerzreizes und die Bedeutung des Schmerzes für das Kind. Ein Kind wird den akuten Schmerz einer Schürfwunde, die es sich beim Fußballspielen zuzieht, anders erleben als den Schmerz, der durch eine Lumbalpunktion in einem Krankenhaus hervorgerufen wird.

Unter den emotionalen Faktoren ist die Angst sicher die wichtigste Größe. Die methodische Schwierigkeit, bei Kindern die Verhaltensmanifestationen von Angst und Schmerz eindeutig zu trennen, stellt ein zentrales Problem für viele Schmerzforscher dar (Beyer u. Knapp 1986; Lavigne et al. 1986). Katz et al. (1980) nehmen sogar die Position ein, daß Angst und Schmerz in der klinischen Situation nicht zu unterscheiden sind und schlagen deshalb den Begriff „behavioral distress" vor, um beide Aspekte zu verbinden. Angst in Verbindung mit schmerzhaften Eingriffen ist ein universelles Problem im klinischen Alltag. Viele Kinder, die sich wiederholt invasiven medizinischen Eingriffen unterziehen müssen, haben große Angst vor Injektionen, Blutabnahmen oder anderen Arten von Punktionen. Besonders betroffen sind Kinder mit chronischen

Tabelle 1. Interventionsmethoden

Kindzentrierte Verfahren	Elternzentrierte Maßnahmen
– Ablenkungsverfahren – Entspannungstechniken – Biofeedback – Imaginative Techniken – Hypnose	– Operante Methoden – Kotherapeutische Funktionen – Modell für das Kind

Erkrankungen oder Tumorerkrankungen, die schnell konditionierte Angstreaktionen gegenüber diesen Eingriffen, den Instrumenten oder dem medizinischen Personal entwickeln (Jay 1988). Die Erfahrung zeigt, daß diese Ängste selten durch Gewöhnung abnehmen, sondern sich eher verstärken. Angst ebenso wie Ärger oder Frustration können sich verstärkend auf Schmerzen auswirken.

Interventionsverfahren

Im Rahmen psychologischer Schmerzbehandlung kann man *kindzentrierte* Verfahren und *elternzentrierte* Maßnahmen unterscheiden (Tabelle 1). Bei den kindzentrierten Verfahren wie Entspannungstechniken, Biofeedback oder imaginativen Techniken liegt die Hauptaktivität beim Kind. Das Kind erlernt eine oder mehrere dieser Schmerzbewältigungstechniken und kann dann durch das medizinische Personal oder die Eltern unterstützt und ermutigt werden, diese Techniken beim Auftreten von Symptomen einzusetzen. Die meisten 7jährigen können bestimmte, einfache Entspannungsverfahren mit Erfolg anwenden. Je jünger das Kind ist, desto wichtiger ist hingegen das Verhalten von Eltern oder anderer Erwachsenen.

Bei den elternzentrierten Maßnahmen besteht das Therapieziel darin, daß die Eltern lernen, ihr eigenes Verhalten gegenüber dem Kind zu verändern. Durch Anwendung operanter Lernprinzipien können Eltern bestimmte Verhaltensweisen des Kindes verstärken oder maladaptives Verhalten systematisch ignorieren. Eine zweite Möglichkeit besteht darin, daß Eltern in bestimmten Situationen kotherapeutische Funktionen übernehmen, z. B. bei der Durchführung einer Lumbalpunktion. Außerdem wird häufig angestrebt, daß Eltern ihr eigenes Schmerzverhalten kontrollieren und so als positive Modelle für die Kinder fungieren, z. B. indem sie bei Kopfschmerzen ruhig und gelassen bleiben. Dieses Vorgehen bietet sich speziell bei der Behandlung von chronischen Schmerzen an, besonders wenn Eltern und Kinder unter ähnlichen Symptomen leiden.

Die Auswahl bestimmter kognitiv-verhaltenstherapeutischer Interventionen richtet sich entscheidend danach, ob es sich um ein akutes oder um ein chronisches Schmerzproblem handelt. Bei akuten Schmerzformen findet man häufig hohe Schmerzintensitäten in Kombination mit starker Angst. Speziell bei invasiven schmerzhaften Eingriffen werden deshalb Methoden der Angstreduktion kombiniert mit psychologischen Verfahren der Schmerzbehandlung (Katz et al. 1981). Zum Abbau von Ängsten vor medizinischen Eingriffen wird vorrangig eine altersentsprechende Vorbereitung der Kinder eingesetzt, z. B. durch Puppenspiel, Informationsmaterialien oder Filme. Ebenfalls bewährt haben sich verschiedene verhaltenstherapeutische Techniken wie die systematische Desensibilisierung. Zu diesen Behandlungsansätzen liegt eine umfangreiche Literatur vor (Jay 1988; Petermann et al. 1987; Peterson 1989). Im Unterschied zu akuten Schmerzen ist bei Kindern mit chronischen Schmerzen die Angstkomponente weniger stark ausgeprägt, während häufiger depressive Phänomene, Passivität und eine beträchtliche Einschränkung von Alltagsaktivität beobachtet werden können (Varni et al. 1986).

Behandlung bei akuten Schmerzen

Ein zentrales Problem sind akute Schmerzen im Zusammenhang mit invasiven medizinischen Eingriffen, die häufig zu diagnostischen und therapeutischen Zwecken durchgeführt werden müssen. Viele Kinder empfinden Eingriffe wie Injektionen, Blutabnahmen, Lumbal- oder Knochenmarkpunktionen belastender als den eigentlichen Krankenhausaufenthalt oder ihre Erkrankung selbst (Eland u. Anderson 1977; Fradet et al. 1990). Speziell bei Kindern im Vorschulalter ist die Durchführung von invasiven Eingriffen häufig durch mangelnde Kooperation der Patienten erschwert.

Fallbeispiel. Katharina ist ein 4jähriges Mädchen mit Leukämie, die große Angst vor Lumbalpunktionen hat.
Für alle Beteiligten ist die Durchführung der regelmäßig erforderlichen Lumbalpunktionen zu einer erheblichen Belastung geworden. Bereits wenn Katharina in das Behandlungszimmer gebracht wird, fängt sie an zu weinen und ist kaum zu beruhigen. Während des Eingriffs muß Katharina von einer Schwester und ihrer Mutter festgehalten werden. Als sich eine der letzten Punktionen besonders schwierig gestaltet, steigert sich die Anspannung der Mutter so sehr, daß sie selbst in Tränen ausbricht und den Raum verläßt.

Für die psychologische Diagnostik ergeben sich aus diesem kurzen Szenario eine Reihe wichtiger Informationen, die bei der Planung der Intervention relevant werden. Unter den emotionalen Faktoren spielt die Angst, die Katharina bereits vor dem Eingriff antizipatorisch entwickelt, eine zentrale Rolle. Als situationale Faktoren wirken sich frühere, negative Erfahrungen mit der Situation, das Fehlen von Kontrolle und von altersentsprechenden Schmerzbewältigungstechniken ungünstig in der Situation aus. Katharina hat in der Vergangenheit negative Erfahrungen gemacht, so daß ihre Angst vor jeder weiteren Punktion zunimmt. Da sie immer weniger kooperiert, dauern die Eingriffe länger als unter günstigen Bedingungen und sind potentiell schmerzhafter für sie. Dadurch wird ein Teufelskreis in Gang gebracht, der weiter angstinduzierend wirkt. Weiterhin ist entscheidend, daß Katharina kaum Kontrolle in der Situation hat. Ihr Verhalten zielt primär darauf, die angstauslösende Situation zu vermeiden oder ihr zu entfliehen. In der Situation selbst verfügt sie jedoch nicht über Techniken der Schmerzreduktion oder andere Verhaltensweisen, die eine Bewältigung der Situation fördern. Auch das Verhalten des medizinischen Personals und das ihrer Mutter richtet sich stärker auf die negativen Aspekte der Situation, z. B.

Katharina festzuhalten und am Verlassen der Situation zu hindern. Es trägt nicht dazu bei, langfristig Kooperationsverhalten bei Katharina aufzubauen.

Die Situation der Mutter stellt sich ebenfalls problematisch dar. Ihr Erleben der Situation ist durch Versagensgefühle und Frustration geprägt, weil es ihr immer weniger gelingt, das Verhalten ihrer Tochter zu steuern und ihr in der schwierigen Situation beizustehen. Auch fürchtet sie, in den Augen der Ärzte und Schwestern inkompetent und „hysterisch" zu erscheinen. In der Situation nehmen ihre Hilflosigkeit und Passivität zu.

Insgesamt fällt auf, daß die gesamte Situation für Mutter und Kind und das medizinische Personal zunehmend aversiv wird. Jede weitere Punktion wird so für alle Beteiligten belastender als die vorhergehende.

Aus dieser Bestandsaufnahme leiten sich 2 Hauptziele des Behandlungsplans ab: der Angstabbau und der Aufbau von Schmerzbewältigungsstrategien. Die Bewältigung der antizipatorischen Angst bei Katharina kommt besondere Bedeutung zu. Das Erreichen dieses Therapieziels ist die Voraussetzung dafür, daß die Patientin in der belastenden Situation ruhiger ist und dann mit größerer Wahrscheinlichkeit Schmerzbewältigungstechniken einsetzen wird.

Deshalb entschieden wir uns für das folgende Vorgehen:

Im 1. Schritt wurde Katharina in einfacher Sprache der Zweck der Lumbalpunktion erklärt. Der Stationsarzt und eine Schwester, zu der Katharina besonderes Vertrauen hatte, nahmen sich dafür speziell Zeit. Danach hatte Katharina mehrmals die Gelegenheit, in das Behandlungszimmer zu gehen, ohne daß ein Eingriff vorgenommen wurde. Als sie den Raum ruhig an der Hand ihrer Mutter betreten konnte, zeigten wir ihr einige Dinge, die während der Punktion benötigt werden. Katharina lernte, die Punktion spielerisch bei einer Puppe und dann bei der Therapeutin vorzunehmen. Wichtig war, daß Katharina verstand, daß sie ruhig liegen bleiben sollte und dies in den Rollenspielen einübte.

Zum Aufbau von altersgerechten Schmerzbewältigungsstrategien wählten wir v. a. Ablenkungsverfahren. Dies empfiehlt sich besonders bei jüngeren Kindern.

Katharina drückte die Hand ihrer Mutter so fest, wie sie Schmerzen empfand. Die Mutter versuchte Katharina abzulenken, indem sie eine Geschichte vorlas und dabei Fragen an ihre Tochter stellte.

Diese Interventionen hatten zur Folge, daß Katharina sich deutlich kooperativer verhielt und weniger Verhaltensprobleme zeigte.

Die Mutter war während des Eingriffs ruhiger. Sie fühlte sich deutlich entlastet, da sie Katharina in positiver Art unterstützen konnte. In der Situation verhielt sie sich aktiver und fühlte sich nach eigenen Aussagen sicherer, weil sie gelernt hatte, sich planvoll zu verhalten und sich in ihrem Bemühen von den anderen Betreuern bestärkt fühlte.

Ablenkungsverfahren

Die Auswahl der Verfahren zur psychologischen Schmerzbehandlung hängt vom Alter des Kindes und der Art des Schmerzproblems ebenso ab, wie von äußeren Bedingungen, z. B. wieviel Zeit zur Vorbereitung eines Patienten zur Verfügung steht. Da Ablenkungsverfahren bereits bei jüngeren Kindern und ohne längeres Training eingesetzt werden können, eignen sie sich besonders im Klinikalltag bei einer Reihe von akuten Schmerzproblemen. Einige Varianten sollen deshalb kurz vorgestellt werden:

1. Bilderbücher eignen sich bei kleineren Kindern besonders gut. Jugendliche können ihre Konzentration auf Musik lenken, z. B. mit einem Walkman.
2. Eine einfache und sehr effiziente Strategie besteht darin, die Hand einer Vertrauensperson zu drücken, um die Schmerzstärke zu signalisieren.
3. Ebenso hilfreich kann es sein, sich auf Einzelheiten in der Umgebung zu konzentrieren. Das kann ein Bild oder Mobile im Raum sein, die Platten an der Wand zu zählen oder zu zählen, wie häufig eine andere Person mit den Augen blinzelt.
4. Einfache Atemübungen können auch schon jüngere Kinder im Alter von 3–4 Jahren gut lernen. Man veranschaulicht die Technik, indem man z. B. die Vorstellung vermittelt, die Kinder seien ein großer Reifen, in den die Luft ein und ausströmen kann – oder man benutzt das Bild eines großen Wals, der bläst und seinen Atem als große Fontäne sichtbar werden läßt. Die Vorstellung, Seifenblasen zu pusten, kann ebenfalls ablenkend wirken.
5. Einige Kinder lenken sich ab, indem sie singen oder etwas auswendig aufsagen.
6. Einige Therapeuten arbeiten auch erfolgreich mit Kindern, indem sie ein interessantes Erlebnis erzählen. Dies erfordert ein besonderes Geschick vom Therapeuten, lebendig und anschaulich zu erzählen, was sich sicher nicht ohne weiteres erlernen läßt. Die Technik wird als „talking-through" bezeichnet (Ross u. Ross 1988).

Obwohl alle Methoden ohne längeres Training mit Erfolg einsetzbar sind, empfiehlt es sich, mit dem Kind, dem begleitenden Elternteil und Personal das Vorgehen vorher zu besprechen und die Techniken nach Alter und Vorlieben des Kindes auszuwählen. Training verbessert in jedem Fall den Erfolg.

Die Erfahrung zeigt aber auch, daß die Ablenkung nicht zu allen Zeitpunkten gleich gut gelingt. Es ist typisch, daß die Konzentration schwankt und sich ab und zu durchaus auf den Schmerz richten kann – dies sollte jedoch nicht als Scheitern des Kindes und ein Versagen der Technik gewertet werden. Das Kind wird dann wieder behutsam ermuntert, sich erneut auf etwas anderes zu konzentrieren. Deshalb ist es von Vorteil, wenn das Kind über ein Repertoire von verschiedenen Techniken verfügt, aus dem es auswählen kann. Gerade bei älteren Kindern und Jugendlichen ist es empfehlenswert, eine realistische Erwartung über die Wirksamkeit der Methoden zu vermitteln. Therapeuten bleiben dann glaubwürdig, wenn sie betonen, daß die Techniken helfen, mit der Angst und den Schmerzen besser umzugehen – nicht jedoch wenn sie suggerieren, die Schmerzen würden dadurch verschwinden. Da Ablenkungsverfahren primär die Schmerzwahrnehmung modifizieren, nicht aber den Schmerz selbst reduzieren können, ergibt sich, daß der Einsatz psychologischer Methoden der Schmerzbehandlung keine Alternative zu pharmakologischen Maßnahmen darstellt. In einem integrierten Schmerzbehandlungskonzept ergänzen sich pharmakologische und nichtpharmakologische Interventionen.

Empfehlungen zur Durchführung von invasiven Eingriffen

Auch in den Fällen, in denen eine individuelle Vorbereitung des Kindes und der Eltern nur in begrenztem Maß möglich ist, gibt es eine Reihe von einfachen Methoden, durch die die Kooperation der meisten Kinder wahrscheinlicher wird (Kuttner 1989).

In der *Vorbereitungsphase* hat sich bewährt:

1. Alles bereitzulegen, was für den Eingriff benötigt wird. Dadurch wird die ängstigende Wartezeit für das Kind verringert.
2. Die Anwesenheit einer Vertrauensperson ist in der Regel erwünscht. Kinder der Altersgruppe 3 bis 8 Jahre berichten, daß die Anwesenheit eines Elternteils die wichtigste Hilfe in solchen Situationen ist.
3. Machen Sie keine falschen Versprechungen! Versprechen Sie dem Kind nicht, daß es nicht weh tun wird! Auch Eltern neigen manchmal dazu, ihre Kinder durch solche Versprechungen zu beruhigen. Meist ist ein schwerwiegender Vertrauensverlust der Kinder die Folge solcher unzutreffender Äußerungen.
   Therapeutisch positiver wirkt es, die Kinder darauf hinzuweisen, daß ein Eingriff „manchmal weh tun kann, aber nicht immer oder nicht bei allen Kindern gleich" – und dann das Kind aufzufordern, verschiedene Empfindungen, die es hat, zu beschreiben. Alternativ kann der Arzt selbst mögliche Empfindungen aufzählen, die bei dem Eingriff auftreten können, und das Kind interessiert fragen, was es erlebt (z. B. „manche Kinder spüren ein Gefühl von Druck oder Kälte, ein Prickeln. Ich bin gespannt, wie es bei dir sein wird").
4. Es kann hilfreich sein, Wahlmöglichkeiten zu geben, z. B. ob das Kind die Instrumente sehen will oder nicht. Die Art des Vorgehens hängt vom Bewältigungsstil des Kindes ab. Meistens können die Eltern hier Auskunft geben, wie sich das Kind in der Vergangenheit spontan in ähnlichen Situationen verhalten hat. Einige Studien zeigen systematische Unterschiede im Verhaltensstil während medizinischer Behandlungen. Einige Kinder bevorzugen, Einzelheiten eines Eingriffes vorher zu erfahren, während andere dies eher ablehnen. Diese Unterschiede scheinen alters- und geschlechtsunabhängig zu sein (Peterson u. Toler 1988; Ross u. Ross 1988).
5. Wenn Kinder die Mitarbeit verweigern, kann es erforderlich sein, klare Grenzen zu setzen. Manchmal haben Kinder aus Angst bereits Vermeidungsrituale entwickelt, um z. B. den Beginn eines Eingriffs herauszuzögern. Vor und auch während der Durchführung medizinischer Eingriffe gilt dann, daß klar formuliert werden sollte, welches Verhalten vom Kind erwartet wird und daß bereits Ansätze zum erwünschten Verhalten sofort verstärkt werden sollten.

Während des Eingriffs kann die Kooperationsbereitschaft erhöht werden, indem die Kinder die Rolle eines aktiven Partners des Arztes übernehmen. Konkret kann dies bedeuten, das Kind aufzufordern zu berichten, welche Empfindungen es hat – oder es zu bitten, z. B. ein Instrument oder einen Tupfer zu halten. Eine weitere zentrale Grundregel lautet, schon geringe Zeichen von Kooperationsbereitschaft zu loben und das Kind immer zu ermutigen, bestimmte Techniken wie

Atemübungen einzusetzen. Dies führt zu einem verstärkten Gefühl der Kontrolle in der Situation und einem Anstieg des Selbstvertrauens in die eigenen Fähigkeiten, die Situation bewältigen zu können.

Die Leistung des Kindes sollte *nach dem Eingriff* ebenfalls gelobt werden. Kleinere Kinder sollten deshalb eine kleine Belohnung erhalten. Dies gilt besonders, wenn wiederholte Eingriffe erforderlich sind. Die Belohnung betont die Leistung des Kindes, den schmerzlichen Eingriff auszuhalten und sein kooperatives Verhalten.

Es gibt natürlich Fälle, in denen ein Eingriff besonders schwierig ist und das Kind nicht mitarbeitet. Dann eignen sich Nachbesprechungen, in denen auf die Gefühle des Kindes eingegangen wird und in denen man versucht, die Gründe für die Angst herauszufinden. In einigen Fällen ist dann auch eine intensivere therapeutische Intervention wie im Fall Katharinas nötig.

Behandlung bei rezidivierenden und chronischen Schmerzen

Zur Behandlung chronischer Schmerzen ist heute ein kognitiv-verhaltenstherapeutischer Ansatz weit verbreitet (Turk et al. 1983). Die Wirksamkeit dieses Ansatzes wurde in den letzten Jahren überzeugend dargestellt (Flor u. Turk 1990). Die Behandlungsprinzipien wurden aus der therapeutischen Arbeit mit Erwachsenen auf Kinder übertragen und adaptiert. Dabei zielen die Interventionen nicht nur auf eine Schmerzreduktion, sondern auf eine Verbesserung der Lebensqualität trotz der Schmerzen. Mehrere Ziele werden in der Therapie verfolgt:

1. Vermittlung eines multidimensionalen Verständnisses von Schmerz, das sich von einem rein somatischen Modell unterscheidet und das die Kontrollierbarkeit von Schmerzen betont;
2. Vermittlung spezifischer Schmerzbewältigungstechniken;
3. Veränderung der situationalen Faktoren, die sich verstärkend auf das Schmerzerleben auswirken;
4. Förderung von Eigenkontrolle und Eigenaktivität der Patienten.

Im weiteren konzentrieren wir uns auf die Darstellung einiger Schmerzreduktionstechniken.

Entspannungsverfahren

Verschiedene Entspannungstechniken mit oder ohne Unterstüzung von Biofeedback zählen zu den bekanntesten Interventionen und nehmen eine zentrale Rolle innerhalb eines kognitiv-verhaltenstherapeutischen Behandlungsplanes ein. Sie werden ergänzt durch imaginative und suggestive Verfahren.

Ein gemeinsames Merkmal aller Verfahren besteht darin, daß die Kinder durch systematisches Training lernen, körperliche Veränderungen besser wahrzunehmen und eine Entspannungsreaktion zu entwickeln. Typischerweise wird eine Reihe von körperlichen und emotionalen Veränderungen erzielt. Allgemein reduziert sich die Erregung, der Muskeltonus und die Herzfrequenz nehmen ab. Der Zustand der Entspannung ist mit positiven Gefühlen der Ruhe und des

Wohlbefindes verbunden. Das Bewußtsein richtet sich auf bestimmte Körperempfindungen, z. B. den Atem, oder ein Schwere- oder Wärmegefühl in den Extremitäten. Dadurch wirken diese Verfahren auch schmerzablenkend (Rehfisch u. Basler 1991).

Das autogene Training, die progressive Muskelentspannung sowie das Biofeedback sind unter den zahlreichen Verfahren der psychologischen Schmerztherapie am weitesten verbeitet (Poppin 1988). Die Art und der Inhalt der Instruktion sind leider bisher kaum standardisiert worden. In der Arbeit mit Kindern ist es empfehlenswert, die Instruktionen konkreter, dynamischer und kürzer zu gestalten als bei Erwachsenen. Die meisten Schulkinder sind, nach eigener Einschätzung, überfordert, sich längere Zeit auf Körperempfindungen zu konzentrieren, wie es z. B. bei autogenen Training erforderlich ist. Deshalb eignen sich v. a. Verfahren, bei denen die Kinder auch motorisch aktiver sein können, wie z. B. die progressive Muskelentspannung, die kurz beschrieben werden soll. Die Technik besteht aus 2 Schritten: verschiedene Muskelgruppen werden nacheinander kurz angespannt und danach langsam gelockert. Der Patient soll auf den Unterschied zwischen den beiden Zuständen achten und entwickelt langfristig damit auch ein besseres Gefühl für Verspannungen in seinem Körper. Meist werden folgende Muskelgruppen in die Übung eingebaut: die Hände und Arme, jeweils rechts und links getrennt, die Schulter, Stirn, Kiefer, Brust, Bauch, und zuletzt die Beine (Masek et al. 1984). Um die Phantasie der Kinder anzusprechen und den Inhalt der Übungen anschaulich zu machen, kann man die Instruktionen in Form kleiner Geschichten vorgeben: z. B. soll sich das Kind vorstellen, den Saft einer Zitrone auszupressen, um die Muskel der Hand und des Arms anzuspannen oder eine Fliege soll von der Stirn vertrieben werden, ohne die Hände zu Hilfe zu nehmen, um Gesichtsmuskeln anzuspannen.

Diese Lernvorgänge können durch Biofeedbacktraining unterstützt werden. Kinder sprechen auf Biofeedback besonders gut an, da es körperliche Veränderungen sichtbar macht. Das Grundprinzip besteht darin, daß physiologische Veränderungen visuell oder akustisch zurückgemeldet werden. Meist geschieht dies auf dem Monitor eines Computers als graphisches Analogsignal oder als akustisches Signal. Die Ableitung der physiologischen Funktionen erfolgt mittels Oberflächenelektroden oder anderer nichtinvasiver Biosignalabnehmer (Birbaumer 1977; Kröner-Herwig 1990; Schandry 1981). Kinder gewöhnen sich meist schnell daran. Biofeedback ist ein ideales Mittel, um Kindern zu helfen, zwischen angespanntem und entspanntem Zustand in ihrem Körper zu unterscheiden.

Ein entspannter Zustand ist häufig Voraussetzung, um imaginative Techniken einzusetzen. Entspannung läßt sich durch Imaginationen vertiefen. Sie bieten viel Abwechslung und sind deshalb gerade bei Kindern sehr beliebt. Man arbeitet mit bildhaften Vorstellungen. Je nach Inhalt kann man schmerzinkompatible und schmerztransformierende Vorstellungen unterscheiden (Fernandez 1986). Bei der ersten Gruppe der schmerzinkompatiblen Vorstellungen handelt es sich meistens um Bilder der Ruhe oder der Freude. Anders als bei Erwachsenen eignen sich Naturbilder oder ruhige Vorstellungsinhalte weniger gut, da sich Kinder damit schnell langweilen. Man erarbeitet daher besser phantasiebezogene und lebendige Inhalte, z. B. Abenteuerreisen in einem Raumschiff oder Flüge auf einer magischen Wolke.

Schmerztransformierende Vorstellungen dienen dazu, den Kontext des Schmerzes oder den Schmerzreiz selbst zu verändern. Beispiele hierfür sind: sich als verletzten Spion auf der Flucht zu sehen. Oder sich den Schmerz in einer unangenehmen Farbe vorstellen und dann in eine angenehme Farbe verwandeln. Hier bestehen große Ähnlichkeiten zu suggestiven, bzw. hypnotischen Techniken, auf deren Darstellung in diesem Beitrag verzichtet werden soll (Olness u. Gardner 1988).

Die therapeutische Rolle der Eltern

Je länger chronische oder rezidivierende Schmerzen bestehen, desto größer wird das Risiko, daß Kinder emotionale und psychologische Schwierigkeiten entwickeln (Russo 1986). Eltern sind dann häufig verunsichert, wie sie sich verhalten sollen. Eltern, deren Kinder chronisch oder rezidivierende Schmerzen haben, tragen in vielen Fällen ungewollt dazu bei, bestimmte Arten des Schmerzverhaltens zu verstärken. Anders als beim akuten Schmerz, auf den man sofort mit Zuwendung reagiert, kann sich allzu starke elterliche Aufmerksamkeit bei chronischen Schmerzformen negativ auswirken.

Um operante Anteile des Schmerzverhaltens zu beeinflussen, wird versucht, den Eltern 2 Grundregeln zu vermitteln: *positives Gesundheitsverhalten aufzubauen und negatives Schmerzverhalten abzubauen* (Masek et al. 1984).

Ein Aspekt von Gesundheitsverhalten ist es, das Kind in seinem normalen Lebensrhythmus und in seinen Aktivitäten zu unterstützen. Dazu gehören der regelmäßige Schulbesuch und die Fortführung von Pflichten. Damit wird vermieden, daß Schulschwierigkeiten oder soziale Isolation die Situation des Kindes verschlimmern. Ausnahmen sind natürlich schwere Schmerzzustände des Kindes. Weitere Ziele sind die Ermutigung und das Lob bei Entspannungsübungen und die Förderung der Eigeninitiative des Kindes. Eltern übernehmen außerdem die Aufgabe, die Einnahme von Medikamenten in Absprache mit dem Arzt zu kontrollieren.

Zum Abbau von negativem Schmerzverhalten gehört z. B. das Ignorieren von exzessivem Jammern des Kindes. Das Schmerzverhalten kann durch häufige Aufmerksamkeit und Zuwendung verstärkt werden. Dann steht das Verhalten nicht mehr in direktem Verhältnis zu den erlebten Schmerzen, sondern ist abhängig von den Reaktionen der Umwelt. Aus demselben Grund sollten die Kinder nicht besonders verwöhnt werden, wenn sie über Schmerzen klagen. Besondere Privilegien, wie z. B. Fernsehen, sollten nicht bei Schmerzen, sondern bei positivem Schmerzverhalten des Kindes gewährt werden. Auch wird den Eltern empfohlen, ihre Kinder nicht unnötig mit Fragen auf ihre Schmerzen aufmerksam zu machen.

Zusammenfassung

1. Psychologische Methoden der Schmerzbehandlung können bei Kindern verschiedenen Alters und bei verschiedenartigen Schmerzproblemen wirksam eingesetzt werden. Ihr Erfolg ist heute gut dokumentiert.

Kognitiv-verhaltenstherapeutische Behandlungsansätze werden heute bei bestimmten Schmerzproblemen als die Methode der Wahl angesehen, z. B. bei kindlichen Kopfschmerzen.

2. Die Verfahren erfreuen sich meist großer Beliebtheit bei Kindern und Eltern.
3. Kindliche Schmerztherapie kann am besten durch Kombination pharmakologischer und nichtpharmakologischer Behandlung optimiert werden. Es wäre wünschenswert, wenn interdisziplinäre Bemühungen dazu führen, Schmerztherapie kinderfreundlicher zu gestalten.

Literatur

Berde CB, Sethna NF, Masek B, Fosburg M, Rocklin S (1989) Pediatric pain clinics: recommendations for their development. Pediatrician 16:94–102

Berde CB, Lehn BM, Yee JD, Sethna NF, Russo DC (1991) Patient-controlled analgesia in children and adolescents: a randomized, prospective comparison with intramuscular administration of morphine for postoperative analgesia. J Pediatr 118:460–466

Beyer JE, Knapp T (1986) Methodological issues in the measurement of children's pain. Children's Health Care 14:233–241

Birbaumer N (1977) Biofeedback. In: Birbaumer N (Hrsg) Psychophysiologie der Angst. Urban & Schwarzenberg, München, S 271–295

Broadman LJ (1990) Patient-controlled analgesia in children and adolescents. In: Ferrante FM, Ostheimer GW, Covino BG (eds), Patient-controlled analgesia. Blackwell, Boston

Cautela J, Groden J (1978) Relaxation: a comprehensive manual for adults, children, and children with special needs. Research Press, Champaign

Eland J, Anderson J (1977) The experience of pain in children. In: Jacox A (ed) Pain: a source book for nurses and other health professionals. Little Brown, Boston

Fernandez E (1986) A classification system of cognitive coping strategies for pain. Pain 26:141–151

Flor H, Turk DC (1990) Der kognitiv-verhaltenstherapeutische Ansatz und seine Anwendung. In: Basler HD, Franz C, Kröner-Herwig B, Rehfisch HP, Seemann H (Hrsg) Psychologische Schmerztherapie. Springer, Berlin Heidelberg New York Tokyo

Fradet C, McGrath PJ, Kay J, Adams S, Luke B (1990) A prospective survey of reactions to blood tests by children and adolescents. Pain 40:53–60

Jay SM (1988) Invasive medical procedures: psychological intervention and assessment. In: Routh DK (ed) Handbook of pediatric psychology. Guilford, New York, pp 401–425

Jay SM (1988) Invasive medical procedures: psychological intervention and assessment. In: Routh DK (ed) Handbook of pediatric psychology. Guilford, New York, pp 401–425

Karoly P (1988) Pain assessment in children I: concepts and measurement strategies. In: Karoly P (ed) Handbook of child health assessment. Wiley & Sons, New York, pp 357–386

Katz ER, Kellerman J, Siegel SE (1980) Behavioral distress in children with cancer undergoing medical procedures: developmental considerations. J Consult Clin Psychol 48:356–365

Katz ER, Kellerman J, Siegel SE (1981) Anxiety as an affective focus in the study of acute behavioral distress: a reply to Shacham and Daut. J Consult Clin Psychol 49:470–471

Kröner-Herwig B (1990) Biofeedback. In: Basler HD, Franz C, Kröner-Herwig B, Rehfisch HP, Seemann H (Hrsg) Psychologische Schmerztherapie. Springer, Berlin Heidelberg New York Tokyo
Kuttner L (1989) Management of young children's acute pain and anxiety during invasive medical procedures. Pediatrician 16:39–44
Lavigne JL, Schulein MJ, Hahn YS (1986) Psychological aspects of painful medical conditions in children. I. Developmental aspects and assessment. Pain 27:133–146
Masek BJ, Russo DC, Varni JW (1984) Behavioral approaches to the management of chronic pain in children. Pediatr Clin North Am 31:1113–1131
McGrath PA (1990) Pain in children. Nature, assessment and treatment. Guilford, New York
McGrath PJ, Unruh AM (1987) Pain in children and adolescents. Elsevier, Amsterdam
Olness K, Gardner GG (1988) Hypnosis and hypnotherapy with children. Grune & Stratton, Philadelphia
Petermann F, Noeker M, Bode U (1987) Psychologie chronischer Krankheiten im Kindes- und Jugendalter. Psychologie Verlags Union, München
Peterson L, Toler SM (1988) An information seeking disposition in child surgery patients. In: Melamed BG, Matthews KA, Routh DK, Stabler B, Schneiderman N (eds) Child health psychology. Erlbaum, Hillsdale
Peterson L (1989) Coping by children undergoing stressful medical procedures: some conceptual, methodological, and therapeutic issues. J Consult Clin Psychol 57:380–387
Poppin R (1988) Behavioral relaxation training and assessment. Pergamon, New York
Rehfisch HP, Basler H-D (1990) Entspannung und Imagination. In: Basler HD, Franz C, Kröner-Herwig B, Rehfisch HP, Seemann H (Hrsg) Psychologische Schmerztherapie. Springer, Berlin Heidelberg New York Tokyo
Ross DM, Ross SA (1988) Childhood pain: current issues, research, and management. Urban & Schwarzenberg, Baltimore
Russo DC (1986) Chronicity and normality as the psychological basis for research and treatment in chronic disease in children. In: Krasnegor N, Aresteh J, Cataldo N (eds) Child health behavior. A behavioral pediatrics perspective. Wiley & Sons, New York, pp 521–536
Schandry R (1981) Psychophysiologie. Körperliche Indikatoren menschlichen Verhaltens. Urban & Schwarzenberg, München
Shannon M, Berde CB (1989) Pharmacologic management of pain in children and adolescents. Pediatr Clin North Am 36:855–871
Smith KE, Ackerson JD, Blotcky AD (1989). Reducing distress during invasive medical procedures: relating behavioral interventions of preferred coping style in pediatric cancer patients. J Pediatr Psychol 14:405–420
Turk DC, Meichenbaum D, Genest M (1983) Pain and behavioral medicine. Guilford, New York
Varni JW, Jay SM, Masek BJ, Thompson KL (1986) Cognitive-behavioral assessment and management of pediatric pain. In: Holzman A, Turk D (eds) Pain management: a handbook of psychological treatment approaches. Pergamon, New York, pp 168–192

Entspannungstraining und EMG-Biofeedback bei der Behandlung von kindlichen Kopfschmerzen: Ergebnisse einer explorativen Studie

U. Mohn, B. Kröner-Herwig, E. Besken und R. Pothmann

Holler Straße 83, 33334 Gütersloh

Summary. In an exploratory study in 16 children (9 girls and 7 boys) aged between 8 and 14 years who had tension headaches or mixed (migraine and tension-type) headaches, the efficacy of a relaxation training technique (progressive muscle relaxation after Jacobsen) and a biofeedback training technique were compared in two groups.

The target parameters ascertained included frequency of headache, duration and severity of the symptoms, emotional state and absence from school, recorded until 6 months after the end of the treatment period. The children each kept a headache diary, which they wrote each day in the evening before going to sleep.

Both therapies were carried out over 6 weeks. The relaxation treatment entailed a total of six 1-hour sessions at weekly intervals, which took the form of standardized individual training. In addition, the children were expected to do the exercises they learnt once a day at home. The biofeedback training took the form of an EMG biofeedback training with standard leads from the frontalis muscle and acoustic feedback (level of the tone emitted varying in proportion to muscle tone) in two 1-hour sessions per week. In addition to the relaxation exercises for the forehead muscles with acoustic feedback, self-monitoring trials with no feedback and exercises with distraction manoeuvres were carried out. Imagined situations were used for reinforcement.

Before the treatments were started the two groups were no different in frequency, duration or intensity of headaches. Both treatment methods significantly reduced the frequency of headaches, both at the end of the treatment and 6 months after. No significant difference could be found between the two groups. The intensity of the symptoms declined only slightly in both groups (by 1 point on the 10-point scale). After the relaxation training a significant reduction in the intensity of the symptoms was seen during the follow-up period as a long-term effect. The pain medication needed, restriction of activities, absences from school and emotional state were all also found to have been favourably influenced by both treatments, but no significant difference between the groups was shown.

Overall, the two methods proved equally effective, though the "economic" investment was lower for the relaxation training.

Problemstellung

Chronische Kopfschmerzen stellen ein ernstes, doch oftmals unterschätztes *Gesundheitsproblem* bei Kindern dar. Migräne und Spannungskopfschmerzen sind ein sehr häufiges Beschwerdebild im Schulkindalter.

Die *Prävalenz der Migräne* liegt zwischen 2,4 % und 10,6 % (Bille et al. 1977; Sillanpää 1983). Häufiger treten nichtmigräneartige Kopfschmerzen auf. Die Prävalenzraten für *Spannungskopfschmerz* im Kindesalter schwanken zwischen

H. Meier R. Kaiser C. R. Moir (Hrsg.)
Schmerz beim Kind
© Springer-Verlag Berlin Heidelberg 1993

6,7% (Bille 1982) und 48% (Smith et al. 1990). Das mittlere *Erstmanifestations-alter* beträgt bei Migräne 4,8 Jahre (Bille 1982) und 9,1 Jahre für andere Kopfschmerzen (Tulunay 1989).

Epidemiologische Daten zeigen, daß etwa 15% der Schulkinder *wöchentlich* unter Kopfschmerzen leiden (Emmen u. Passchier, 1987; Frankenberg et al. 1991; Passchier u. Orlebeke, 1985).

Der *Leidensdruck* und die Auswirkungen rekurrierender Kopfschmerzen sind bereits im Kindesalter erheblich. So fehlen Kopfschmerzkinder signifikant häufiger in der Schule (Bille 1962); 80% von ihnen müssen Alltagsbeschäftigun-gen wegen Kopfschmerzen unterbrechen (Frankenberg et al. 1991).

Mehr als die Hälfte der Kinder, die heute von Kopfschmerzen betroffen sind, leiden auch in Zukunft als Erwachsene unter chronischen Kopfschmerzen. Dieses hat sich in prospektiven *Längsschnittstudien* herausgestellt.

Bille (1989) verfolgte an Migräne erkrankte Kinder über einen sehr langen Zeitraum von 37 Jahren und fand, daß 38% von ihnen in der Pubertät und 53% der ursprünglichen Stichprobe nach 37 Jahren als Erwachsene noch oder wieder unter Migräne litten. Sillanpää (1983) beobachtete 7 Jahre lang eine sehr große Stichprobe, 2921 Kopfschmerzkinder; von diesen Kindern waren nur 22% nach 7 Jahren kopfschmerzfrei, 78% hatten nach wie vor Kopfschmerzen. Bei 41% der Gesamtstichprobe traten unveränderte oder sogar schlimmere Kopfschmer-zen als zuvor auf.

Die genannten Zahlen belegen deutlich, daß eine Behandlung chronischer Kopfschmerzen bereits im Kindesalter erforderlich ist. Medikamentöse Prophy-laxe- oder Akutbehandlungen (vgl. Pothmann 1988) erweisen sich nur bei kindlicher Migräne, nicht jedoch bei Spannungskopfschmerz im Kindesalter als hilfreich. Mögliche Nebenwirkungen, unbekannte Langzeiteffekte sowie die Beteiligung phychologischer Faktoren am Kopfschmerzgeschehen rücken *ver-haltensmedizinische Behandlungen* in den Vordergrund. Biofeedback und Ent-spannungsverfahren haben sich im Erwachsenenbereich als effektive Therapie für Migräne und Spannungskopfschmerzen erwiesen (Blanchard et al. 1980; Chapman 1986; Holroyd u. Penzien 1986). Im Kinderbereich sind sie relativ unerforscht; jedoch zeigen die wenigen Kindertherapiestudien sehr ermutigende Ergebnisse. (Einen Überblick geben z. B. Andrasik et al. 1986; Duckro u. Cantwell-Simons 1989; Hoelscher u. Lichstein, 1984).

Unser Anliegen war es, 2 psychologische Behandlungen für Schulkinder, zum einen ein Biofeedbacktraining (EMG-BF) und zum anderen eine Entspannungs-therapie (PRT), auf ihre Wirksamkeit bei chronischen Kopfschmerzen zu untersuchen.

Methoden

An der Studie nahmen 16 *Kinder*, 9 Mädchen und 7 Jungen, im Alter zwischen 8 und 14 Jahren teil. Sie litten unter Spannungskopfschmerz (SKS) oder gemischten (migräne- und spannungsartigen) Kopfschmerzen. Die mittlere Kopfschmerzerkrankungsdauer betrug 4 Jahre. Weitere Stichprobencharakteri-stika können Tabelle 1 entnommen werden.

Die Untersuchung war in 4 *Phasen* aufgeteilt: Baseline, Therapie, Postthera-pie und Follow-up ein halbes Jahr nach Ende der Postphase. Die Baseline,

Tabelle 1. Beschreibung der Stichprobe

Variable	PRT	EMG-BF
– Gruppengröße	n = 8	n = 8
– Alter $\bar{x}$	10,62	11,62
s	2,13	1,68
range	8–14	9–14
– Geschlecht	5 w.	4w
	3 m.	4 m.
– Diagnose:		
– SKS	6	6
– gemischt	2	2
– Dauer der Erkrankung	$\bar{x}$	47 Monate
	Range	6–156 Monate

Posttherapie und Follow-up-Phasen dauerten jeweils 4 Wochen, die Therapie erstreckte sich über eine Zeitspanne von 6 Wochen.

In allen 4 Phasen der Studie wurden verschiedene *Kopfschmerzparameter* erhoben, so die Kopfschmerzhäufigkeit, Dauer und Stärke der Schmerzen, aber auch das emotionale Befinden, Schulfehlzeiten und andere Variablen. Dazu füllten die Kinder täglich abends vor dem Schlafengehen ein Kopfschmerztagebuch aus. Die Compliance der Kinder beim Ausfüllen der Tagebücher wurde mittels Spielchips (diese wurden wöchentlich für vollständig ausgefüllte Tagebücher vergeben) und kleiner Spielzeuge (als Tausch gegen 6 Chips) verstärkt.

Unter Leitung einer Diplom-Psychologin nahmen jeweils 8 Kinder an den Trainings (PRT oder EMG-BF) teil. Im folgenden Abschnitt werden beide Trainings genauer vorgestellt.

Behandlung

Entspannungstraining

Als *Entspannungstraining* wurde die Progressive Muskelrelaxation von Jacobsen durchgeführt. Es geschah in Anlehnung an Cautela u. Groden (1978) und McGrath et al. (1990), die es auf Kinder adaptiert haben.

Das Training beinhaltete *6 Sitzungen*. Sie fanden einmal wöchentlich statt und dauerten 1 Stunde. Es handelt sich um ein standardisiertes Einzeltraining, wobei die Kinder außerdem die gelernten Übungen einmal täglich zu Hause trainieren sollten.

Bei der *progressiven Muskelentspannung* werden Muskelgruppen im Körper in einer bestimmten Reihenfolge zunächst angespannt und dann erst gelockert und entspannt. Das Erlernen dieser Entspannung in allen Muskeln war sukzessiv über die ersten 3 Trainingswochen aufgebaut. In der 1. Sitzung beschränkten sich die Übungen – neben dem Erlernen der Entspannungshaltung und dem Zurücknehmen – auf Hände, Arme und Beine. In der 2. Woche kam die Rumpfmuskulatur hinzu, also Rücken, Brust, Bauch und Gesäß, und ab der 3. Woche waren auch Schulter-, Hals- und Gesichtsmuskeln in das Training einbezogen.

Als letzte Übung in der 5. Sitzung wurde die *Mini- oder Kurzentspannung* gelernt:

- Entspannungshaltung einnehmen,
- tief einatmen und langsam wieder ausatmen,
- die gleichmäßige Atmung beobachten,
- spüren, wie sich die Muskeln entspannen,
- etwas Schönes ausmalen (bildlich vorstellen).

Ein großer Vorteil dieser Minientspannung ist, daß es mit ihrer Hilfe möglich wird, sich jederzeit und überall tief und wirksam zu entspannen.Die Kinder wurden angeleitet, die Kurzentspannung konkret in für sie belastenden Situationen als Bewältigungmaßnahme anzuwenden; so z. B. bei in der Schule beginnenden Kopfschmerzen, in Streßsituationen oder bei Aufregung, wie Angst vor einem Diktat oder einer Englischarbeit.

Biofeedbacktraining

Die 2. alternative Form der Kopfschmerzbehandlung war das *Biofeedback*. Es läßt sich definieren als eine Methode, bei der physiologische Prozesse über Apparaturen gemessen und der bewußten Wahrnehmung zugänglich gemacht werden. Durch die Wahrnehmung ist eine *gezielte Beeinflussung und Kontrolle* physiologischer Funktionen erlernbar (nach Kröner-Herwig u. Sachse 1988).

Der Frontalismuskel ist besonders geeignet für ein Feedbacktraining bei Kopfschmerz (Andrasik u. Blanchard 1987; Chapman 1986). Wir führten deshalb mit den Kindern ein *EMG-Biofeedbacktraining* durch und wählten die Standardableitung (Lippold 1967) für den Frontalismuskel. Beim Biofeedback entspricht das zurückgemeldete Signal, wir wählten Tonrückmeldung, dem momentanen Spannungszustand des Muskels. Vermehrte Anspannung der Frontalismuskeln spiegelt sich in einem proportional höher werdenden Ton wider. Umgekehrt weist ein tiefer Ton auf Entspannung der Stirnmuskeln hin.

Das Ziel dieser Behandlung besteht darin, Verspannungen am Stirnmuskel wahrzunehmen, außerdem in der Reduktion der Spannung des Frontalismuskels und somit in der gezielten Beeinflussung und Selbstkontrolle einer pathophysiologisch relevanten Muskelfunktion.

Das EMG-Biofeedbacktraining bestand aus *12 Sitzungen* mit 2 wöchentlichen Treffen von 1 h Dauer; es wurde ebenfalls standardisiert in Einzelsitzungen vermittelt. Auch bei diesem Verfahren sollten die Kinder das Training täglich zu Hause durchführen.

Die *Inhalte* der Biofeedbacksitzungen waren Entspannungsübungen der Stirnmuskeln mit Tonrückmeldung und Übungen ohne das Rückmeldesignal, sog. Selbstkontrolltrials. In der 2. Trainingshälfte waren außerdem Übungen mit Ablenkungsmanövern enthalten.

Als Unterstützung und Hilfe zur Entspannung der Stirnmuskeln wurden *Imaginationen* genutzt, nicht aber progressive oder autogene Entspannungsübungen. Die Kinder wurden angeleitet, sich hilfreiche Imaginationen für die Entspannung auszudenken und ihre Wirksamkeit anhand der Tonrückmeldung zu überprüfen.

Ergebnisse

Die nachfolgenden Ergebnisse basiern auf den *Tagebucheintragungen* (Selfratings) der Kinder. Vor Behandlungsbeginn unterschieden sich die Gruppen nicht in ihrer Kopfschmerzhäufigkeit, der Dauer und Stärke von Kopfschmerzen (Mann-Whitney-U-Test). In beiden Gruppen zeigen sich *deutliche Behandlungseffekte*.

Die *Kopfschmerzhäufigkeit* ist in beiden Gruppen direkt nach Abschluß des Trainings hoch signifikant reduziert (vgl. Tabelle 2). In der Postphase treten im Mittel in beiden Gruppen nur mehr zwei Kopfschmerzepisoden im Monat auf. Dieser postitive Effekt ist *stabil*. Ein halbes Jahr später hat die Kopfschmerzhäufigkeit in der Entspannungsgruppe sogar weiter abgenommen. In der Biofeedbackgruppe ist sie leicht angestiegen, aber immer noch deutlich verbessert im Vergleich zur Baseline.

Tabelle 2. Statistische Kennwerte der Kopfschmerzhäufigkeit

Gruppe		Phase		
		Baseline	Posttherapie	Follow-up
PRT	$\bar{x}$	14,75	2,12**	1,56**
	s	9,58	3,35	2,29
EMG-BF	$\bar{x}$	12,00	2,12**	2,75**
	s	7,55	1,24	3,37

** $p < 0,01$.

Tabelle 3. Statistische Kennwerte der Kopfschmerzintensität

Gruppe		Phase		
		Baseline	Posttherapie	Follow-up
PRT	$\bar{x}$	4,82	3,98 n.s.	2,35*
	s	1,64	3,51	3,03
EMG-BF	$\bar{x}$	4,13	3,26 n.s.	3,82 n.s.
	s	1,65	1,58	3,36

* $p < 0,05$ (Wilcoson-Test).

Tabelle 4. Veränderungen nach der Therapie (mittlere Abnahme im Follow-up gegenüber der Baseline)

Variable	PRT [%]	EMG-BF [%]
Schmerzmedikation	77	75
Aktivitätsbeeinträchtigung	55	47
Schulfehlzeiten	96	100
Stimmung	22	36

Die Intensität der Kopfschmerzen hat sich in beiden Gruppen in der Posttherapiephase nur wenig, um 1 Stärke auf der 10-Punkt-Skala, gebessert (vgl. Tabelle 3).

Jedoch ist ein *langfristiger Intensitätseffekt* in der Gruppe, mit der das Entspannungstraining durchgeführt worden war, festzustellen. In dieser Trainingsgruppe hat die Kopfschmerzstärke in der Follow-up-Phase im Vergleich zur Baseline signifikant abgenommen.

Andere interessante Ergebnisse betreffen die *Medikamenteneinnahme* und positive Veränderungen in den Alltagsaktivitäten (vgl. Tabelle 4). So ist die Schmerzmedikation mit 51–75% deutlich zurückgegangen. *Einschränkungen in* bzw. gänzliches Ausfallen von *alltäglichen Beschäftigungen* aufgrund der Kopfschmerzen waren in der Follow-up-Phase stark zurückgegangen. Eine Abnahme um 55% in der Entspannnungsphase und um 47% in der Biofeedbackgruppe ist zu verzeichnen. Weitere positive Trends, sie betreffen den *Schulbesuch* und die Verbesserung des *emotionalen Befindens* der Kinder, sind in Tabelle 4 aufgeführt.

Es lassen sich *keine signifikanten Unterschiede* in der Wirksamkeit *zwischen* den behandelten Gruppen, d. h. zwischen Entspannung und EMG-Biofeedback, nachweisen (Mann-Whitney-U-Test).

Diskussion

Zusammengefaßt belegen die Ergebnisse, daß 2 standardisiert und individuell durchgeführte psychologische Trainings das Auftreten von Kopfschmerzen bei Schulkindern bedeutsam verringern können.

Die Daten dieser explorativen Studie stimmen mit Ergebnissen aus anderen Untersuchungen überein. So berichten Labbé u. Ward (1990) von stabilen Verbesserungen über 12 Monate bei 2 Kopfschmerzkindern im Alter von 12 und 14 Jahren, die an einer EMG-Biofeedbackbehandlung teilgenommen hatten. Vergleichbare Ergebnisse bei 10 Kindern, eine signifikante Abnahme der Kopfschmerzaktivität und stabile Effekte über 1 Jahr, werden von Grazzi et al. (1990) beschrieben, die mittels eines einfachen Prä-post-Gruppenvergleichs die Wirksamkeit des EMG-Feedbacks untersucht haben. Die Effizienz der progressiven Muskelrelaxation ist in mehreren experimentellen und kontrollierten Gruppenstudien aufgezeigt worden. Auch wenn in allen Untersuchungen die Kopfschmerzhäufigkeit signifikant reduziert war (z. B. Fentress et al. 1986;

McGrath et al. 1988), so werden doch uneinheitliche Ergebnisse zur Intensität und Dauer der Kopfschmerzen berichtet. Diese Parameter verbesserten sich z. T. nur unbedeutend (Engel u. Rapoff 1990; Richter et al. 1986; Wisniewski et al. 1988) oder es kam sogar zu einer Zunahme im Anschluß an die Entspannungstherapie (Emmen u. Passchier 1987; Passchier et al. 1990). Zu beachten ist hierbei allerdings, daß im Unterschied zu unserer Stichprobe die Behandlung überwiegend in Gruppen durchgeführt wurde und daß oftmals Kinder mit Migräne behandelt worden sind. Insofern sind die Daten nicht direkt vergleichbar.

Bislang wurde auch noch nie der Frage nach der differentiellen Effektivität in einem direkten Vergleich von Entspannung und Biofeedback nachgegangen. In der hier berichteten Untersuchung konnten keine signifikanten Unterschiede zwischen den beiden Behandlungsarten festgestellt werden. Trotz unterschiedlicher *Ökonomie* sind das Entspannungs- und EMG-Biofeedbacktraining nahezu gleich wirksam.

Eine Generalisierung der vorliegenen Befunde ist aufgrund methodischer Mängel der Untersuchung (fehlende Zufallszuteilung, keine Kontrollgruppe und unterschiedliche Trainingsdauer von 6 bzw. 12 h) demnach nicht uneingeschränkt möglich. Weitere systematische Untersuchungen sind erforderlich. So sollte die differentielle Wirkung von Entspannung und Biofeedback bei Schulkindern in Zukunft ebenso untersucht werden wie die Frage nach der Effizienz von Einzel- und Gruppenbehandlung. Auch den Einfluß der Eltern und ihre Beteiligung an der Kopfschmerzbehandlung ihrer Kinder gilt es genauer zu erforschen.

Literatur

Andrasik F, Blake DD, McCarran MS (1986) A biobehavioral analysis of pediatric headache. In: Krasnegor NA, Arasteh JD, Cataldo MF (eds) Child health behavior: a biobehavioral pediatrics perspective. New York, pp 394–434
Andrasik F, Blanchard EB (1987) The biofeedback treatment of tension headache. In: Hatch JP, Fisher JG, Rugh JD (eds) Biofeedback. Plenum Press, New York
Bille B (1962) Migraine in school children. Acta Pediatr 51 [Suppl 136]: 13–151
Bille B (1982) Migraine in childhood. Panminerva Med 24:57–62
Bille B (1989) Migraine in childhood: a 30 year follow-up. In: Lanzi G, Balottin U, Cernibori A (eds) Headache in children and adolescents. Elsevier Science, pp 19–26
Bille B, Ludvigsson J, Sanner G (1977) Prophylaxis of migraine in children. Headache 17:61–63
Blanchard EB, Andrasik F, Ahles TA, Teders SJ, O'Keefe D (1980) Migraine and tension headache: a meta-analytic review. Behavior Ther 11:613–631
Cautela J, Groden J (1978) Relaxation: a comprehensive manual for adults, children, and children with special needs. Research Press, Champaign
Chapman SL (1986) A review and clinical perspective on the use of EMG and thermal biofeedback for chronic headaches. Pain 27:1–43
Duckro PN, Cantwell-Simmons E (1989) A review of studies evaluating biofeedback and relaxation training in the management of pediatric headache. Headache 29:428–433
Emmen HH, Passchier J (1987) Treatment of headache among children by progressive relaxation. Cephalalgia 7 [Suppl 6]:387–389

Engel JM, Rapoff MA (1990) A component analysis of relaxation training for children with vascular, muscle contraction, and mixed-headache disorders. In: Tyler DC, Krane EJ (eds) Pediatric pain. New York, pp 273–290

Fentress DW, Masek BJ, Mehegan JE, Benson H (1986) Biofeedback and relaxation-response training in the treatment of pediatric migraine. Develop Med Child Neurol 28:139–146

Frankenberg SV, Pothmann R, Müller B, Sartory G, Wolff M, Hellmeier W (1991) Prevalence of headache in school-children. International Juvenile Headache Congress 250, Rome, March 6/9 1991, abstract volume

Grazzi L, Leone M, Frediani F, Bussone G (1990) A therapeutic alternative for tension headache in children: treatment and 1-year follow-up results. Biofeedback, Self-regulation 15:1–6

Hoelscher TJ, Lichstein K (1984) Behavioral assessment and treatment of child migraine: implications for clinical research and practice. Headache 24:94–103

Holroyd KA, Penzien DB (1986) Client variables and behavioral treatment of recurrent tension headache: a meta-analytic review. J Behav Med 9:515–536

Kröner-Herwig B, Sachse R (1988) Biofeedbacktherapie 2. Aufl. Kohlhammer, Stuttgart

Labbé EE, Ward CH (1990) Electromyographic biofeedback with mental imagery and home practice in the treatment of children with muscle-contraction headache. J Develop Behav Pediatr 11:65–68

Lippold OCJ (1967) Electromyography. In: Venables PH, Martin I (eds) A manual of psychophysiological methods North-Holland, Amsterdam, pp 245–297

McGrath PJ, Cunningham SJ, Lascellec MA, Humphreys P (1990) (ed) Help yourself. A treatment for migraine headaches. University of Ottawa Press, Ottawa

McGrath PJ, Humphreys P, Goodman JT, Keene D, Firestone P, Jacob P, Cunningham SJ (1988) Relaxation prophylaxis for childhood migraine: a randomized placebo-controlled trail. Develop Med Child Neurol 30:626–631

Passchier J, Orlebeke JF (1985) Headaches and stress in schoolchildren: an epidemiological study. Cephalalgia 5:167–176

Passchier J, van den Bree MBM, Emmen HH, Osterhaus S, Orlebeke JF, Verhage F (1990) Relaxation training in school classes does not reduce headache complaints. Headache 30:660–664

Pothmann R (1988) Chronische Schmerzen im Kindesalter. Hippokrates, Stuttgart

Richter IL, McGrath PJ, Humphreys PJ, Goodman JT, Firestone P, Keene D (1986) Cognitive and relaxation treatment of pediatric migraine. Pain 25:195–203

Sillanpää M (1983) Changes in the prevalence of migraine and other headaches during the first seven school year. Headache 23:15–19

Smith MS, Womack WM, Chen ACN (1990) Intrinsic patient variables and outcome in the behavioral treatment of recurrent pediatric headache. In: Tyler DC, Krane EJ (eds) Pediatric pain. Raven, New York, pp 305–311

Tulunay FC (1989) Headache incidence in 10–16 years old children in turkey. Cephalalgia 9 [Suppl 10]:5–6

Wisniewski JJ, Genshaft JL, Mulick JA, Coury DL, Hammer D (1988) Relaxation therapy and compliance in the treatment of adolescent headache. Headache 28:612–617

Anhang

*Anhang 1: Betäubungsmittelverordnung in der Praxis des niedergelassenen Arztes**

R. Kaiser und M. Hepper

In der Trift 4, 67705 Stelzenberg

Alle zur Ausübung des ärztlichen Berufes berechtigten Personen können zu therapeutischen Zwecken und wenn die Anwendung ärztlich begründet ist, Betäubungsmittel verordnen. Betäubungsmittel dürfen nur auf speziellen Betäubungsmittel-Rezepten (BTM-Rezepten) verordnet werden. Diese können von allen berechtigten Personen kostenlos angefordert werden bei:

Bundesopiumstelle
Institut für Arzneimittel des Bundesgesundheitsamtes
Postfach 330013
14191 Berlin, Tel.: 030/25492-0

Bei der formlosen Erstanforderung ist die Berechtigung zur Ausübung des ärztlichen Berufes nachzuweisen. Die Einsendung einer *beglaubigten* Kopie der Approbationsurkunde genügt.

Bei größerem Bedarf an BTM-Rezepten stellt die Behörde kostenlos Anforderungsvordrucke zur Verfügung.

BTM-Rezepte dienen zur Verschreibung von Betäubungsmitteln für die ambulante Patientenversorgung und für den Praxisbedarf. Bis 15. März 1995 kann übergangsweise für den Stationsbedarf und für Einrichtungen des Rettungsdienstes ebenfalls mit BTM-Rezepten verschrieben werden.

BTM-Rezepte sind ähnlich aufgebaut wie normale Kassenrezepte. Sie bestehen jedoch aus einem Original und zwei Durchschlägen. Die Teile I und II (Original und erster Durchschlag) sind zur Vorlage in der Apotheke bestimmt, der zweite Durchschlag (Teil III) ist vom Verordner 3 Jahre lang aufzubewahren. Jedes BTM-Rezept trägt auf dem Rand eine siebenstellige BGA-Nummer, die es eindeutig dem anfordernden Arzt zuordnet. BTM-Rezepte sind nur zum persönlichen Gebrauch dessen bestimmt, der sie angefordert hat. Im Vertretungsfall können sie aber auf den Vertreter übertragen werden. Bei der Ausstellung eines BTM-Rezeptes muß der Vertreter dann unter seiner Unterschrift handschriftlich den Zusatz „in Vertretung" anbringen.

BTM-Rezepte sind sicher aufzubewahren. Verlust oder Diebstahl ist unter Angabe der Rezeptnummer(n) dem Bundesgesundheitsamt unverzüglich zu melden.

Ein BTM-Rezept ist ab Ausstellung 7 Tage lang gültig.

---

* Anm. d. Herausgeber: Eine ausführliche Informationsbroschüre über die Verordnung von Betäubungsmitteln in Praxis und Klinik kann kostenlos angefordert werden bei: Mundipharma GmbH, Limburg (Lahn).

BTM-Verordnung für ambulante Patienten

Der Arzt darf im allgemeinen für einen Patienten pro Tag oder für einen Verordnungszeitraum von bis zu 30 Tagen nur bestimmte Höchstmengen eines Betäubungsmittels[1] verordnen – im Rahmen eines besonderen Therapiekonzeptes können von einigen Betäubungsmitteln (Buprenorphin, Fentanyl, Hydrocodon, Hydromorphon, Levomethadon, Morphin, Pentazocin, Pethidin, Piritramid) auch zwei gleichzeitig verordnet werden.

Darüber hinaus darf der Arzt in begründeten Einzelfällen für einen in seiner Dauerbehandlung stehenden Patienten
– mehr als ein Betäubungsmittel verschreiben
– die normalen Höchstmengen überschreiten
– für einen längeren Zeitraum als 30 Tage verordnen.

Solche Ausnahmefälle müssen der zuständigen Aufsichtsbehörde innerhalb von 3 Tagen schriftlich angezeigt werden – das BTM-Rezept muß außerdem mit einem A in einem Kreis (A) versehen werden. Die Höchstmenge für einige häufig verordnete Betäubungsmittel faßt Tabelle 1 zusammen.

Tabelle 1. Höchstmengen für einige häufig verordnete Betäubungsmittel

Betäubungsmittel	Höchstmenge pro Tag [mg]	Höchstmenge für max. 30 Tage [mg]
Morphin	2000	20000
Buprenorphin	15	150
Fentanyl	12	120
Levomethadon	150	1500
Pentazocin	1500	15000
Pethidin	1000	10000
Piritramid	600	6000

Bei der Ausstellung eines BTM-Rezeptes für einen Patienten in der Praxis sind folgende Angaben auf dem Formular zu machen (s. Beispiele 1–3):

– Krankenkasse, Versicherungsstatus und Sitz der Krankenkasse
– Name, Vorname, Geburtstag und vollständige Anschrift des Patienten
– Ausstellungsdatum

---

[1] Verschiedene Darreichungsformen der gleichen Substanz (z. B. Morphintabletten und -ampullen) gelten nur als ein Betäubungsmittel, können also nebeneinander auf dem gleichen Rezept verordnet werden. Die *Gesamtmenge* des in allen Darreichungsformen enthaltenen Betäubungsmittels darf aber die zulässigen Höchstmengen nicht überschreiten.

- Arzneimittelbezeichnung, Stückzahl (in Worten zu wiederholen), Darreichungsform und Menge des darin enthaltenen Betäubungsmittels in g oder mg sind vom Arzt selbst *handschriftlich* einzutragen
- Gebrauchsanweisung (Einnahmevorschrift) mit Tages- und Einzelangabe ist ebenfalls vom Arzt *handschriftlich* einzutragen. Wird dem Patienten eine gesonderte schriftliche Einnahmeanweisung mitgegeben, kann anstelle der Gebrauchsanweisung auf dem Rezeptformular *handschriftlich* vermerkt werden „Gemäß schriftlicher Anweisung" (oder abgekürzt: „Gem. schrift. Anw.").
- Name, Berufsbezeichung, vollständige Anschrift und Telefonnummer des Verordners (Bei Stempelanwendung bitte darauf achten, daß der Stempel auch auf den Durchschlägen angebracht ist!)
- Unterschrift des verordnenden Arztes (*handschriftlich!*)
- evtl. Zusatz „in Vertretung" *handschriftlich* unter der Unterschrift.

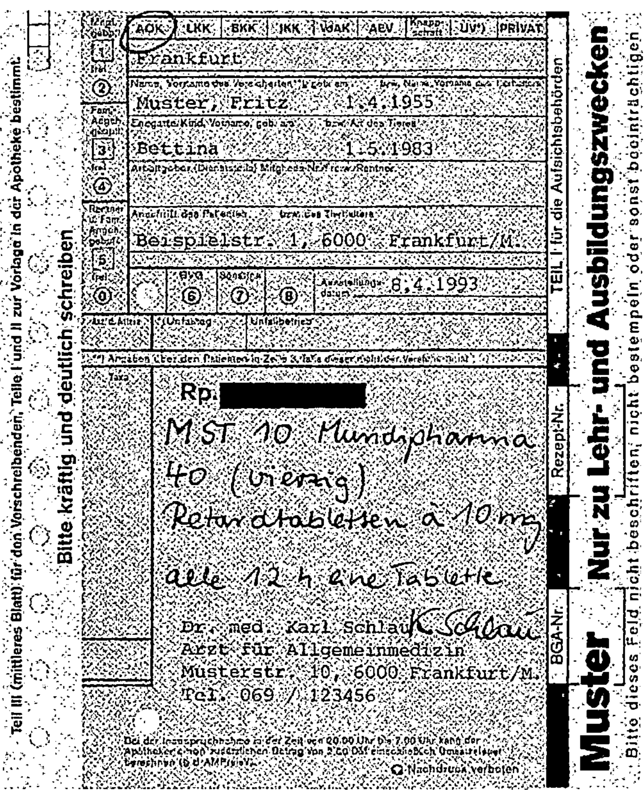

Beispiel 1. Verschreibung von Morphin-Retardtabletten durch den **Praxisinhaber** Schlau.

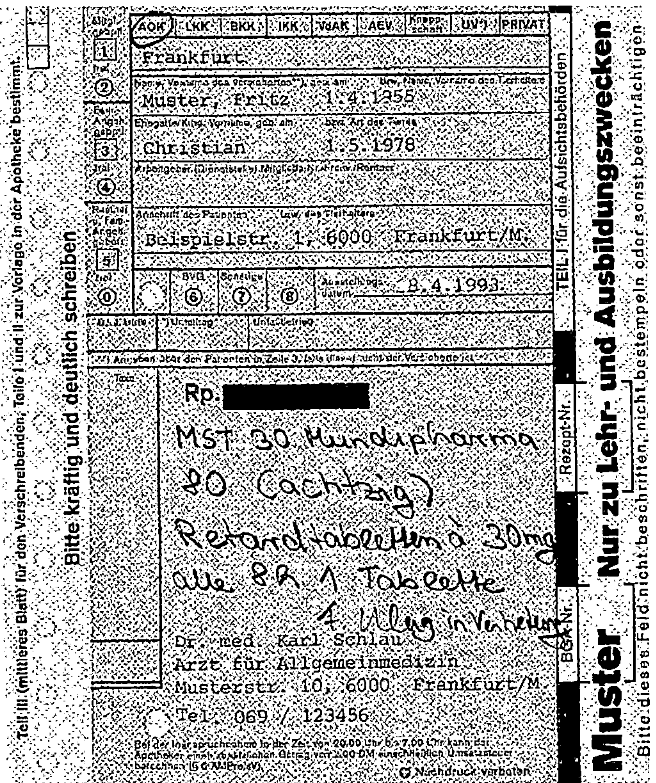

Beispiel 2. Verschreibung von Morphin-Retardtabletten (Bedarf für 26 Tage) innerhalb der Höchstmenge von 20000 mg für bis zu 30 Tage durch den **Praxisvertreter** Klug.

BTM-Verordnung für den Praxisbedarf

Für den Bedarf in seiner Praxis darf der Arzt Betäubungsmittel bis zur Menge seines durchschnittlichen Verbrauches innerhalb von 14 Tagen (jedoch mindestens die kleinste handelsübliche Verpackungseinheit des betreffenden Arzneimittels) verordnen. Der Praxisvorrat sollte einen Monatsbedarf des Verordners nicht überschreiten.

Auf einem BTM-Rezept für den Praxisbedarf sind anzugeben (Beispiel 4):

– Ausstellungsdatum
– Arneimittelbezeichnung, Stückzahl (in Worten zu wiederholen), Darreichungsform und Menge des darin enthaltenen Betäubungsmittels je Darreichungsform in g oder mg sind vom Arzt selbst *handschriftlich* einzutragen
– Vermerk „Praxisbedarf"

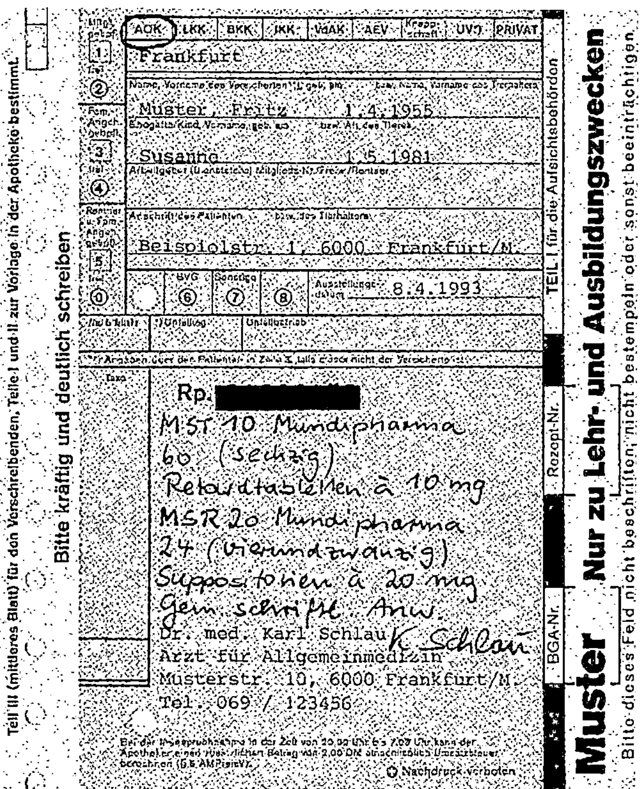

Beispiel 3. Verordnung zweier verschiedener Darreichungsformen des gleichen Betäubungsmittels (Morphin) mit gesonderter schriftlicher Gebrauchsanweisung für den Patienten

- Name, Berufsbezeichung, vollständige Anschrift und Telefonnummer des Verordners (bei Stempelverwendung bitte darauf achten, daß der Stempel auf allen Teilen des BTM-Rezeptes angebracht ist!).
- eigenhändige Unterschrift des Arztes (*handschriftlich!*)
- gegebenenfalls *handschriftlicher* Vermerk „in Vertretung" unter der Unterschrift.

Über Zugang, Abgang und Verbleib von Betäubungsmitteln in der Praxis ist ein lückenloser Nachweis zu führen. Hierfür stehen amtliche Formblätter (Karteikarten für Praxiszwecke) zur Verfügung, die zu beziehen sind von:

Bundesanzeiger Verlagsgesellschaft
Postfach 100534
50445 Köln

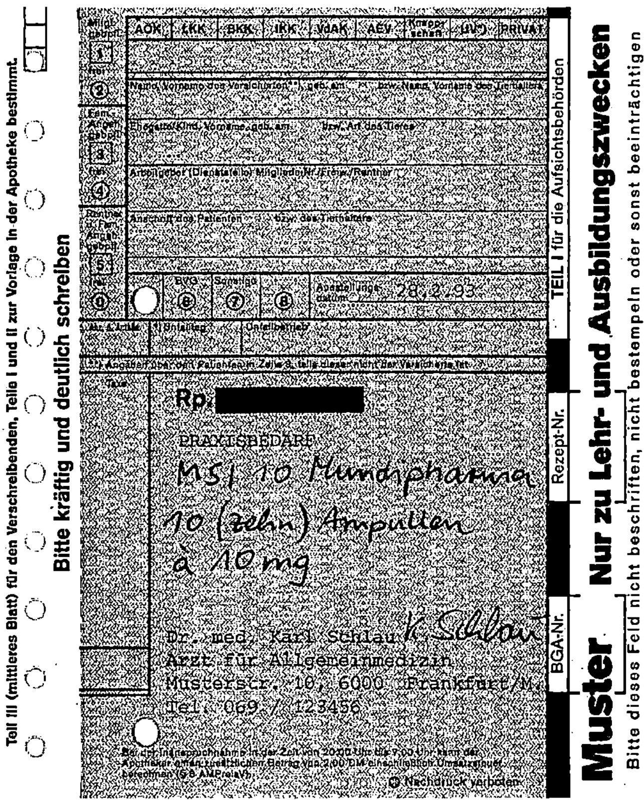

Beispiel 4. Verordnung von Morphinampullen zur Injektion für den Praxisbedarf

Für jedes Betäubungsmittel (Arzneistoff) sowie für jede Darreichungsform eines solchen ist ein separater Nachweis zu führen. Die regelmäßigen Eintragungen können dabei durch das Assistenzpersonal erfolgen, der verantwortliche Arzt hat diese jedoch am Monatsende regelmäßig zu prüfen und die Richtigkeit durch eigenhändige Unterschrift mit Angabe des Prüfdatums zu bestätigen. Sämtliche Nachweise sind nach dem letzten Eintrag noch mindestens drei Jahre lang aufzubewahren.

Anhang 2: Dosierung in Deutschland bei Kindern gebräuchlicher Analgetika*

R. Kaiser, R. Richter, R. Sittl und J. Sorge
In der Trift 4, 67705 Stelzenberg

1 Nichtnarkotische Analgetika

1.1 Azetylsalizylsäure

Darreichungsformen: Tabletten, zur Injektion

Dosierungen:
a) oral 5–10 (15) mg/kg KG alle 4–6h
   insbesondere bei entzündlichem Schmerz, Schmerzen der Knochen und Gelenke
b) bei chronisch rheumatischen Formen Substanz der 1. Wahl bis zu 80 mg/kg KG/Tag in 4 Einzeldosen
c) i.v. 10 (–15) mg/kg KG alle 4–5 h.

Besondere Hinweise: Cave Reye-Syndrom bei Kleinkindern mit Virusinfekten, irreversible Thrombozytenaggregationshemmung.

Im Handel u. a. als: Aspirin, Aspisol, ASS-ratiopharm

1.2 Diclofenac

Darreichungsformen: Tabletten/Dragees/Kapseln, Suppositorien, zur Injektion

Dosierungen:
oral oder rektal (Kindersuppositorien) 0,5–1 mg/kg KG/6–8 h
Postoperativ z. B. nach „Knochenchirurgie".

---

* Sämtliche Dosierungsangaben wurden sorgfältig ermittelt, erfolgen jedoch ohne Gewähr. Dosierungen in Klammern beruhen auf Angaben im Schrifttum und/oder der Hersteller, sind aber keine Empfehlungen der Autoren selbst. Die genannten Warenzeichen und Handelsbezeichungen entsprechen der Roten Liste 1993 und geben nur Beispiele für die jeweiligen Arzneistoffe an. Ihre Auswahl ist weder vollständig noch stellt sie eine Bewertung unterschiedlicher Produkte mit gleichem Wirkstoff dar.

H. Meier R. Kaiser C. R. Moir (Hrsg.)
Schmerz beim Kind
© Springer-Verlag Berlin Heidelberg 1993

Besondere Hinweise: Keine i.m.-Injektionen!

Im Handel u. a. als: Diclac, Diclo-Divido, Diclofenac Berlin-Chemie, Diclofenac-ratiopharm, Diclofenac Stada, Diclo-Puren, Diclo-Wolff, duravolten, Rewodina, Voltaren *(Kinder-Suppositorien)*

1.3 Ibuprofen

Darreichungsformen: Tabletten/Dragees, Brausetabletten, Injektionslösung

Dosierungen:
Oral 4–10 mg/kg KG alle 4–8 h

Im Handel u. a. als: Aktren, Brufen, duralbuprofen, Ibuprofen Berlin-Chemie, Ibuprofen 200 Riker, Imbun, Jenaprofen

1.4 Naproxen

Darreichungsformen: Saft (Suspension), Tabletten, Suppositorien

Dosierungen:
5–7,5 (15) mg/kg KG alle 8–12 h

Im Handel u. a. als: Naproflex, Proxen

1.5 Metamizol

Darreichungsformen: Sirup, Tropfen, Suppositorien, zur Injektion

Dosierungen:
a) oral oder rektal   5–15 mg/kg KG alle 4–6 h
b) i.v. Einzeldosis   5–15 mg/kg KG alle 4–6 h
   i.v.Dauerinfusion   1,25–2 mg/kg KG/h
z. B. bei postoperativem viszeralem Schmerz nach abdominalen Eingriffen und in der Tumorschmerztherapie.

Besondere Hinweise: Sorgfältige Allergieanamnese, Leukozyten-Kontrollen!! i.v. sehr langsam injizieren – besser als Kurzinfusion, vor dem 4. Monat nur in Ausnahmefällen.

Im Handel u. a. als: Analgin Berlin-Chemie, Baralgin, Novalgin, Novaminsulfon Lichtenstein, Novaminsulfon-ratiopharm

1.6 Paracetamol

Darreichungsformen: Tabletten, Saft, Suppositorien

Dosierungen:
a) oral   10–15 mg/kg KG alle 4 h
b) rektal   15–20 mg/kg KG alle 4 h

Besondere Hinweise: Nur bei leichteren Schmerzen ausreichende Analgesie, gut verträglich und sicher auch bereits bei Frühgeborenen.

Cave: Leberfunktionsstörungen – nicht mehr als 90 mg/kg KG/Tag
Antidot bei Überdosierung: Acetylcystein!
Rektale Resorption variabler und unsicherer als per os!

Im Handel u. a. als: ben-u-ron, Captin, Dolereduct, Dolorfug, Enelfa, Fensum, Paracetamol Berlin-Chemie, Paracetamol-ratiopharm, Paracetamol Stada, Treupel mono

2 Schwach wirksame Opioide

2.1 Kodein

Darreichungsformen: Tabletten, Saft, Tropfen

Dosierungen:
oral (0,3) 0,5–1 mg/kg KG alle 4 (–6) h

Besondere Hinweise: Vor dem 5.–6. Monat nicht empfehlenswert.

Im Handel u. a. als: Codeinum phosphoricum Berlin-Chemie, Codeinum phosphoricum Compretten, Codicaps mono, Codipertussin, Contrapect

2.2 Dihydrokodein

Darreichungsformen: Retardtabletten, Saft, Tropfen

Dosierungen:
a) postoperativ oral (Retardtabletten) 1–2 mg/kg KG/8–12 h
b) bei Tumorschmerzen oral   1–2 mg/kg KG/8–12 h
   (Retardtabletten)   max ca. 6 mg/kg KG/Tag

Besondere Hinweise: Im 1. Lebensjahr als Analgetikum bisher keine ausreichenden Erfahrungen, Obstipationsprophylaxe (Laxantien) ratsam

Im Handel u. a. als: DHC Mundipharma, Paracodin

2.3 Tramadol

Darreichungsformen: Kapseln, Suppositorien, Tropfen, zur Injektion

Dosierungen:
a) oral   0,5–1,5 (2) mg/kg KG alle 4–6 h
                           bis max. 10 mg/kg KG/Tag
b) parenteral   0,5–1,5 mg/kg KG alle 4–6 h
c) als Dauerinfusion   ca. 0,25 mg/kg KG/h

Im Handel als: Tramal

3 Stark wirksame Opioide

3.1 Buprenorphin

Darreichungsformen: Sublingualtabletten, zur Injektion

Dosierungen:
a) sublingual   0,005–0,01 mg/kg KG/6–8 h
b) i.v.   0,003–0,01 mg/kg KG/6–8 h

Besondere Hinweise: Ceiling-Effekt in höheren Dosen, bei Atemdepression
Doxapram (Dopram).

Im Handel als: Temgesic.

3.2 Fentanyl

Darreichungsform: zur Injektion

Dosierungen:
a) Früh- und Neugeborene
    i.v. Einzeldosis   0,005–0,0125 mg/kg KG
    i.v. Dauerinfusion   0,0005–0,002 mg/kg KG/h
b) ältere Säuglinge
    i.v. Einzeldosis   0,003–0,015 mg/kg KG
    i.v. Dauerinfusion   0,001–0,003 mg/kg KG/h
c) Tumorschmerztherapie ältere Kinder
    i.v. Einzeldosis   0,001–0,002 mg/kg KG
    i.v. Dauerinfusion   0,0005–0,005 mg/kg KG/h

Im Handel als: Fentanyl-Janssen

3.3 Morphin

Darreichungsformen: Retardtabletten, Tropfen (Rezeptur), Suppositorien, zur Injektion

Dosierungen:
a) postoperativ
- kontinuierliche i.v. Infusion
  Früh- und Neugeborene: 0,006–0,015 mg/kg KG/h
  nicht beatmete Neugeborene: max. ca 0,01 mg/kg KG/h
  1–3 Monate: 0,008–0,012 mg/kg KG/h
  3–6 Monate: bis ca. 0,015 mg/kg KG/h
  ab 6. Monat: 0,01–ca. 0,03 mg/kg KG/h
- Bolusinjektion ab ca. 6. Monat
  initial: 0,01–0,2 mg/kg KG
  danach: 0,05–0,1 mg/kg KG/4 h
- PCA
  Basisrate Dauerinfusion: 0,01–0,04 mg/kg KG/h
  Bolus: 0,018–0,04 mg/kg KG
                                                    lockout time 8–15 min
  max. Gesamtdosis   0,24–0,5 mg/kg KG/4 h
b) bei Tumorschmerzen – Initialdosierung
  oral: Lösung/Tropfen   0,2–0,5 mg/kg KG/4 h
        Retardtabletten   0,5–1 mg/kg KG/8–12 h
  rektal   0,2–0,5 mg/kg KG/4 h
  s.c./i.v.   0,1–0,2 mg/kg KG/(2–)4 h
  i.v. Dauerinfusion   0,05–0,1 (0,2) mg/kg KG/h

Anmerkung: Morphin, insbesondere oral als Retardzubereitung, ist die Therapie der 1. Wahl bei schweren Tumorschmerzen, die auf nicht narkotische Analgetika und schwache Opioide nicht mehr ausreichend ansprechen. Bei vorausgegangener Therapie mit anderen starken Opioiden und im weiteren Verlauf einer Morphintherapie beim Fortschreiten der Grunderkrankung können wesentlich höhere Morphindosierungen angezeigt und erforderlich sein.

Im Handel u. a. als: MST, MSI und MSR Mundipharma, Morphin Merck

3.4 Levomethadon

Darreichungsformen: Tropfen, zur Injektion

Dosierungen:
oral   0,1–0,2 mg/kg KG/4–8 h
i.v.   0,05–0,1 mg/kg KG/4–8 h

Anmerkung: Starkes Opioid der zweiten Wahl bei ungenügender Wirksamkeit und/oder therapieresistenten Nebenwirkungen unter Opioiden der ersten Wahl (Morphin, Buprenorphin). Besonders sorgfältige Überwachung der Therapie, da Kumulationsgefahr bei individuell variierender HWZ (bis zu 72 h!). Ggf. Dosisreduktion und/oder Verlängerung des Dosierungsintervalles.

Im Handel als: L-Polamidon Hoechst

3.5 Piritramid

Darreichungsform: zur Injektion

Dosierung:
a) postoperativ
   parenteral   0,05–0,1 mg/kg KG alle 4–6 h
   i.v. Initialdosis   0,075–ca. 0,2 mg/kg KG
   i.v. Dauerinfusion 0,02–0,05 mg/kg KG/h
b) Tumorschmerzen
   i.v.   0,1–0,3 mg/kg KG/4–8 h
   i.v. Dauerinfusion 0,05–0,15 mg/kg KG/h

Im Handel als: Dipidolor

4 Naloxon (Antidot bei Opioidüberdosierung)

Darreichungsform: zur Injektion

Dosierungen:
- Früh- und Neugeborene
  i.v. oder intratracheal 0,1 mg/kg KG (max. 2,0 mg insgesamt) als Einzeldosis
  Kann bei ungenügender Wirkung nach einigen Minuten wiederholt werden.
  (bei intratrachealer Gabe 0,4 mg/ml verwenden)
- ältere Kinder
  parenteral 0,01 mg/kg KG als initiale Einzeldosis
  Kann bei ungenügender Wirkung nach einigen Minuten wiederholt werden.

Anmerkung: Gegen Buprenorphin nur eingeschränkt wirksam.

Im Handel als: Naloxon 0,4 mg Curamed, Narcanti, Narcanti Neonatal